JN124361

Nブックス

四訂 基礎栄養学

編著　木元幸一・鈴木和春

共著　安倍知紀・近藤茂忠・薗田　勝・塚原典子・二川　健
　　　松田早苗・矢澤彩香・吉澤みな子

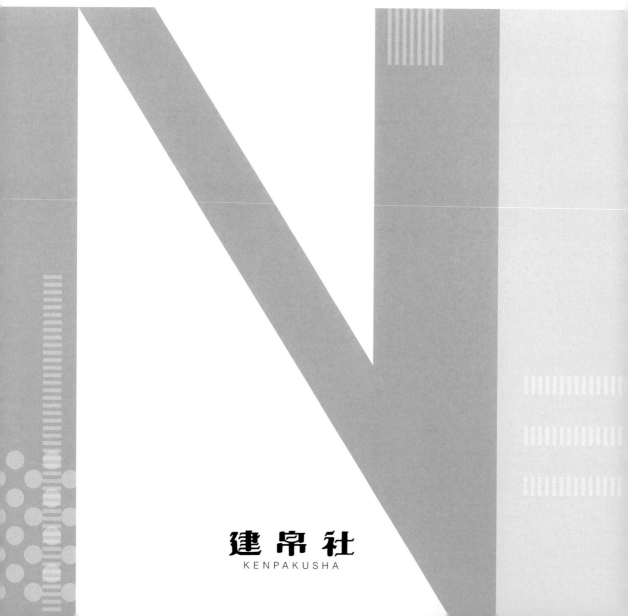

建帛社
KENPAKUSHA

　20世紀中頃から生化学・分子生物学分野の著しい進歩・発展に伴い，栄養学も従来の疫学的知見とともに，栄養素分子の生体内でのはたらきが詳細に解明されてきた。その結果，管理栄養士・栄養士の活動範囲も広がり知識・技術も高度になってきた。健康の維持のみならず疾病の予防・治癒への効果や乳幼児から高齢者の健康管理まで高度な知識の修得および栄養指導者としての多様な技術の研鑽も必要になってきた。そこで，栄養学を総論的かつ包括的にまとめるよりも，栄養学をより深く広く学び役立つための基礎をまとめて学修するという目標が重視されるようになってきた。基礎栄養学は，名前の通り学問としての栄養学の入口に位置する分野でありながら，さらに実践に即した栄養指導・栄養教育，臨床栄養，公衆栄養そして応用栄養学を学び理解するための基本分野として位置づけられている。それゆえ，本書では管理栄養士国家試験出題基準（ガイドライン）の範囲に限定せず，栄養学全般の基礎的事項の学修として不足のないものを目指した。

　加えて今日，社会的には食育基本法の制定，栄養教諭制度，日本食の世界遺産認定などが追い風となり，食と栄養を対象とする領域が広まり，多くの国民の興味と関心も高い。また，日本の食文化と栄養の特質が世界で注目され，評価されている。管理栄養士・栄養士の使命は重要さを増すとともに，社会的評価も高まっている。

　本書は，2003（平成5）年の栄養士法改正時に，管理栄養士・栄養士養成課程の学生を主な対象とする書籍として企画し，栄養学的知見と管理栄養士・栄養士養成課程教育への貢献を企図として編集された。その後，長年にわたり改訂を加え，刷新されるとともによく練られた書籍であると確信している。

　四訂版では，当初より編集・監修を務めていた林　淳三先生が逝去されたため，我々が編集となった。林先生の長年の貢献とその意思を継ぐことを胸に誓い，より一層の充実を図れたものと確信している。さらに，執筆者に新鋭の栄養学研究者で，管理栄養士・栄養士教育にも造詣の深い先生方にご参画いただいた。新しい栄養学知見を加えるとともに，「日本人の食事摂取基準（2020年版）」に沿って，全編の内容を見直した。本書が，管理栄養士・栄養士を目指す学生皆さんの勉学に役立ち，管理栄養士国家

試験に合格され，国民の栄養・健康の維持向上に貢献されることを願うものである。

　　2022年3月

編者　木元　幸一
　　　鈴木　和春

第 1 章

栄養の概念とその歴史

1. 栄養の意義

1.1 栄養とは

　地球上にはヒトをはじめ，動物や植物のような多細胞生物から微生物のように顕微鏡でようやく見られるような小さな単細胞生物まで存在する。生物とよぶのは，生命現象を営んでいるからで，代謝*を行っていることを意味している。代謝は，物質を外から取り込む一方で，不要になったものを体外に排泄するということと一体となっている。生命現象における栄養（nutrition）とは，生物が体外から取り込んだ物質（食物）を分解（消化）・吸収する段階から，活動に必要なエネルギーや有用物質を産みだす代謝過程とともに，不要となったものを処理・排出することも含む全体の結果を指すことになる（図1-1）。

　ヒトが体外から取り込む物質は食物であり，まず食欲が働いて摂食後，消化器系で消化・吸収される。食物には身体に有用な成分が含まれ，これを吸収し，代謝が行われる。したがって，栄養とは「食物を摂取して，その成分をエネルギーや体成分に利用して健康を維持・増進する状態」である。

　栄養という言葉は，1200年ほど前に中国で用いられていたが，それは食に限っていなかった。そのころの栄養とは，衣食住を立派にして世話をするという意味であったという。わが国では江戸時代に蘭学医杉田玄白（1733〜1817）が用いたが，本格的な使用は明治時代以降である。

　最初は営養，すなわち“やしない育てる”という意味であった。大正年間に，栄養研究所創設者佐伯矩（さいきただす）が営養を「栄養」へ変えるよう文部省に建議した。すなわち，栄養とは“栄え養う”として，単に生命を維持するだけでなく，積極的に健康を増進するということを意味した。しかし，栄養という語が完全に普及したのは，第二次世界大戦後（1945年〜）である。

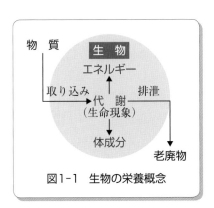
図1-1　生物の栄養概念

　＊　代謝（metabolism）　物質代謝または新陳代謝ともいい，生体内における物質の化学反応である。代謝には合成（anabolism, 同化）と分解（catabolism, 異化）がある。

1

1.2　栄　養　素

　生物が代謝を営むために体外から取り込む物質を一般に栄養素（nutrient）という。ヒトの場合，この栄養素は食物に含まれ，生命現象を営む材料になっている。

　栄養素は，糖質（炭水化物：carbohydrate, sugar），脂質（lipid, fat），たんぱく質（protein），無機質（ミネラル，無機物：mineral），ビタミン（vitamin）の5つに大別され，これを五大栄養素という。

　食物にはこのほか食物繊維，香気成分，色素成分など，非栄養素成分が多種含まれている。これらの非栄養素成分は，食欲にかかわったり，生体の消化・吸収に影響を及ぼしたり，生体成分と生理的条件の正常化に役立つものも存在する。

　五大栄養素は，体内では，エネルギー源（熱量素），生体を構成する栄養素（構成素・構成要素），生体内での代謝の調節にかかわる栄養素（調節素・調節因子）に分けてみることができる。

① 熱量素（エネルギー源）：糖質，脂質，たんぱく質

　　糖質として摂取する主なものは，でん粉，スクロース（ショ糖）であるが，グルコース（ブドウ糖）に分解・変換され，血糖，グリコーゲンとなり，さらに代謝されて酸化分解し，エネルギー（ATP：アデノシン5'-三リン酸）を産生する。脂質は分解されてエネルギーを生成するが，余剰脂質は貯蔵脂肪として貯えられる。たんぱく質（アミノ酸）は本来構成素としての役割が大きいが，糖質・脂質が不足すると分解してエネルギーを生成する。

② 構成素（構成要素）：たんぱく質（アミノ酸），無機質，脂質，糖質

　　たんぱく質（アミノ酸）は，酵素，輸送体，受容体，筋肉など多くの生体機能物質の材料になる。無機質は生体の骨格を作る主成分である。アミノ基を含む糖質のグリコサミノグリカンなどは細胞間基質として，また脂質は細胞膜成分として人体を構成している。

③ 調節素（調節因子）：ビタミン，無機質，核酸，たんぱく質（アミノ酸）

　　数種の酵素や生体機能物質は，補酵素としてのビタミンや，活性と機能発現に無機質（亜鉛，鉄など）が必須である。また，無機質は微量なイオンとして血液や細胞内外に含まれ，さまざまな代謝や生理活性に影響している。遺伝子（核酸）発現，発生・分化・成長・維持におけるさまざまな場面の各調節因子やホルモン・神経伝達・シグナル伝達にかかわるステロイド・アミノ酸・ペプチド・たんぱく質も我々の生命体としての活動を調節している。

1.3　栄養と健康

　WHO（世界保健機関）は保健憲章で健康の定義を「健康とは肉体的，精神的および社会的に完全に良い状態であり，単に傷病者または虚弱でないということではない」と提唱している。これを受けて，アメリカではQOL（quality of life：生活の質）を高めたライフスタイルを目指す「ウエルネス」が提唱された。すなわち，疾病をもたない

ことはもちろんであるが，内外の環境の変化に適応でき，ホメオスタシス（homeostasis，恒常性）の維持が可能なことである（図1-2）。

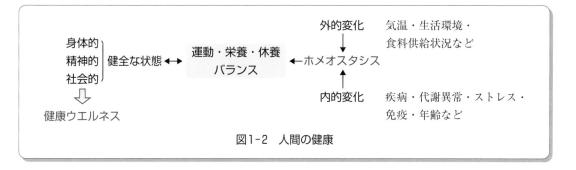

図1-2　人間の健康

1.4　食物摂取と栄養

（1）食物栄養素と体成分

人体を構成し，生命を維持するためには，食物栄養素を獲得しなければならない。人間が摂取する食物栄養素は，先に述べたように，エネルギー源になるものもあれば人体を構成するものもある。食物成分と人体成分の比率を比べたものが表1-1である。食物には糖質が多いが人体成分には少ない。これは食物の糖質が，人体内でもっぱらエネルギー源として使われてしまうか，貯蔵脂質に変換されることによる。たんぱく質，脂質，無機質が人体に多いのは，人体の構成成分となって，生命・生体活動における機能的な役割を果たしているからである。

表1-1　食物成分と人体の成分（%）

	食物成分	人体の成分
水　　　分	80	60
糖　　　質	13.6	0.5
たんぱく質	3.2	18
脂　　　質	2.2	17
無　機　質	1.0	4.5

出典）八木一文：『生命と食物』，講談社，p.25（1984）

（2）食品とその栄養成分

食品中の主な栄養素は，糖質（炭水化物），脂質，たんぱく質であるが，栄養素ではないが比率的に多いのは水分である。また，非栄養素であるが栄養効果をもつ食物繊維が存在する。さらに微量栄養素となるビタミン，無機質および食欲に関係する色素成分・香気成分などもある。数種の食品には有毒成分も含まれていて，フグ毒のように調理の際に除いたり，じゃがいものソラニンのように調理加熱で無毒化が必要な食品もある。日本で食用化されている食品の成分は「日本食品標準成分表2020年版（八訂）」で示されている。栄養素は食品の種類により偏在する。

（3）食生活指針

人間は食生活を通じて，常によい栄養状態を保てば，健康の維持・増進を行うことができる。わが国では国民にわかりやすい「健康づくりのための食生活指針」を1985（昭和60）年に出し，広く公布した。しかしその後，国民の高齢化が進み，生活

習慣病の増加や食形態のあり方の変化などにより，指針を見直し，2000（平成12）年に食生活指針が示された（2016（平成28）年改正，付表2，p.203）。健康日本21（第二次）では，主要な生活習慣病予防に対して，栄養・食生活の目標が設定され（付表7，p.206），食事の望ましい組み合わせとおおよその量を，コマを使ったイラストで示した食事バランスガイドが作成された（付表9，p.207）。

2. 生体の成り立ちとその機能

2.1　細胞の構成

生物の最小単位は細胞（cell）であるが，多細胞生物のヒトの場合は細胞が集まって組織を形成し，組織を組み合わせて臓器・器官を構成し，ヒトという個体に統一される。組織や器官・臓器は解剖生理学で系統的に学ぶことになる。細胞は，細胞膜も含めて細胞内小器官とよばれるものを有しており，ヒトから酵母・微生物まで共通の仕組みと役割を担っており，単独の細胞が最小の生命体として存在し得ることが理解できる。現に，微生物を培養する成分を含む溶液を栄養培地という。典型的な細胞の図を図1-3に示す。

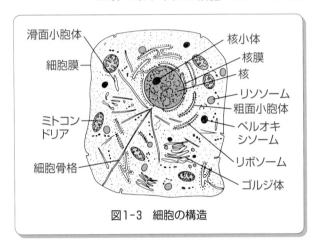

図1-3　細胞の構造

（滑面小胞体，細胞膜，ミトコンドリア，細胞骨格，核小体，核膜，核，リソソーム，粗面小胞体，ペルオキシソーム，リボソーム，ゴルジ体）

2.2　生体の代謝機能

生物が生命を維持するには，生体内で代謝（metabolism，生体内における化学反応，p.1参照）が行われなければならない。代謝物質のもとになるものは，食物として供給される栄養素である。生体に取り込まれた栄養素は細胞内で酸化・還元や種々の化学反応を起こして代謝される。この代謝は，各種ホルモンや神経によって刺激や調節を受け，促進したり抑制したり必要に応じて変化する。重要なはたらきをするのは，細胞内に存在する酵素である。この酵素はビタミンなどの補酵素（coenzyme）や無機質（mineral）などにより活性化されたり，遺伝子レベルで調節を受けるものもある。

生体内の糖質，脂質，たんぱく質は，それぞれエネルギー生成や，生体構成の役割をもつが，その代謝系は互いに関連性をもつ。エネルギーの生成は糖質，脂質，アミノ酸ともクエン酸回路（クレブス回路，TCA回路[*1]ともいう）を経て電子伝達系によりATP[*2]となる。

糖質・脂質・たんぱく質代謝の概要を図1-4に示した。糖質は解糖系を経てピルビン酸になり，オキサロ酢酸，アセチルCoA[*3]を経てクエン酸回路に入る。過剰の糖質は，脂肪酸に変換される。脂質はグリセロールと脂肪酸に分かれ，脂肪酸はβ酸化

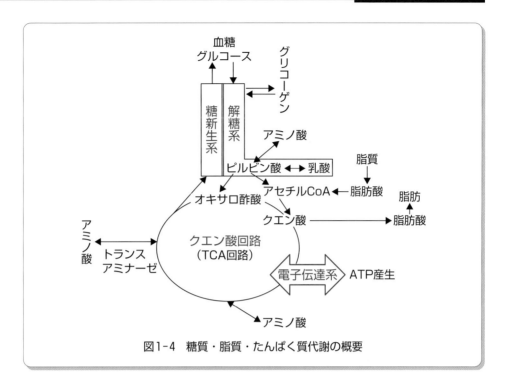

図1-4　糖質・脂質・たんぱく質代謝の概要

によりアセチルCoAを経てクエン酸回路に入る。たんぱく質はアミノ酸に分解され，アミノ酸のアミノ基は尿素サイクル（回路）によって尿素となり排泄されるか，アミノ酸の炭素鎖（炭化水素基）は，トランスアミナーゼによりピルビン酸やクエン酸回路のケト酸に変換され，代謝される。また，アミノ酸など糖以外の物質から血糖（グルコース）が生成されることを糖新生（gluconeogenesis）という。このように糖質，脂質，アミノ酸は相互に関連している。

　　　＊1 TCA回路　トリカルボン酸回路，tricarboxylic acid cycle の略号
　　　＊2 ATP　アデノシン5′-三リン酸，adenosine 5′-triphosphate の略号
　　　＊3 CoA　補酵素A，coenzyme A の略号

3．栄養学の歴史とその成立

3.1　栄養素と消化酵素の発見史

（1）栄養素の発見

　健康が食物に関係することを述べたのは，紀元前400年のヒポクラテス（Hippocrates）である。その実証は食事療法によって行われた。この思想は中世から18世紀初頭まで及んだ。エネルギー産生栄養素（糖質，脂質，たんぱく質）では，19世紀に入ると化学が進歩して，まずグルコースがでん粉から分離され，糖質の存在がキルヒホフ（Kirchhoff）により確かめられ，同じ年にシェバリール（Chevreul）の脂質分離が相

次いだ。次にマジャンディ（Magendie）により，食品に含有する窒素化合物を，グルコースと脂質とともにイヌに与えると長生きするということから，窒素化合物の重要性を発見し，プラウト（Prout）が1827年に三大栄養素の概念を提唱した。後に糖質は炭水化物，含窒素化合物はたんぱく質と命名された。また，たんぱく質の構成成分がアミノ酸であることが，ゼラチンの加水分解からグリシンを見いだしたことにより証明された。たんぱく質の構成アミノ酸20種の確定は，1935年マッコイ（McCoy）のスレオニンの発見まで及んだ。この中からヒトの必須アミノ酸8種類が1949年にローズ（Rose）により明らかにされた。

　三大栄養素のほかに，生命の維持に不可欠な未知の物質が存在するのではないかということを示唆する事実は，19世紀にはすでにいくつか知られていた。しかし，ドイツのコッホ（Koch）やフランスのパスツール（Pasteur）によって多くの感染症から病原菌が発見され，ほとんどの人びとが病気には必ず病原菌が存在すると信じていた。中世におけるヨーロッパ人の大航海時代には，船乗りは壊血病に悩み，18世紀にリンド（Lind）によりレモン果汁が有効であることが発見され，治療の手がかりを得た。しかし，病原菌のない難病であるビタミン欠乏症が認められるまでには，大変な反発

表1-2　ビタミン発見に至る歴史

○ビタミンB₁
1882年　高木兼寛が軍隊に多発する疾患（脚気）の栄養学説提唱
1897年　オランダのエイクマンによって鳥類白米症を米糠で予防
1910年　鈴木梅太郎が糠からアベリ酸（翌年オリザニン）を単離
1911年　フンクが同様の物質を分離しVitamineと名付けた
1926年　ジャンセンらにより結晶化
1936年　チアミンの化学構造決定・化学合成がなされた
○ビタミンB₂　19世紀には，動物の成長に不可欠な微量因子として存在が指摘
1927年　ビタミンB₂と称された
1933年　ネズミのB₂欠乏症物質単離。蛍光性黄色色素フラビン
1937年　リボフラビンとした
○ナイアシン　ヨーロッパ，アメリカでペラグラは何回となく流行
1867年　タバコのニコチンを硝酸で酸化するとニコチン酸が得られた
1915年　ゴールドバーガーは，囚人を使ってペラグラの栄養実験を行った
1937年　ニコチン酸にビタミン活性があることを発見（黒舌病への効果）
1938年　ヒトのペラグラもニコチン酸で治癒することを証明
○ビタミンC　ローマ時代・大航海時代から船乗りの病気が知られていた
1747～1753年　イギリスのリンドが壊血病をレモンとオレンジで防ぐ効果があることを証明
1927年　ハンガリーのセント・ジェルジが，牛副腎からヘキスロン酸分離
同じころ米国のキングがビタミンCとして確認
○ビタミンA
1915年　バターに含まれる脂溶性の物質がネズミの失明と成長障害を防ぎ，脂溶性A因子と名付けた
1922年　ドラモンドがビタミンAと名付けた
1931年　構造決定

を克服しなければいけなかった。ビタミンB_1もビタミンCも同様である。それらは，病気を治療する医師たちの不屈の長年の努力によって解決され，その存在（ビタミン）が認められてきた。しかし，その存在する物質を単離し，構造決定をするのは，治療をする医師の手を離れて化学者の先陣争いに委ねられていく。今日の医療の研究分野に多くの化学的領域が欠かせないことの 魁（さきがけ）となっていくのである。日本ビタミン学会のHPと図書を参考にして，表1-2に典型的なビタミン発見の歴史とその後の経過を示し，表1-3に全体を示した。カルシウムなどの無機質が食品に存在することは18世紀にすでに知られていたが，その栄養的重要性は19世紀後半フォルスター（Forster）の功績による（四大栄養素説）。また，20世紀に入ると微量で有効な成分ビタミンが鈴木梅太郎，フンク（Funk）により発見され，ここに五大栄養素の必要なことが知られた（図1-5）。その後，各種ビタミン（表1-3），無機質の発見が行われた。

表1-3　ビタミンの発見

ビタミン名	発見者（発見年）	ビタミン名	発見者（発見年）
脂溶性ビタミン		水溶性ビタミン	
ビタミンA	マッカラム，シモンズ（1917）	ビタミンB_6	ジェルジー（1934）
ビタミンD	メランビー（1919）	パントテン酸	ウィリアムズら（1933）
ビタミンE	エバンス（1922）	ビオチン	ケーグル（1936）
ビタミンK	ダム（1935）	葉　酸	ミッチェル，スネル，ウィリアムズ（1941）
水溶性ビタミン		ビタミンB_{12}	リックス，スミス（1948）
ビタミンB_1	鈴木梅太郎（1910，アベリ酸）フンク（1911）	ビタミンC	セント・ジェルジ（1927，ヘキスロン酸）
ビタミンB_2	クーン，ジェルジーら（1933）	リポ酸	グイラードら（1946）
ナイアシン	エルビエムら（1937）		

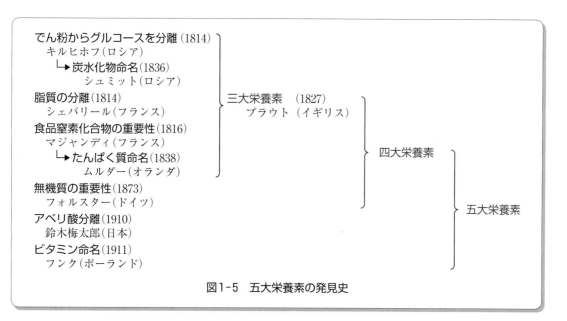

図1-5　五大栄養素の発見史

（2）消化酵素の発見

　胃に消化作用のあることは18世紀から知られていたが，これを化学的作用として最初に解明したのは，1823年プラウトによる胃液中の胃酸の検出である。消化酵素としては，1836年ドイツのシュワン（Schwan）によるたんぱく質消化酵素ペプシンの発見である。また，膵臓から分泌される膵液にたんぱく質消化作用のあることは，すでに1827年に知られていたが，その消化酵素は半世紀後の1876年，キューネ（Kühne）により明らかにされた。

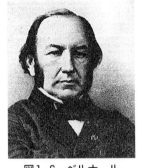

　でん粉を糖に消化する物質が唾液に存在することは，1831年ロイヒ（Leuch）により報告されている。一方，麦芽にはでん粉を分解する作用のあることを，デュブランフォー（Dubrumfault）が1830年に解明し，これをジアスターゼと命名している。膵液中のでん粉分解作用は，1844年バレンティン（Valentin）により報告されている。

　脂肪の消化については，ベルナールが，脂肪酸とグリセロールに分解することを見いだした。そして彼は1844年に膵臓に強力な脂肪消化酵素リパーゼが存在することを報告している。

図1-6　ベルナール

3.2　体内物質燃焼とエネルギー代謝史

　栄養学で最も重要なことは，生命現象が食物成分を体内で燃焼して得られるエネルギーであることを解明し，その食物を効果的に摂取して，健康を保つ方策を見いだすことであろう。

　これらの科学的証明は，1777年，ラボアジェ（Lavoisier，フランス）により始められた。彼は，物質の燃焼が酸素（O_2）による酸化分解であることを初めて明らかにした。次に動物の呼吸による予備実験を行ったのち，ヒトの呼吸も吸入した空気中のO_2により，体内で食物成分を酸化分解して炭酸ガス（CO_2）と水（H_2O）とし，物質の燃焼と同じように熱（エネルギー）を発生することを見いだした。このことは栄養学上重要なエネルギー代謝研究に発展した。

　1849年，ルニオル（Regnault，フランス）とリイゼ（Reiset，フランス）が閉鎖式の装置を用いて，呼吸中に吸入されるO_2量に対し，排出されるCO_2量の比率（CO_2の体積／O_2の体積）は，動物の種類が違っても同一であるが，食物が変わると異なることを知った。このことをボン大学のフリューゲル（Pflüger）は呼吸商（RQ：respiratory quotient）とよんだ。呼吸商は，ペッテンコーフェル（Pettenkoffer，ドイツ）やその弟子フォイト（Voit）により，たんぱく質，炭水化物，脂肪について正確に求められた。これがエネルギー消費量の間接測定法の基礎になった。こうした研究報告をまとめて，リービッヒ（Liebig，ドイツ）は1851年に「体内で燃焼するものは，炭水化物と脂肪だけでなく，たんぱく質も燃焼する。たんぱく質の分解は筋肉運動によって発生する。尿の中の窒素は体たんぱく質の分解によるものである」という，呼吸についての新解釈を提唱した。

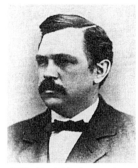

図1-7　アトウォーター

　ルブナー（Rubner，ドイツ）は，1891年，ブタなど多数の動物の代謝熱量を測定して，動物の体表面積と代謝熱量が比例することを知った。そして彼は1902年，1 g当たりの消費熱量を，たんぱく質4.1 kcal，脂肪9.3 kcal，炭水化物4.1 kcalと定めた。フォイトの弟子アトウォーター（Atwater）は1903年，ボンブ熱量計を改良し，食品含有熱量を測定するとともに，消化吸収率を加算して，たんぱく質4 kcal，脂肪9 kcal，炭水化物4 kcalというエネルギー換算係数を提唱した。これをアトウォーター係数とよぶ。

　ツンツ（Zuntz，ドイツ）は自ら呼吸計量装置を考察し，食事して12時間の後，常温で静かに寝ている時の代謝量を測定し，その値が一定であることを認めた。彼の弟子マグヌス・レビ（Magnus-Levy）は，この代謝を基礎代謝（BM：basal metabolism）とよび，この基礎代謝は体表面積に比例することを見いだした。1916年，デュボア（DuBois，アメリカ）が体表面積を身長・体重から算出する式を発表し，これにより基礎代謝が求めやすくなった。日本人の体表面積は1925年，高比良英雄がデュボアの算出式を改正し，求める公式を見いだしている。

　日常生活や労作におけるエネルギー消費量については多くの研究が行われた。わが国でも1936年，労働科学研究所の古沢一夫が労作を著し，消費したエネルギー量を基礎代謝量で除した値が，各種作業に固有な労作強度指数をもつことを提唱して，エネルギー代謝率（RMR：relative metabolic rate）の概念を建てた。これは今日使われている身体活動レベルならびにその指数を導き，推定エネルギー必要量が求められている。

3.3　体内酵素と代謝作用の解明史
（1）物質代謝酵素

　消化・吸収された栄養素が体内で変化する状態は，1838年，シュワンにより物質代謝作用と名付けられた。その物質代謝は酵素の触媒作用によって行われる。

　古代から作られている酒，味噌，醤油などは，発酵調味料とよばれ，その発酵を起こす触媒はフェルメント（ferment）とよばれていた。この細胞で生じる触媒を，キューネは1878年にエンザイム（enzyme：パンの種）と名付けた。このエンザイム，すなわち酵素を生物から取り出したのは，サムナー（Sumner）である。彼はナタマメから酵素ウレアーゼ（urease）を分離した。生体内の代謝酵素が知られたのは20世紀に入ってからである。生命の代謝に関与する化学反応は，この酵素が触媒として作用していて，その本体は特定の構造をもつたんぱく質からなる。

（2）生体代謝の解明

　代謝の歴史は，血糖の存在，肝蔵に存在するグリコーゲンの発見，各糖からグリコーゲンの生合成が明らかになり，解糖経路，クエン酸回路が解明された。たんぱく質で

は生合成と尿素サイクルが20世紀前半に解明された。また，脂肪はクヌープ（Knoop, ドイツ）によるβ酸化で代謝の道が開かれた（図1-8）。

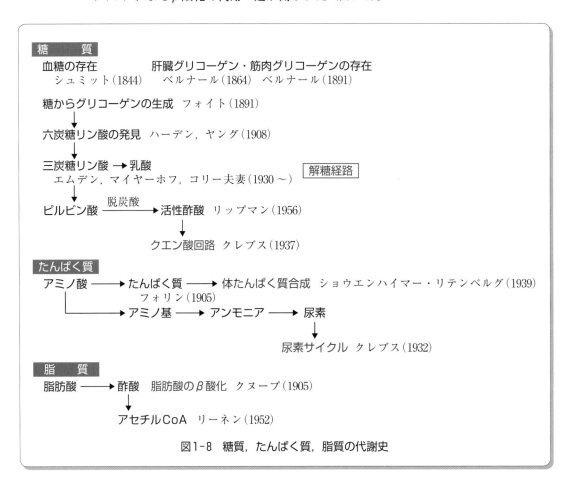

図1-8　糖質，たんぱく質，脂質の代謝史

3.4　わが国の栄養学の歴史

　日本における栄養学は明治以来，脚気の治療に兵食の改善をはかった高木兼寛により始まる。彼は軍艦乗組員の食事を洋食に近いメニューに変え，脚気の発生を抑えた。また，鈴木梅太郎が米糠より脚気有効物質アベリ酸（後にオリザニンと改名）を発見したのは，フンクのビタミン命名より1年早かった。一方，佐伯矩は20世紀初めに栄養学の発展が著しかったアメリカに留学し，帰国後，栄養研究所を創設した。藤田秋治のビタミンB$_1$分解酵素アノイリナーゼの発見も，第二次世界大戦中に外国文献の入らない時代としては，特筆すべき研究であった。

　第二次世界大戦後，藤原元典のアリチアミンの発見，中川一郎の児童の必須アミノ酸量決定は，世界的研究として知られている（表1-4）。その間，日本ビタミン学会，日本栄養・食糧学会，日本臨床栄養学会が生まれ，また，多くの他の学会もわが国栄養研究の進歩に貢献してきた。また，実践面では政府による栄養所要量の策定（1949年）

や日本食品標準成分表の発表（1950年），これをもとに実践活動する多くの栄養士・管理栄養士が生まれ，病院・学校・各職域などで活躍し，わが国の栄養改善に貢献を行ってきた。

　国民栄養調査（2003（平成15）年より国民健康・栄養調査）は，1946（昭和21）年から行われており，動物性たんぱく質やカルシウムは1965（昭和40）年から増加が著しく，糖質摂取に偏った日本人の食事傾向が改善されている。平均寿命が伸び続け，今日女性が世界一を維持し，また健康寿命も世界一となっており，医学の進歩とともに，栄養改善が大きく寄与していることは間違いない。しかし，平均寿命と健康寿命の差を縮めていくことが，前述したQOLを確保するというウエルネスも理想を追求する意味で必要である。なお，日本人の体格変化の推移をBMI（body mass index）でみると男性は次第に高くなっているが，20歳代女子では低下が目立っていることも心配なことである（図1-9）。

表1-4　日本における主な栄養関係の歴史

1884年（明治17年）	高木兼寛：海軍兵食を改善し，脚気発生を抑える
1910年（明治43年）	鈴木梅太郎：抗脚気成分アベリ酸を米糠より抽出
1919年（大正8年）	内務省所管栄養研究所を設立
1925年（大正14年）	佐伯矩：栄養学校を設立（栄養実践者の養成）
	高比良英雄：日本人体表面積算出式を考案
1944年（昭和19年）	藤田秋治：ビタミンB_1分解酵素アノイリナーゼを発見
1947年（昭和22年）	栄養士法公布。日本栄養・食糧学会誕生
1948年（昭和23年）	日本ビタミン学会発足
1949年（昭和24年）	日本人の栄養所要量策定
1950年（昭和25年）	日本食品標準成分表発表
1951年（昭和26年）	藤原元典：ビタミンB_1誘導体アリチアミンの発見
1960年（昭和35年）	中川一郎：児童の必須アミノ酸量決定
1982年（昭和57年）	日本臨床栄養学会発足
1985年（昭和60年）	厚生省：健康づくりのための食生活指針発表
2004年（平成16年）	厚生労働省：日本人の食事摂取基準（2005年版）発表
2005年（平成17年）	食育基本法公布
2005年（平成17年）	文部科学省：栄養教諭制度創設
2019年（令和元年）	厚生労働省：日本人の食事摂取基準（2020年版）発表
2020年（令和2年）	文部科学省：日本食品標準成分表2020年版（八訂）発表

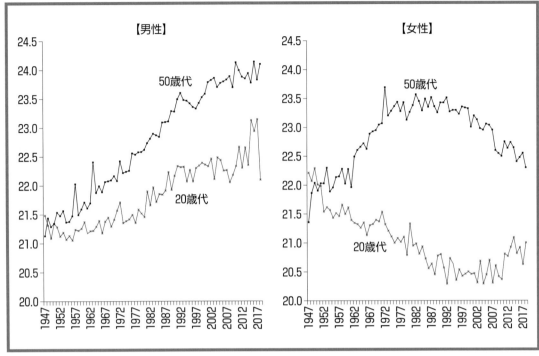

図1-9　日本人のBMIの推移

注）BMIは体格指数で体重（kg）を身長（m）の2乗で割ったもの。25以上は「肥満」，18.5以下は「やせ」
とされる。ここでは平均体重と平均身長から算出。1987年までの20歳代は20～25歳の各歳データおよ
び26～29歳データによる平均値から計算。
資料）厚生労働省：『国民健康・栄養調査』（1974年調査なし）

文　献

●参考文献
・ウォルター グラットザー，水上茂樹訳：『栄養学の歴史』，講談社サイエンティフィ
ク（2008）
・奥 恒行・柴田克己編集：『基礎栄養学 改訂第4版』（健康・栄養科学シリーズ），南
江堂（2012）
・杉 晴夫：『栄養学を築いた巨人たち』，講談社ブルーバックス（2013）
・日本栄養・食糧学会監修，小川 正ほか責任編集：『栄養学研究の最前線』，建帛社（2008）
・林 淳三・高橋徹三：『栄養学総論』（Nブックス），建帛社（2002）

第 2 章

摂 食 行 動

1. 食　欲

1.1　中枢による食欲の調節

　食欲とは，食べたいという欲望であり，これを食べようという意欲でもある。一方，空腹を満たしたいという空腹感は，何よりも生理的要求が優先している。空腹感とは別に，食欲を感じることはしばしば経験することである。食欲は視覚，嗅覚，味覚などの感覚や精神作用，過去の経験などによって影響されるが，これには大脳辺縁系が中枢となる。しかし，空腹感と狭義食欲は厳密に区別できるものではなく，両者を含めて食欲といっている。

　摂取した食物が体内で消化・吸収・代謝され，その結果生じる現象は中枢神経により受信され満腹の感覚により作用する。大脳は摂食を調節する。調節は，大脳の中央付近にある視床下部に近接して存在している摂食中枢（視床下部外側野）と満腹中枢（視床下部腹内側核）で行われる。摂食中枢が興奮すると食欲が起こり，これで食物摂取が行われると満腹中枢が抑制的にはたらく（図2-1）。食欲という範囲では，大脳のさらに数か所からの神経ネットワークや多種の神経伝達物質ならびに神経ペプチドを介して摂食中枢を調節していることになる。

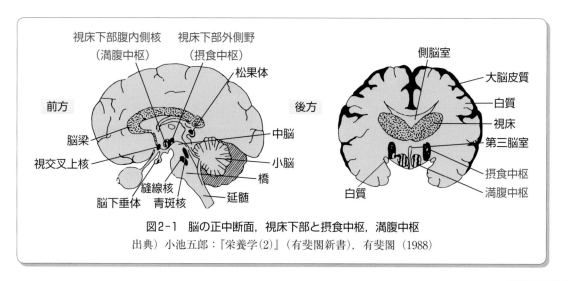

図2-1　脳の正中断面，視床下部と摂食中枢，満腹中枢
出典）小池五郎：『栄養学(2)』（有斐閣新書），有斐閣（1988）

1.2 食欲の調節

（1）熱産生による調節

摂食の総量を決定する一番の因子はエネルギーバランスである。食事開始後4～6時間の間の食事誘発性熱産生（DIT：diet induced thermogenesis）はエネルギー摂取量の10％前後に相当する。このDITによって産生される熱が体温上昇をもたらし，これが食事の終了を引き起こすといわれている。

（2）口腔および胃腸からの調節

消化器においては機械的，内分泌的ならびに受容体のような機構が摂食行動にかかわる。口腔においては，咀嚼や味覚による刺激が大脳に伝わり，摂食活動の開始が知らされるとともに，生体内での消化・吸収・代謝への準備が一部で始まる。グルコースの摂食により吸収後の血糖値の上昇前に視床下部を通して前段階のインスリン分泌がすでにわずかであるが生じ，これは非経口的胃内投与を行うと見いだされない。胃内に食物が到達すると迷走神経によって大脳に伝達される。消化管ペプチドホルモンのコレシストキニンは胃の幽門部括約筋を収縮させることにより胃からの移動を遅らせる。また，コレシストキニンは摂食の強力な抑制を行うこととしてもよく知られている。コレシストキニンの分泌は迷走神経を通して延髄へ内臓情報を伝達し，大脳の摂食中枢へ作用を及ぼすことによって満腹感の形成に寄与していると考えられている。

（3）血糖値による調節

血糖値の変動がエネルギーバランスと密接に関連しており，食後代謝による動脈血血糖値の上昇が満腹感を起こし，摂食の中止を指示するといわれている。一方これが脂質であると満腹感が起こらないか，かなり起こりにくいため摂食の中止が遅れることになる。血糖値の上昇が低い高エネルギー食を摂った場合に，食べ過ぎてしまい肥満につながる。視床下部の脳室領域にある神経細胞は動脈血血糖値が下がると（静脈と同じになる），視床下部外側野の食欲増進系を賦活させるとみなされている。図2-2では血糖値の変動に伴うインスリン上昇や脂肪酸分解とのかかわりも示唆されている。

1.3 レプチンなど液性因子による摂食調節

1994年フリードマン（Friedman）らによって肥満遺伝子（ob遺伝子：obese gene）として発見されたレプチン（leptin）は，ギリシャ語の「やせる」を意味するleptosにちなんで命名された。レプチン遺伝子はマウス，ラット，ヒトのいずれにおいても脂肪組織に特異的に発現している。レプチンの動物への投与実験では，強力な摂食抑制作用とエネルギー消費増強（体温の上昇，運動量や酸素消費量の増加，交感神経活動の亢進など）が，認められている。摂食抑制作用の仕組みは，図2-3に示したように視床下部神経核の弓状核（Arc：arcuate nucleus）における神経ペプチドY（NY：neuropeptide Y）の遺伝子発現抑制による。神経ペプチドYは弓状核に存在する神経細胞が産生

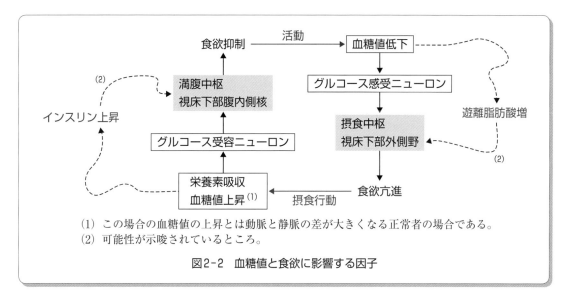

(1) この場合の血糖値の上昇とは動脈と静脈の差が大きくなる正常者の場合である。
(2) 可能性が示唆されているところ。

図2-2　血糖値と食欲に影響する因子

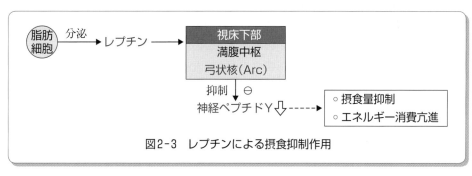

図2-3　レプチンによる摂食抑制作用

するペプチドであり，摂食行動促進，エネルギー消費抑制，インスリン分泌促進作用を有するので，これらがレプチンにより抑制される。レプチンは白色脂肪組織においても褐色脂肪組織においても産生される。ヒトの肥満者においては脂肪組織で亢進しており，血中濃度においても著しく上昇している。それは，BMI（body mass index）や体脂肪率に相関している。肥満者におけるレプチン量の亢進はレプチンの受容体欠損などの作用障害によるものと推定されている。

　レプチン以外にも食欲に影響するペプチドがみつかっている。グレリンは，NYを刺激して食欲を促進するが，胃で多くが作られ血中に見いだされる。視床下部外側野ではメラニン凝集ホルモン（MCH）やオレキシンが摂食促進作用をもつと報告されている。色素細胞刺激ホルモン（α-MSH）は，摂食を抑制すると報告されており，レプチン・NYを含めてこれらのペプチドがどのように摂食の促進と抑制にかかわっているかは複雑である。魚の赤みに多く含まれるヒスチジンは，脳内でヒスタミンに変換され，満腹感を刺激することにより，日本食のマグロが好まれるという報告もある。

1.4　食欲に関する感覚と意識

（1）感　　覚

　ヒトは食物がもつ色，味，香りなどの刺激を受け取ると食欲が起こる。食欲を起こさせる感覚には，味覚，嗅覚，視覚，聴覚，皮膚感覚があり，それぞれの刺激を体に備わった感覚受容器がとらえ，大脳に伝える。

　食欲に影響する聴覚として，調理する音，摂食する音などがある。また，口あたり，舌ざわり，歯ごたえ，飲みものの冷たさ，料理の温かさなどの皮膚感覚も食欲に影響する。味覚は最も食欲に関係する感覚であるが，感覚受容器は舌乳頭側面の味蕾に存在する味細胞（味覚細胞）を味物質が刺激すると感じる（図2-4）。

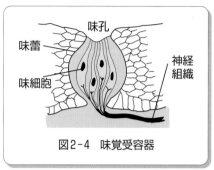

図2-4　味覚受容器

（2）ストレスと摂食

　職場，学校，家庭などでの心身のストレスが誘因となり，神経性やせ症と神経性過食症を発症する場合がある（図2-5）。

　拒食により食事を制限すると，摂食中枢が摂食を促す方向へ働き，衝動食いを起こし，その結果自己嫌悪に至り，嘔吐したり，下剤を服用することになる。拒食と過食の間を行き来し，繰り返されることがある。そういうことが続くと，栄養不良に陥り，肝機能障害，冷え性，低血圧症，貧血，無月経，無排卵，骨粗鬆症などが症状として現れる。拒食が続いているときは，やせている割りには元気で活動的で，忠告にも耳を貸さず，睡眠不足も感じることなくマイペースを守ろうとする。いずれもストレスという心理的要因から身体症状に至り相乗して進行する。周りの「やせ」への礼讃状況に強く影響を受けたり，本人の傾向として融通の効かない完璧主義的性格の人に危険性があるといわれている。この場合は，親身になっての栄養指導も受け入れてくれないことが多く，栄養学以前の問題ともいえるが，食事と栄養とがかかわってくる以上，栄養士・管理栄養士はこのような事例についての正しい認識（臨床心理学や発達心理学など）をもち，そのカウンセリング法も身に付ける必要がある。

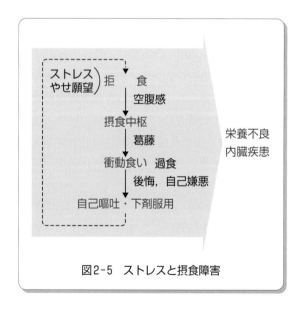

図2-5　ストレスと摂食障害

1.5 味覚の受容と伝達

甘味に対しては，味覚受容器である味蕾の味細胞の微絨毛（びじゅうもう）に存在する受容体たんぱく質により感知される（図2-6）。酸味は水素イオンに基づくもので，リン脂質のホスファチジルエタノールアミンやホスファチジルセリンが有力な受容体候補である。塩味については陽イオン・陰イオンに対する微絨毛の界面電位変化による。苦味は味細胞微絨毛の疎水性部位（脂質部分）に吸着することにより刺激を引き起こすとされる。うま味は甘味同様受容体たんぱく質との結合により感知される。いずれもその感知部分は違っていても，微絨毛に脱分極を起こし味蕾細胞膜を伝わりシナプス（synapse）領域に伝わる。シナプスが脱分極するとカルシウムチャネルを

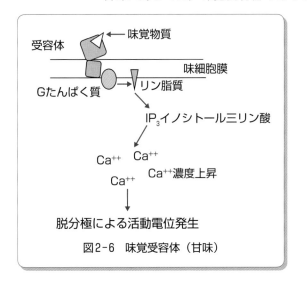

図2-6 味覚受容体（甘味）

介して細胞内にカルシウムが流入し，副腎髄質ホルモンのノルアドレナリン（ノルエピネフリンともいう）が放出される。ノルアドレナリンは味覚神経末端に脱分極を起こす。この電位差がインパルスとなって神経を通って大脳に伝わる。味蕾の味細胞は，寿命の短い細胞で代謝回転が速いので，不適切な食生活が招く亜鉛不足による味覚障害が起こる。

2. サーカディアンリズム

地球の自転に伴う昼夜の別など，24時間に1周期のリズムを示すものをサーカディアンリズム（circadian rhythm）または日内リズム（にちない）（概日リズム）（がいじつ）という。視床下部視交叉上核の破壊でリズムが消失することより，これが中枢と考えられるようになった。視床下部視交叉上核からの指令により環境の日周リズム変動に適応しながら規則正しい食事摂取を続け，神経系やホルモンを調節しホメオスタシス（homeostasis，恒常性）を維持している。海外旅行時の時差ぼけや昼夜交代勤務制による昼夜リズムの変動はその極端な変化に対応できずに非同調となって現れ，精神的肉体的変調を招く。一定の時間をかけて同調させていくことが必要となる。

副腎皮質ホルモン（コルチゾール）の分泌は明らかな日内リズムを示し，その分泌は早朝目覚めた直後に最も高く，深夜に最低となる。このホルモンの日内リズムを規定しているのは明暗の変化よりも，決められた時間に規則正しく行う摂食サイクルであるといわれる。小腸粘膜のスクラーゼ，マルターゼなどの酵素活性は，摂食のサイクルに応じて日内変動するが，これは規則正しい摂食時刻に上昇する。

松果体から分泌されるメラトニンは，日内リズムは明暗周期に同調していて，昼に

　低く夜に高くなる。メラトニンは睡眠を誘う。セロトニンは昼に高く，活動性を高めシャキッとするといわれ，セロトニンが低いと芒洋としてしまうと考えられている。食事の回数や時間は消化酵素の日内リズム形成に影響する。ラットなどの夜行性動物は昼間に低く，夜間に高い酸素消費の日内リズムを示す。"寝る子は育つ"といわれるが，成長ホルモンも夜，睡眠中に上昇していることが観察されている。

3. 栄養と生体防御

3.1　栄養と免疫

　食糧事情が悪い地域では感染症が多く，広まり方も早いことはよく知られている。栄養状態が悪くなると，白血球，マクロファージ，リンパ球などの免疫細胞の減少により免疫系の機能低下を招く。偏った食事や何らかの疾患でも，栄養障害を起こし，好中球（neutrophil）の貪食能[*1]や遊走能[*2]は低下し，抗体産生も著しく低下する。糖尿病患者における結核の罹患率は，以前は非糖尿病患者の10倍近く高かったが，現在でも糖尿病患者の感染症合併率は12〜30%認められている。糖尿病患者の場合も栄養不良と類似していて，多核白血球の機能不良と腎症の進行によるγグロブリン喪失増がもたらす免疫機能低下である。多核白血球不調により遊走能，貪食能，殺菌能の低下がみられる。総リンパ球数は栄養状態と相関して増減するので，正常から軽度，高度栄養障害までの指標として利用される。ツベルクリン反応は，相対的な免疫能を判定する目安となる。

　小腸絨毛が未発達の領域が点在している平板状のリンパ組織がパイエル板で，腸管免疫とよばれる生体防御にかかわる免疫機構において重要なはたらきを担っている。パイエル板は，抗原の侵入ルートとなっており，IgA（Ig：免疫グロブリン，immunoglobulin）の主要な誘導部位となっている。食品成分のIgA抗体産生増強機能としては，乳酸菌，ビフィズス菌，フラクトオリゴ糖などが報告されている。感染を防止する自然免疫として，NK細胞（ナチュラルキラー細胞）があるが，NK細胞活性増強効果として，乳酸菌，多糖，ラクトフェリンなどが報告されている。免疫能を賦活する栄養素として報告されているものがいくつかある。培養細胞では，牛乳中のカゼインやシイタケのペプチドマンナンなどがインターフェロンを誘導し，マクロファージ活性の誘導やT細胞の応答に関与しているといわれている。卵黄リポたんぱく質，ラクトフェリン，カゼインなどにもIgM，IgG産生促進作用があるといわれている。免疫系を含む生体防御機能は逆の栄養過多でも種々の影響を受けている。

　　＊1　貪食能　進入した異物を白血球が処理（分解）しようとする能力のこと。
　　＊2　遊走能　白血球が異物に向かって（走るように）移動する能力のこと。

3.2 自己免疫疾患

　自己の細胞の破壊がきっかけとなり，破壊された細胞またはその成分に対する自己抗体ができ，自己の白血球で破壊が継続する病気である。1型糖尿病（インスリン依存型糖尿病）は膵臓β細胞が自己免疫疾患により破壊されたものである。慢性関節リウマチ，全身性エリテマトーデス（SLE：systemic lupus erythematosus），橋本病など数多く存在する。

3.3 アレルギー

　アレルギーには5つのタイプがあるが，花粉症や食品アレルギーのほとんどはⅠ型とよばれるものでIgEが関与している。アレルギーの発症を図2-7に示した。抗原が粘膜細胞に入るとマクロファージによる抗原提示細胞とヘルパーT細胞からの刺激により，B細胞が活性化されIgEが産生される。**マスト細胞**（mast cell, 肥満細胞ともいう）の膜表面にはIgE受容体が存在し，産生されたIgEは受容体と2分子がブリッジ的に結合し抗原と反応する。マスト細胞の中ではアラキドン酸からプロスタグランジンやロイコトリエンが産生されるが，一方イノシトールリン酸系からカルシウム濃度が増し，顆粒球が細胞表面に移動しヒスタミンやヘパリンを分泌する。これらによってアレルギー症状が起こる。

　マスト細胞はもともとは，寄生虫に反応し除去する使命をもっていたものであるが，生活様式の変化により寄生虫が激減した結果，アレルギー増加の方向へ進んでいるといわれている。

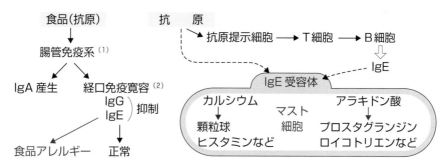

(1)腸管免疫系：体内に取り込まれたものに対し，一方は取り込み，他方は排除するはたらきをする免疫系。
(2)経口免疫寛容：口から摂取した食べ物に対しては，免疫反応が起こらなくなること。

図2-7　アレルギーの発症

文　献

●参考文献
・日本栄養・食糧学会監修, 小川 正ほか責任編集：『栄養学研究の最前線』, 建帛社（2008）
・奥 恒行・柴田克己編集：『基礎栄養学 改訂第4版』（健康・栄養科学シリーズ）, 南江堂（2012）
・木元幸一・中島 滋・林あつみ編著：『改訂 カレント 基礎栄養学』, 建帛社（2019）
・ダニエル チラス, 永田恭介監訳：『ヒトの生物学』, 丸善（2007）
・戸谷誠之・藤田美明・伊藤節子編集：『応用栄養学』（健康・栄養科学シリーズ）, 南江堂（2012）
・林 淳三・高橋徹三：『栄養学総論』（Nブックス）, 建帛社（2002）

第 3 章

消化・吸収と栄養素

　消化とは，食物として摂取した栄養素などが消化管内で吸収されるまで単純な形や低分子に分解されていく過程をいう。また，吸収とは，消化された食物（栄養素など）が消化管壁の上皮細胞を通して体内（細胞内）に取り込まれる機構をいう。吸収には毛細血管に吸収され門脈を経て肝臓に運ばれる経路と，乳糜管に吸収されリンパ管，胸管を経て血液循環系に取り込まれる経路がある。

1. 消化器系の構造と機能

　消化器系とは，口から摂取した食物を細かく分解（消化）し，栄養成分を体内に取り込むはたらき（吸収）をする器官系であり，消化管とその付属器官（消化腺）からなる。

　消化管は，口から肛門に至る約8〜10mの一連の管であり，口腔，咽頭，食道，胃，小腸（十二指腸，空腸，回腸），大腸（盲腸，結腸，直腸），肛門によって構成される（図3-1）。消化管の共通の基本的構造は，粘膜（上皮細胞），粘膜下層，筋層，および漿膜（食道では外膜）の組織からなる。

　消化管は，自律神経系（交感神経と副交感神経）や消化管ホルモン（ペプチドホルモンともよばれる）を介して調節されている。一般に副交感神経が優位にはたらき，その興奮によって消化液分泌や消化管運動が亢進される。一方，交感神経によって消化管活動が抑制される。また，消化管の粘膜上皮に散在する細胞で産生される種々の消化管ホルモンは，物理的，化学的，あるいは神経性の刺激に反応して消化酵素の分泌や消化管運動を調節する。

　付属器官（消化腺）とは，消化を助けるために消化液を分泌する消化腺をいい，その形状から胃腺や腸腺のように管壁の中に埋まっている小腺と，唾液腺や肝臓・膵臓のように消化管から独立した器官を形成し消化管に導管を経由して分泌物を送る大腺に区別される。消化腺は外分泌腺ともいわれ，消化管同様，食物による機械的刺激・化学的刺激，自律神経，および消化管ホルモンによる調節を受けている。これらの消化腺からは消化管内に1日約6〜8Lの消化液が分泌される。

　消化液を大別すると唾液，胃液，膵液，腸液および胆汁があり，腸液，胆汁を除く消化液には，消化酵素が含まれる。消化酵素は加水分解酵素に属し，それぞれ特異性

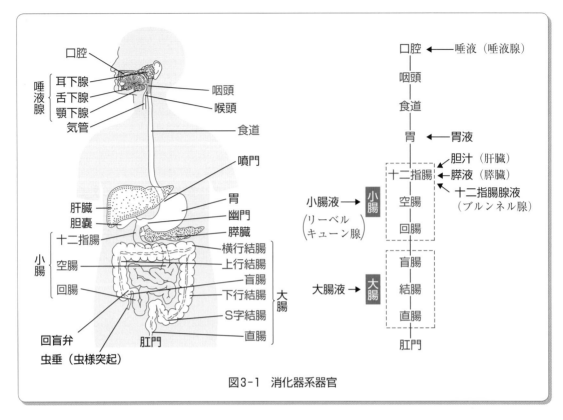

図3-1　消化器系器官

があり，基質，水素イオン濃度，温度の影響を受ける。胆汁は消化酵素を含まないが脂質の消化吸収を助ける胆汁酸を含む消化液である。

　ここでは，消化管における消化について，関連する消化腺（付属器官）や消化液についても併せて概説する。

1.1　口腔および唾液腺，唾液

（1）口　　　腔

　口腔（oral cavity）内には舌と歯が存在し，食物は機械的に細かく噛み砕かれると同時に唾液と混合され咀嚼（mastication）される。咀嚼の過程で，食物のもつ味覚や嗅覚などの栄養感覚が中枢に伝えられると，反射によって唾液が分泌される。

（2）唾　液　腺

　唾液腺（salivary gland）は，口腔内に唾液（saliva）を分泌する腺*であり，唾液腺から分泌される唾液は，漿液（水，α-アミラーゼや電解質に富む）と粘液（ムチンを含む）からなる。図3-1に示す3対の大唾液腺［耳下腺（漿液腺），舌下腺（粘液腺），顎下腺（混合腺）］と，口腔内粘膜に散在する小唾液腺（漿液と粘液の混合腺）からなる。

　唾液の分泌は自律神経によって支配されており，リラックスしながらの食事では副交感神経支配が優位（アセチルコリンの分泌）となり漿液性の唾液の分泌が促進される。

一方,交感神経の刺激（ノルアドレナリンの分泌）によって粘性の強い唾液が分泌される。

> ＊ 腺　一定の物質を皮膚や粘膜へ分泌する器官をいう。導管をもち体外または消化管内に分泌する外分泌腺と,導管がなく分泌物を血管内に直接放出する内分泌腺がある。

（3）唾　　液

唾液（saliva）は,大唾液腺［耳下腺（漿液腺）,舌下腺（粘液腺）,顎下腺（混合腺）］と,口腔内粘膜に散在する小唾液腺（漿液と粘液の混合腺）から分泌され,漿液と粘液からなる。成人1日当たり1〜1.5L程度が分泌される。

通常時,顎下腺（70％）からは漿液と粘液の混合液,耳下腺（25％）からは漿液性,舌下腺（5％）からは粘液性の唾液が分泌される。食事摂取時には,刺激（食事）により耳下腺からの唾液分泌量が増し,全唾液の3分の2を占めるようになる。

唾液は,ほぼ中性（pH6〜7）で,漿液は水,電解質,唾液アミラーゼを多く含み,粘液はムチンを多く含んでいる。唾液アミラーゼは,主として耳下腺から分泌され,α-1,4-グリコシド結合を加水分解するα-アミラーゼ（プチアリン）で,でん粉をデキストリンからマルトース（麦芽糖）を含む少糖類にまで分解する能力を有する。粘液性の唾液に多く含まれるムチンは主に舌下腺から分泌され,粘性をもち,食塊を滑らかにする。また,唾液は消化作用のほか,咀嚼や嚥下を容易にし,口腔粘膜の保護,口腔内の湿潤保持,歯や口腔内の衛生保持,抗菌などの作用をもつ。

1.2　咽　　頭

口腔内で咀嚼（mastication）により唾液と混合され細かく砕かれて滑らかになった食塊は,咽頭（pharynx）,食道,胃へと送り込まれる。これを嚥下（swallowing）という。嚥下の第一段階は舌の運動により咽頭に飲み込まれる過程で,食塊が咽頭粘膜に触れると反射的に一連の嚥下運動が起こり食塊が気管に入らず食道に送られる。これらの運動は嚥下中枢（延髄）による神経支配を受ける。そのため延髄に障害があったり,舌咽神経障害や咽頭麻痺などがあると,むせたり,鼻腔への逆流などが起こる。これを嚥下障害（または嚥下困難）という。

表3-1　摂食してからの食塊の移動時間

口腔から	液　体	固　体
胃　　へ	1〜2秒	30〜60秒＊
小腸へ	5分	3〜6時間
大腸へ	4〜5時間	12〜15時間
排　便	――	24〜72時間

注）＊：嚥下後4〜5秒
1）食後10分ころ胃から十二指腸に移送開始,3〜6時間で移送完了。
2）食後4〜6時間で,回腸から盲腸へ移送開始。

1.3　食　　道

食道（esophagus）は食塊を咽頭から胃に送る長さ約25cmの管である。食道は全体が同じ太さではなく,食道入口付近が最も狭く食物が詰まりやすい。嚥下された食塊は,胃に向かって一定方向の蠕動運動（食塊のすぐ下部の筋が弛緩しすぐ上部の筋が収縮する平滑筋の規則正しい収縮運動）により移送され,噴門に達すると反射的に噴門が開いて胃に入る。食塊が嚥下されてからのおよその移動時間を表3-1に示した。

1.4　胃および胃腺，胃液
（1）胃

　食道から移送された食塊は胃（stomach）に入ると一時的に貯留され，胃液と混合され，食物に付着した生物の殺菌と脂肪・たんぱく質の初期消化がなされる。蠕動運動が繰り返され，胃の強力な収縮運動を受けながら食塊は胃液と混合され，pHが下がり，半流動性の消化粥になり，規則的に少しずつ十二指腸に移送される。胃内容物が十二指腸に送られると胃の運動は抑制される。食塊が胃に留まる時間（滞胃時間）は食物の量と質によって異なる。一般に糖質が最も短く，次いでたんぱく質であり，脂質は胃の運動を抑制することから滞胃時間はさらに長い。

　胃は消化管中，最も拡張した嚢状の器官である。胃の容量は新生児では約30 mLであるが，成人では約1,000 mL〜1,500 mLになり，かなり個人差がある。

　胃各部の名称は，入口を噴門，胃中央内部の噴門レベルより高位部を胃底部，胃中央部から胃下部のくびれ部までを胃体部，胃出口までを幽門部として区分している（図3-2）。

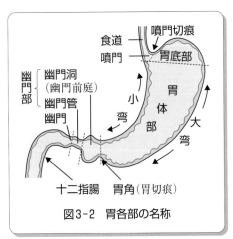

図3-2　胃各部の名称

（2）胃　　　腺

　胃粘膜表層は1層の円柱上皮細胞で覆われた滑らかなものであるが，その面は縦横3 mm前後の小ブロックを敷きつめたような無数の胃小窩（gastric pit）とよばれるくぼみをもち，胃小窩の底部には胃腺（gastric gland）が開口している。ここから胃液が分泌される。胃腺は存在部位によって3つ（噴門腺，胃固有腺または胃底腺，幽門腺）に分けられ，胃腺を構成する細胞は副細胞（頸部粘液細胞），主細胞，壁細胞，および内分泌細胞（G細胞）からなる。胃の大部分に分布する胃固有腺（胃底腺）（図3-3）は，ペプシノーゲン分泌細胞である主細胞が多く分布しており，胃酸（塩酸）を生成し分泌する壁細胞が点在する。また，粘液（ムチン）を分泌する副細胞も存在する。幽門腺は幽門部のみに存在する分岐管状腺で十二指腸のブルンネル腺に類似し，とくにガストリン（消化管ホルモンの1つ）分泌に関与する内分泌細胞（G細胞）が分布している。G細胞からガストリンが分泌され，壁細胞からの胃酸の分泌と主細胞からのペプシノーゲンの分泌を促進する。

（3）胃　　　液

　3つの胃腺から分泌される胃液（gastric juice, stomach juice）の分泌量は成人1日当たり1.5〜2.5Lである。胃液はpH 1.5〜2.0，無色透明の液で，胃酸（塩酸），たんぱく質消化酵素（ペプシン），粘液物質（ムチン），内因子*などを含む混合液である。胃酸は経口で入った食塊を消毒・殺菌し，易溶化，たんぱく質変性などにはたらき酵素作

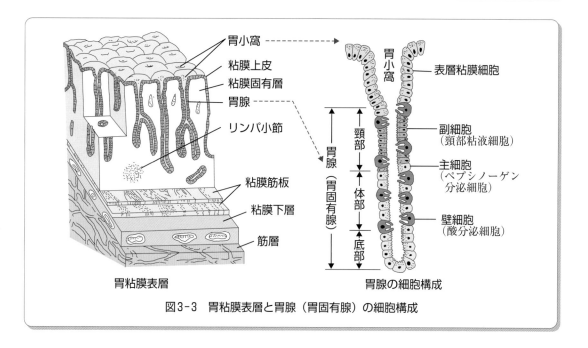

図3-3　胃粘膜表層と胃腺（胃固有腺）の細胞構成

用を受けやすくする。ペプシンは，不活性型のペプシノーゲン（胃腺の主細胞から分泌）として分泌され，まず胃酸（壁細胞から分泌）によりペプシンに活性化される。さらに生成したペプシンによって自己触媒的に活性化される（自家触媒作用がある）（図3-4）。粘液物質は，胃壁が消化酵素や塩酸による障害を防止する機能をもつ。

　消化液分泌の調節には，視覚，聴覚，嗅覚，味覚などの刺激や条件反射などにより，迷走神経（副交感神経）の神経末端から分泌するアセチルコリンを介して，壁細胞から胃酸，主細胞からペプシノーゲンが分泌される脳相（精神作用），また，食塊が胃に移送されることで起こる胃相（食物の消化管壁接触刺激によるG細胞からのガストリン分泌など），そして胃の消化粥が十二指腸に達することで起こる腸相（CCK：コレシストキニンやセクレチンなどの消化管ホルモンの刺激）がある。

＊　内因子　ビタミンB_{12}の吸収を促進する糖たんぱく質であり，胃底部壁細胞で合成・分泌される。

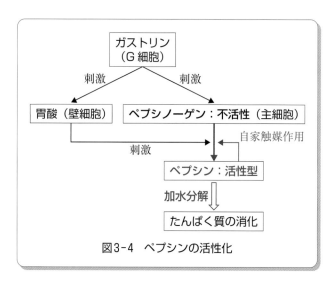

図3-4　ペプシンの活性化

1.5　小腸，小腸液，膵液および胆汁
（1）小　　　腸

　小腸（small intestine）は，消化・吸収のはたらきを担う消化管の中で最も重要な器官であり全長6～7mで，十二指腸（duodenum），空腸（jejunum），回腸（ileum）からなる。十二指腸は，長さ約25cmで，胃の幽門部に続き馬蹄形に走り，下行部に膵管と総胆管の合流管が開口している（図3-5）。後腹壁に癒着しており空腸・回腸のように腸間膜をもたない。十二指腸に続く小腸の上部約5分の2を空腸，下部の約5分の3を回腸というが明らかな境界はない。

　小腸内壁は栄養素を吸収しやすいように輪状 皺襞，および粘膜表面には無数の絨毛という小突起などが発達し，腸の吸収面積を増大させている。小腸内腔を平均直径4cm，長さ2.8mの単純な直管とすると，表面積は約0.33 m²（1坪の10分の1）である。絨毛，微絨毛を加味した表面積になると約200 m²で，

図3-5　十二指腸と膵臓

出典）四童子好廣／武藤泰敏編著：『改訂新版 消化・吸収』，第一出版，p.73（2002）

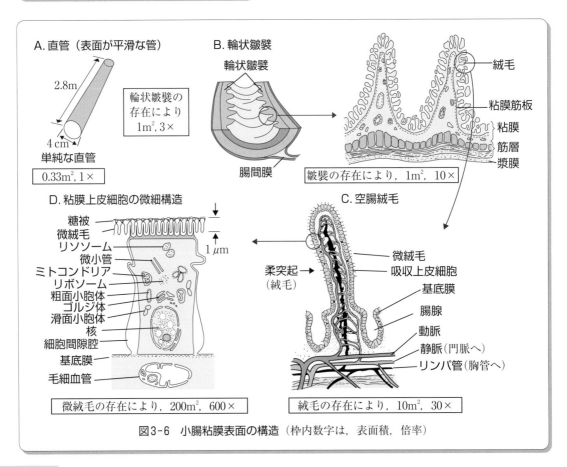

図3-6　小腸粘膜表面の構造（枠内数字は，表面積，倍率）

直管状表面積の約600倍に達する（図3-6）。

　絨毛は小腸粘膜の突出であり，その細胞表面には微細な刷毛状の微絨毛という小突起がある。絨毛筋の収縮により腸内容物の撹拌が起こり消化・吸収が促進される。

　胃の内容物は，粥状になると少量ずつ（1〜5mL/分，3回/分程度）が十二指腸に移行する。胃から腸に移行した酸性度の高い内容物は，胆汁やアルカリ性の小腸液（ブルンネル腺），膵液で希釈・中和される。小腸の主な消化管運動は分節運動と蠕動運動があり（図3-7），腸内容物は消化液と混合され，化学的消化と機械的消化を受けながら小腸下部に移送され，大部分の栄養素が吸収される。

　小腸を通過する水分量は飲食の量・内容・消化液の分泌・身体状況などにより大きく影響を受けるが，通常，1日当たり8〜10Lとみられている（表3-2）。

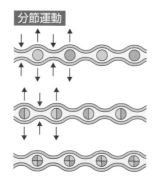

分節運動

輪状筋のはたらきで，収縮部と弛緩部が隣り合って，交互に運動を繰り返す。腸内容物の混和や腸壁面との接触に役立っている。

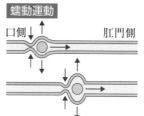

蠕動運動

口側　　　　　　　肛門側

　輪状筋の収縮によるくびれが口側から肛門側へ連続的に移動する運動で，このくびれの発生時の肛門側の輪状筋は弛緩している（Bayliss-Starling の法則）。蠕動には小腸の短い区域を緩やか（1〜2cm/分）に移動するものと，長い部分を急速（2〜25cm/分）に掃引するものがある。時に小腸全体に直行するものがある。これを直行蠕動という。

図3-7　小腸の分節運動と蠕動運動

表3-2　消化管内の水分の出納（1日の消化管内通過水分量　9L）

部　位	（飲食）		口腔	胃	小腸			大腸	（排便）
	（食物水分）	（飲水）	唾液	胃液	膵液	胆汁	腸液		
消化液 分泌量（L/日）	1.0	1.0	1.0	2.0	1.8	0.2	2.0		
吸収量（L/日）	—	—	—	—	小腸での吸収7.5 （うち空腸3〜5） （うち回腸2〜4）			大腸での 吸収1.4 （1〜3）	（排便） （0.1）

（2）小腸液

　十二指腸粘膜に分布するブルンネル腺（Brunner gland，十二指腸腺）はアルカリ性の粘液を分泌し，胃液の酸性を中和し，粘膜を保護する。小腸全体，広範囲に分布するリーベルキューン腺（Liberkühn gland，小腸腺）は，電解質を主成分とする腸液を分泌する。ブルンネル腺は粘性に富んだアルカリ性溶液（pH 8.2〜9.3）で，分泌量は60 mL/日程度で少ないが，食塊が十二指腸に達すると分泌量は増加し，胃から送られた酸性消化粥を中和し，円滑に送り込むようにして十二指腸を保護している。リーベルキューン腺は小腸全体に分布し，1日の分泌量は1.5〜3.0 Lに達する。消化粥をさらに水様化し，pHを調整し，消化の進行に伴う浸透圧の上昇を弱めている。

（3）膵液

　膵液（pancreatic juice）は膵臓の外分泌腺から分泌される消化液で，1日当たり1〜2 L分泌される。膵液は水分が98%，固形成分が2%で，炭酸水素イオン（HCO_3^-）を含有し，アルカリ性を示す。胃からの酸性内容物を中和し十二指腸を中性に保ち，小腸内の消化酵素の至適pHを保持する。膵液は強力な消化作用をもつ酵素（糖質分解酵素，脂質分解酵素，たんぱく質分解酵素）を多数含んでおり（図3-8），糖質，脂質，たんぱく質の管腔内消化の中心的役割を果たしている。

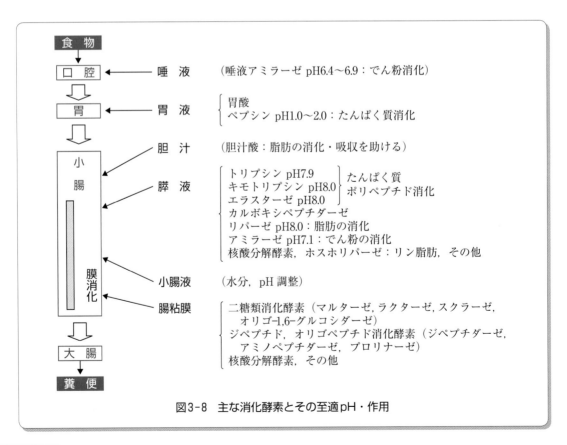

図3-8　主な消化酵素とその至適pH・作用

1）糖質の消化

糖質の加水分解酵素として膵アミラーゼ（α-アミラーゼ）を含有し，α-1,4-グルコシド結合を加水分解し，マルトース，イソマルトース，マルトトリオース，α-限界デキストリンなどを産生する。

2）たんぱく質の消化

たんぱく質は，胃液中のペプシンによる消化に始まるが，本格的消化は，膵液中のたんぱく質分解酵素によって行われる。トリプシンは不活性型のトリプシノーゲンとして分泌され，腸粘膜上皮細胞に存在するエンテロキナーゼにより活性化される。さらにトリプシノーゲンはカルシウムイオン（Ca^{2+}）の存在下でトリプシンにより自己触媒的に活性化され，ポリペプチドを加水分解する。また，キモトリプシン，エラスターゼもポリペプチドを加水分解する。これらはエンドペプチダーゼ（endopeptidase：エンド型）とよばれ，ペプチド鎖内部の特定のペプチド結合部位に作用する。

カルボキシペプチダーゼはペプチドのカルボキシ基側末端からアミノ酸を遊離させる。このようにペプチド鎖のN末端またはC末端に作用するペプチダーゼをエキソペプチダーゼ（exopeptidase：エキソ型）という。

3）脂質の消化

脂質の加水分解酵素として膵リパーゼを含み，トリグリセリドを加水分解し，モノグリセリドや脂肪酸を生成する。また，コレステロールエステルをコレステロールと脂肪酸に分解するコレステロールエステラーゼやホスホリパーゼA_2など脂質分解酵素を含む。これらの消化酵素のほか核酸分解酵素なども含んでいる。

（4）胆　　汁

胆汁（bile）は，肝臓の実質細胞で生成される外分泌液で1日当たり0.5〜1.0L分泌される（肝胆汁）。胆汁には，胆汁酸（コール酸など），胆汁色素（ビリルビン），レシチン，コレステロールなどが含まれており，消化酵素は含まない。胆汁は，通常空腹時は胆囊に蓄えられ，濃縮される（胆囊胆汁）。脂質の分解産物などが小腸上部に達すると，その刺激により十二指腸のＩ細胞からコレシストキニン（CCK：消化管ホルモン）が放出され，胆囊を収縮して胆汁分泌を促進し，胆汁は総胆管を経て十二指腸に排出される。

胆汁の主成分である胆汁酸は肝細胞でコレステロールから合成される（一次胆汁酸：コール酸，ケノデオキシコール酸）。胆汁酸は強い界面活性作用をもち，小腸内で脂溶性成分を乳化し，さらに分解が進むとミセルを形成し，脂質や脂溶性ビタミンの消化・吸収を助ける重要な作用をもつ。一次胆汁酸はその後，腸内細菌により二次胆汁酸（デオキシコール酸，リトコール酸）になる。これら，胆汁酸は，その役割を終えると90%以上が回腸で再吸収され門脈を経て肝臓に戻り再利用されている。これを腸肝循環（enterohepatic circulation）という。

1.6　大腸および大腸液
（1）大　　腸

　大腸（large intestine）は長さ約1.6ｍの消化管の最終部であり，盲腸（cecum），結腸（colon），直腸（rectum）からなる。結腸はさらに上行結腸，横行結腸，下行結腸，Ｓ状結腸に分けられる。大腸における消化・吸収の機能は未消化物の処理と排泄である。大腸前半部で水と一部の電解質の吸収が行われ，後半部で糞便の形成が行われる（図3-9）。また，各種の腸内細菌（enterobacteria）が多く生息しており腸内細菌叢を形成して未消化物の一部の発酵分解も行っている。大腸内容物の移送時間は，腸内容物，腸運動や吸収にかかわる大腸自身の器質的能力，身体活動，精神状態などにより著しく影響を受けるが，一般に食事内容物の先端部が回盲部（回腸末端と盲腸を含む部分）に達するのは食後４～６時間，12～15時間でほぼ大腸に移送される。直腸で固形化された糞便の排泄は，通常食後24～72時間後に起こる（表3-1，p.23）。糞便は消化・吸収されなかった食物残渣，脱落した粘膜上皮細胞片，腸内細菌からなり，70～80％が水分，残りが固形物である。糞便１ｇ中には10^9～10^{11}個の大小細菌が数10種類含まれている。

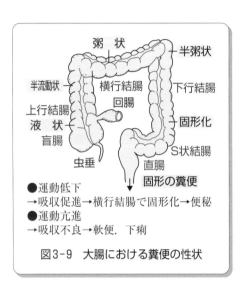

図3-9　大腸における糞便の性状

（2）大 腸 液

　大腸には腸液を分泌する腸腺があり，粘液分泌胞が多く粘液を分泌している。分泌量はわずかであり，消化酵素は含まない。分泌物の性状は，粘稠な乳白色で，粘液，K^+（カリウムイオン），Na^+（ナトリウムイオン），HCO_3^-（炭酸水素イオン）などを含む。粘液は粘膜を保護し，また内容物の移送を容易にしている。

1.7　その他の付属器官
（1）膵　　臓

　膵臓（pancreas）は，胃の後部にあり，重さ約60ｇ，長さ約15 cm，幅３～５cmの細長い実質器官＊である（図3-1，p.22）。膵液を分泌する外分泌部とインスリン，グルカゴンなどのホルモンを分泌する内分泌部がある。膵臓は結合組織により多数の小葉に分かれ，小葉は多数の腺房からなる。これらの腺房から消化酵素を含む膵液が分泌される。

　　＊ 実質器官　表面が結合組織の被膜で覆われ，中空はなく内部が実質の機能を営む組織で満たされている器官。

（2）肝　　臓

　肝臓（liver）は右上腹部を占める大きな実質器官で横隔膜に接している。肝臓は物質代謝の中心臓器として知られ，本来は消化管上皮が陥入してできたもので胆汁を産生する消化腺ともいえる。重さは成人で約1.5kgで，肝臓には，門脈と肝動脈との2系統の血管が入り，肝静脈と肝管が肝臓から出ている。門脈は腹腔の消化器（腎臓を除く腹部臓器）と脾臓からの静脈血が集まって肝臓に入る血管系である。門脈血は消化管で吸収された栄養素に富むが，酸素に乏しい。肝臓への酸素供給は肝動脈が行う。

　肝臓の機能は，栄養素の代謝・貯蔵，解毒，胆汁の生成・分泌など，生命の維持・活動に重要なはたらきをしている。

2. 消化の調節，吸収

2.1　消化・吸収の基本概念

　消化器系の機能の1つは，口から摂取した食物を体内で利用できるよう，消化・吸収することにある。そのため，消化管粘膜上皮細胞を透過できるような低分子の化合物になるまで分解される。この消化・吸収の過程は，消化管内で行われる管腔内消化（中間消化）と小腸微絨毛膜表面で行われる膜消化（終末消化）の2つのステージに分けて考えられる。

　消化管粘膜は消化粥に由来する情報を敏感にとらえ，神経および消化管ホルモンを介して腺や平滑筋に作用して消化液の分泌や消化管の運動を調節している。

（1）自律神経系による調節

　神経系の調節は主に，自律神経系（交感神経，副交感神経および消化管に内在する神経叢）による。一般に消化管は副交感神経が優位にはたらき，その刺激によって活動が亢進する。一方，交感神経は消化管活動を抑制する。また，局所的な運動の調節は主に消化管に内在する神経叢の反射によって行われることが多く，外来性の神経（交感神経，副交感神経）が各部位間の統合・調節を行っている。

（2）消化管ホルモン

　消化管粘膜に散在する内分泌細胞から分泌される消化管ホルモン（ペプチドホルモン）は，消化管運動や消化液分泌を調整している（表3-3）。

　食塊が胃に入ると十二指腸G細胞からガストリンが分泌され胃の運動を強めると同時に胃酸およびペプシノーゲンの分泌を促進する。胃内容物のpHが2以下になるとガストリンの分泌は抑制される。ガストリンの胃酸分泌亢進作用は迷走神経（副交感神経の1つ）によって強められ，交感神経によって抑制される。また，胃内容物が酸性消化粥となって十二指腸に送り込まれると，その刺激によって十二指腸に存在するS細胞からセクレチンが分泌され膵臓に作用し，HCO_3^-（炭酸水素イオン）に富む膵液

表3-3　主な消化管ホルモン

消化管ホルモン	分泌部位（細胞）	刺激因子	主な作用	化学物質
ガストリン	胃幽門部，十二指腸（G細胞）	・食物からの機械的刺激 ・化学的刺激（ペプチド・アミノ酸，カフェイン，アルコールなど） ・迷走神経（アセチルコリン）による刺激	・胃酸分泌促進 ・ペプシノーゲン分泌促進（胃内容物のpHが2以下になるとガストリン分泌が抑制される）	ポリペプチド
セクレチン	十二指腸，空腸（S細胞）	酸（H^+濃度上昇）	・膵臓からの炭酸水素イオン（HCO_3^-）分泌促進 ・膵液酵素の分泌促進 ・胃酸・ガストリン分泌抑制 ・胃内容物の十二指腸への移送抑制（消化物のpHが4.5以上になるとセクレチン分泌が抑制される）	ポリペプチド
コレシストキニン（CCK）[*1]	十二指腸，空腸（I細胞）	ペプチド・アミノ酸，細胞の分解産物	・胆嚢収縮（胆汁分泌促進） ・膵液酵素の分泌促進 ・摂食抑制	ポリペプチド
グルコース依存性インスリン分泌刺激ホルモン（GIP）[*2]	十二指腸，空腸（K細胞）	グルコース，脂肪の分解産物	・胃酸・ガストリン分泌抑制 ・ペプシン分泌抑制 ・胃の運動抑制	ポリペプチド
グレリン	胃・視床下部（X細胞）	摂食により減少，空腹時に増加（体循環血中グレリン）	摂食の亢進，成長ホルモン分泌刺激	ポリペプチド

注）　*1　CCK：cholecystokinin
　　　*2　GIP：gastric inhibitory polypeptide，胃機能抑制ポリペプチドともいわれる。
出典）田地陽一編：『栄養科学イラストレイテッド 基礎栄養学 第4版』，羊土社（2020）を改変

　分泌を促進する。たんぱく質や脂質の分解産物の刺激によって十二指腸に存在するI細胞から**コレシストキニン（CCK）**が放出され胆嚢を収縮し胆汁分泌を促進する。さらに，十二指腸から空腸にかけて存在するK細胞から**グルコース依存性インスリン分泌刺激ホルモン（GIP）**が放出される。

2.2　管腔内消化

　管腔内消化（luminal digestion）は，食物による機械的・化学的刺激，また自律神経および消化管ホルモンの刺激を受けて調整されているが，食物に含まれる栄養成分が腸粘膜を通過（吸収）できる形にまで分解する作用である。この消化には次の3つの作用がある。

（1）機械的消化（物理的消化）

　機械的消化とは，固形状態の食物を咀嚼によって破砕し，消化管運動（分節運動，蠕動運動など）および消化管内で消化液と混和により粥状化し，さらに，次に送り込む移送作用のことであり，化学的消化を助ける。

（2）化学的消化

　化学的消化とは，消化液，小腸粘膜上皮細胞などに含まれる消化酵素の作用による分解である。すなわち，高分子の栄養成分を加水分解して腸壁を通過（吸収）できるように低分子化することである。酸，アルカリ，胆汁酸塩などによる変性，中和，溶解，乳化なども行われる。

（3）生物的消化

　生物的消化とは，大腸の腸内細菌による消化である。すなわち，未消化物や難消化物の腸内細菌による発酵・腐敗をいう。

2.3　膜　消　化

　小腸内では主に膵液消化酵素により管腔内消化が行われるが，これのみでは栄養素が最終的に吸収される最小単位（炭水化物→単糖，たんぱく質→アミノ酸など）にまで十分に分解されていない。小腸粘膜上皮細胞膜の表面は，栄養素を効率よく吸収することができる微絨毛膜（刷子縁膜）や糖被（glycocalyx，糖衣）とよばれる糖たんぱく質と多糖類からなる層などの独特の構造をもち，腸の吸収面積を増大させている。また，

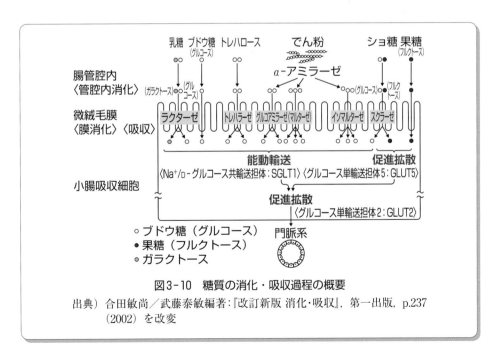

図3-10　糖質の消化・吸収過程の概要

出典）合田敏尚／武藤泰敏編著：『改訂新版 消化・吸収』，第一出版，p.237（2002）を改変

吸収表面の膜は同時に管腔内消化に引き続く最終的な消化を果たす役割（膜消化）を担っている。小腸粘膜上皮細胞膜の微絨毛および細胞内には糖質やたんぱく質の最終段階の消化に関与する膜消化酵素（マルターゼ，イソマルターゼ，スクラーゼ，ラクターゼ，トレハラーゼ，アミノペプチダーゼ，ジペプチダーゼなど）が存在する（図3-8，p.28）。

　低分子化された栄養素は小腸粘膜上皮細胞膜表面において糖被に接触してさらに低分子化されながら，豊富な消化酵素が存在する微絨毛間に取り込まれ，加水分解を受けながら吸収される。最終的に糖質は単糖（主にグルコース）に，たんぱく質はアミノ酸やオリゴペプチドに分解される。このように，栄養素は吸収過程で消化の最終段階としてその最小単位まで分解される。この過程を膜消化（membrane digestion）という。栄養素は膜消化を受けると同時に，同じ膜付近に存在する膜輸送担体によって細胞内に取り込まれる（図3-10）。すなわち，小腸粘膜上皮細胞の微絨毛膜が消化の最終段階（終末消化）の場であると同時に，それに続く吸収の場でもある。

2.4　吸収機構

　栄養素，電解質，水分などが粘膜上皮細胞を通過して血管・リンパ管に入る，すなわち，吸収されるための膜透過経路は2つあり，上皮細胞の中を通る細胞路と細胞間隙を通過する細胞側路である。細胞路は，吸収される物質が管腔側から上皮細胞の微絨毛膜を通過し細胞中に取り込まれ細胞中の基底膜から漿膜側に輸送される経路である。細胞間の間隙のスペースを通過する細胞側路は，受動的に単純拡散と浸透圧，対流により行われ，主に水分が通過する。

　吸収の基本的なメカニズムとして，膜の輸送方式は，主に，受動輸送，能動輸送および飲作用（膜動輸送ともいう）が知られている。受動輸送は，さらに単純拡散および促進拡散に分けられる。

（1）受動輸送

　物質が生体膜を境にして濃度勾配に従い膜を通過して移動する現象を受動輸送（拡散）という。これはエネルギーを必要としない輸送方式である。

1）単純拡散

　受動輸送の中で，担体を必要としない，最も一般的な輸送である。小腸内腔に存在する栄養素の濃度が上皮細胞内の濃度より高い場合に起こる吸収のことであり，濃度勾配に比例して吸収される。水溶性ビタミン，マンノース，脂溶性物質などがこれにあたる。エネルギー消費は必要としない。濃度差が大きいほど吸収速度は速い。

2）促進拡散

　単純拡散と同様，濃度勾配に従って吸収される受動輸送の1つであるが，担体を必要とする吸収経路である。栄養素が担体（輸送担体：トランスポーター）を介して生体膜を通過する。単純拡散に比べ特異的で有効な吸収である。エネルギー消費は必要とせず，高濃度になると飽和現象がみられる（図3-11）。フルクトース，酸性アミノ酸（ア

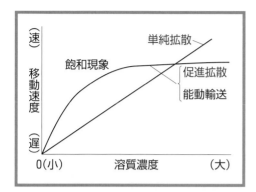

図3-11　受動輸送（単純拡散・促進拡散）と
　　　　能動輸送の動態

スパラギン酸，グルタミン酸など）がこれにあた
る。フルクトースは，微絨毛膜のGLUT 5（glu-
cose transporter 5）を介して細胞内に取り込ま
れ，基底膜のGLUT 2（glucose transporter 2）
を介して吸収細胞から毛細血管へ排出される
（図3-10，p.33）。

（2）能動輸送

　能動輸送では前記2つの拡散（受動輸送）と
は異なり，物質が生体膜を境にして濃度勾配に
従わない，エネルギーと輸送担体を必要とする
輸送方式である。小腸内腔の物質濃度が薄い場
合でも上皮細胞に汲み上げられるように，濃度勾配に逆らって吸収され，細胞内で産
生するエネルギーを消費する。グルコース，ガラクトース，アミノ酸，無機質，ビタ
ミンB_{12}がこれにあたる。促進拡散と同様，高濃度になると飽和現象がみられる（図
3-11）。輸送される物質が直接エネルギーを利用する一次性能動輸送と一次性能動輸
送で生じた濃度勾配を利用する二次性能動輸送がある。グルコースやガラクトースは，
微絨毛膜に存在するNa^+と共輸送するナトリウム依存性輸送担体SGLT 1（sodium-de-
pendent glucose transporter 1）によりNa^+とともに細胞内に取り込まれ，フルクトー
スと同様，GLUT 2を介して吸収細胞から毛細血管へ排出される（図3-10）。

　なお，アミノ酸の一部（ジペプチド，トリペプチド）はH^+（水素イオン）とともに細
胞内に取り込まれ，吸収細胞から毛細血管へ排出される。

（3）飲作用現象（膜動輸送）

　飲作用現象は，最も原始的な食物摂取法で，細胞外液を飲み込むように粒子や液状
物質を細胞膜で小胞に包み込み，細胞内に取り込む現象をいう。新生児は母乳中の免
疫たんぱく質をこの方法により腸管から吸収する。

3．栄養素の体内動態

3．1　吸収された栄養素の移動

　小腸粘膜上皮細胞に吸収された栄養素は，その溶解性により異なった運搬経路をた
どる。水溶性栄養素（単糖類，無機質，水溶性ビタミンなどの水溶性成分や，水と親和性の
ある短鎖・中鎖脂肪酸など）は，血管内皮細胞を通過して血管に入り門脈を経て肝臓に
運ばれる。その後，肝臓から肝静脈を通って心臓に入り，全身の末梢組織に送られる。
門脈は腹腔の消化器（腎臓を除く腹部臓器）と脾臓からの静脈血が集まって肝臓に入る
血管系であり，門脈血は消化管で吸収された栄養素，膵臓からのインスリンやグルカ

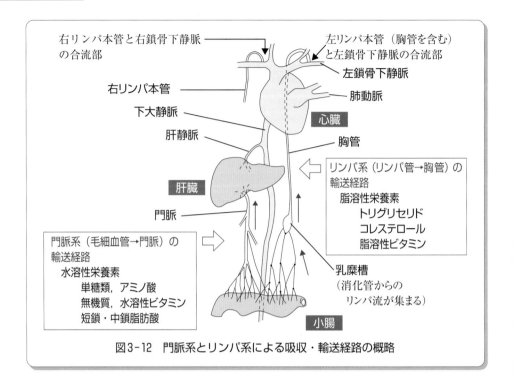

右リンパ本管と右鎖骨下静脈の合流部

左リンパ本管（胸管を含む）と左鎖骨下静脈の合流部

右リンパ本管

左鎖骨下静脈

下大静脈

肺動脈

肝静脈

心臓

胸管

肝臓

リンパ系（リンパ管→胸管）の輸送経路
　脂溶性栄養素
　　トリグリセリド
　　コレステロール
　　脂溶性ビタミン

門脈

門脈系（毛細血管→門脈）の輸送経路
　水溶性栄養素
　　単糖類，アミノ酸
　　無機質，水溶性ビタミン
　　短鎖・中鎖脂肪酸

乳糜槽
（消化管からの
　リンパ流が集まる）

小腸

図3-12　門脈系とリンパ系による吸収・輸送経路の概略

ゴン，脾臓からのヘモグロビンの分解物などを多く含んでいる。一方，脂溶性栄養素（トリグリセリド，コレステロール，脂溶性ビタミンなど）は，小腸粘膜上皮細胞でリポたんぱく質の一種である**キロミクロン**（chylomicron）が形成されて，リンパ管に分泌され，胸管を経て大静脈に入り全身に運ばれる。なお，トリグリセリドの多くは，長鎖脂肪酸およびモノグリセリドとして上皮細胞で吸収され，直ちに上皮細胞内でトリグリセリドに再合成されキロミクロンが形成される。脂質吸収時はリンパ流量が上昇する。リンパは毛細血管（動脈）からしみ出た組織間隙を満たす体液に由来するもので，大部分は毛細血管（静脈）に戻るが一部は毛細リンパ管に入りリンパ系を形成し最終的には静脈に合流する（図3-12）。

3.2　主要栄養素の動態と利用
（1）糖　　質

　小腸上皮細胞から吸収された単糖類は，門脈を経て肝臓に運ばれ，血糖としてグルコースに変換され全身に供給される。グルコースは，生命維持や身体活動のためのエネルギー源となる。また，一部はグリコーゲンとして肝臓や筋肉に貯蔵される。過剰に摂取した糖質は，主に肝臓や脂肪組織においてインスリンの作用でグルコースからの脂肪酸の合成が進み，トリグリセリド（脂肪）に変換され蓄積される（図5-7，p.60）。なお，肝臓のグリコーゲンは全身のエネルギー（グルコース）の供給・調節に利用され，筋グリコーゲンは主に運動時などの活動エネルギー源として利用される。

（2）脂　　質

　血液中に存在する脂質は，基本的にたんぱく質と複合体を作って存在している。遊離（非エステル型）脂肪酸はアルブミンと結合して存在し，トリグリセリド，コレステロール，リン脂質は，アポリポたんぱく質とともにリポたんぱく質を形成して輸送される。吸収された脂質成分は主にリポたんぱく質の1つであるキロミクロンに内在している。血中や各臓器に存在するリポたんぱく質リパーゼの作用を受け利用される。体内の脂質成分は，主に貯蔵脂質（貯蔵エネルギー源，臓器・組織の保護など），組織脂質（細胞の構成成分），肝臓脂質（脂質代謝の調節など），血中脂質（供給・運搬など）として存在している。

（3）たんぱく質

　小腸で吸収され門脈より肝臓に運ばれたアミノ酸は既存のアミノ酸（体たんぱく質由来のアミノ酸）と合流し，アミノ酸プール（p.83）の一部となる。アミノ酸プールのアミノ酸は体たんぱく質，ペプチドホルモンや各種酵素，核酸や生理活性アミン類などの材料として，あるいはエネルギー不足時のエネルギー源として利用される。

4．生物学的利用度

　食物に含まれる栄養成分は相互に関連し合って生体に利用されるため，生体に及ぼす影響，すなわち，生物学的利用度は，さまざまな要因によって変動する。食品の組合せ（種類と量など），食品の種類や利用形態（調理・加工法など），生体の内部環境などにより，生理作用の効果が減弱したり，あるいは，相加効果や相乗効果を惹起したり，種々の要因により生物学的利用度は変動する。

　摂取した食物に含まれる，ある成分について，生体内に吸収される量の割合を消化吸収率という。食物の種類や処理法，栄養素の種類などによって個別の消化吸収率をもつ。食物中のある成分の消化吸収率を求めるときは，摂取した成分の含有量から糞便中に排泄された同成分量を差し引き，その差を吸収量とする。求めた吸収量をその成分量で割った値を百分率で示したものを見かけの消化吸収率（apparent digestibility）という。一般に消化吸収率という場合は，この見かけの消化吸収率をいう。

　しかし，厳密にいうと，糞中には食物の未消化成分のほかに腸内細菌や消化管からの分泌物などの内因性の成分も含まれる。そこで，食物由来の成分ではない内因性の成分を考慮したものが，真の消化吸収率となる。内因性排泄量は，目的とする栄養成分を全く含まない食事を与えたときの糞中排泄量から測定する。真の消化吸収率は，見かけの吸収率より高値を示す。

$$消 \ 化 \ 吸 \ 収 \ 率 = \frac{求めたい成分の吸収量}{求めたい成分の摂取量} \times 100$$

$$見かけの消化吸収率 = \frac{摂取量 \ - \ 糞中排泄量}{摂取量} \times 100$$

$$真 \ の \ 消 \ 化 \ 吸 \ 収 \ 率 = \frac{摂取量 \ - \ (糞中排泄量 \ - \ 糞中内因性排泄量)}{摂取量} \times 100$$

文　　献

●参考文献
・エイレイン マリーブ，林正健二・浅見一羊・小田切陽一ほか訳：『人体の構造と機能』，医学書院（1997）
・河原克雅・佐々木克典：『人体の正常構造と機能Ⅲ 消化管』，日本医事新報社（2000）
・林 淳三・高橋徹三：『栄養学総論』（Ｎブックス），建帛社（2000）
・細谷憲政監修，武藤泰敏編著：『改訂新版 消化・吸収−基礎と臨床−』，第一出版（2002）
・三田村敏男編著：『新版 図表栄養生化学』，建帛社（1996）

第 **4** 章

糖質の栄養

　糖質は，日本人が摂取するエネルギー産生栄養素の中でエネルギー比率が最も多く（約60％），脂質（約25％），たんぱく質（約15％）がそれに続く。また，体内の主要なエネルギー源は，糖質から作られるグルコースである。これらのことから，糖質の消化と吸収のメカニズム，糖質の代謝動態，および糖質と他の栄養素との関連性を十分に理解することが重要である。

1. 糖質の種類

1.1 単 糖 類

　単糖類とは，これ以上加水分解することができない糖で，炭素原子の数により，三炭糖，四炭糖，五炭糖，六炭糖，七炭糖に分けられる。栄養学上重要なのは五炭糖と六炭糖である。

（1）五炭糖（ペントース）

　リボースとデオキシリボースは，核酸（DNA，RNA）の構成成分として重要である。体内ではグルコースからペントースリン酸回路（五炭糖リン酸回路）で作られる。

（2）六炭糖（ヘキソース）

　六炭糖はヒトの栄養に最も重要な糖で，食物中に広く分布している。六炭糖はエネルギー源として最もよく利用される有機化合物の１つである。

1）グルコース（ブドウ糖，glucose）（図4-1）

　糖質中最も多い単糖類で，かつ最も重要なエネルギー源である。ほぼすべての糖質に含まれている。少糖類や多糖類の構成成分となる。

2）フルクトース（果糖，fructose）（図4-1）

　砂糖（二糖類のショ糖）の構成成分である。天然の単糖類の中では最も甘味が強く，温度を下げると甘みはさらに増す。

3）ガラクトース（galactose）

　遊離の形で存在することはほとんどない。動物の乳汁中に含まれる二糖類の乳糖（ラクトース）の構成成分として重要である。その大部分は，肝臓でグルコースやグリコー

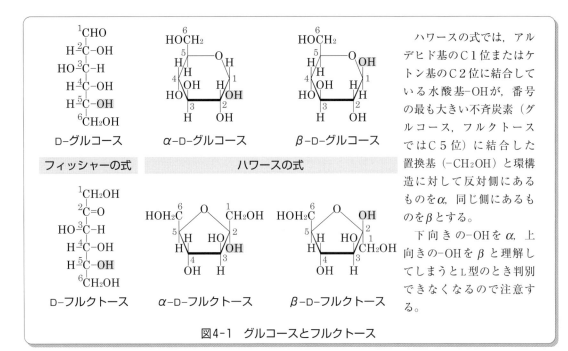

図4-1　グルコースとフルクトース

ゲンとなり，解糖系などを経て代謝される。

4）マンノース（mannose）

動植物の糖たんぱく質の構成成分で，コンニャクマンナンなどの成分でもある。

1.2　少糖類（オリゴ糖）

少糖類とは，2個以上10個程度の単糖類がグリコシド結合により縮合したものである。栄養学的に重要なものは二糖類で，マルトース，スクロース，ラクトースなどがある（図4-2）。グリコシド結合は，糖分子と別の有機化合物とが脱水縮合して形成する共有結合で，主なものには，α-1,2-結合，α-1,4-結合，α-1,6-結合およびβ-1,4-結合などがある。

（1）マルトース（麦芽糖）

マルトースは，α-グルコース2分子が，α-1,4-グリコシド結合したものである。でん粉を酵素アミラーゼで消化することで生じる。麦芽や甘酒に多く含まれる。

（2）スクロース（ショ糖）

スクロースは，α-グルコース1分子とβ-フルクトース1分子がα-1,2-グリコシド結合した二糖類である。一般に使用される砂糖の主成分であり，でん粉に次いで多く摂取される糖質である。砂糖きびや砂糖だいこん（甜菜）から工業的に生産される。

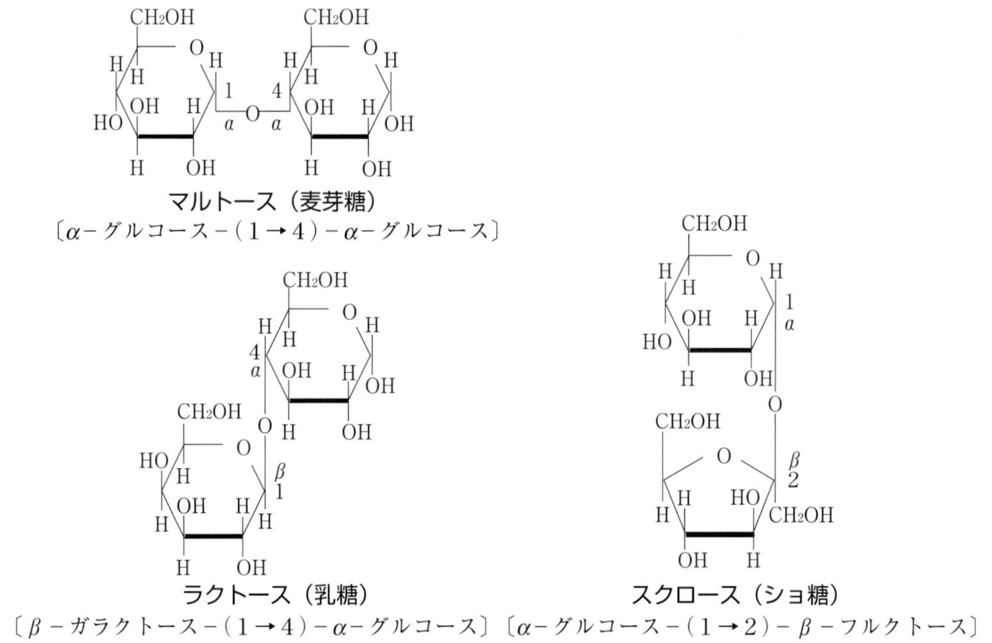

マルトース（麦芽糖）
〔α−グルコース−（1→4）−α−グルコース〕

ラクトース（乳糖）
〔β−ガラクトース−（1→4）−α−グルコース〕

スクロース（ショ糖）
〔α−グルコース−（1→2）−β−フルクトース〕

図4-2　主な二糖類の構造

（3）ラクトース（乳糖）

ラクトースは，β-ガラクトース1分子とα-グルコース1分子がβ-1,4-グリコシド結合したものである。ラクトースは動物の乳汁中に2〜8％（人乳に5〜7％，牛乳に4〜5％）含まれている。

1.3　多　糖　類

多糖類は，グルコースが多数結合した貯蔵型の糖類で，植物の貯蔵多糖はでん粉，動物の貯蔵多糖はグリコーゲンである。

（1）で　ん　粉

グルコースが多数結合した植物の貯蔵多糖で，最も多く消費される糖質である。でん粉には，グルコースがα-1,4-グリコシド結合で直鎖状に連なったアミロースと，アミロースの直鎖に多数の分枝がα-1,6-グリコシド結合したアミロペクチンの2種類がある（図4-3）。アミロースは250〜5,000個，アミロペクチンは1万〜10万個のグルコースが結合しており，エネルギー源のグルコースがいかにコンパクトに詰め込まれているかがわかる。ごはんとして食べられているうるち米は，アミロースが約20％，アミロペクチンが約80％である。もち米はアミロペクチンがほぼ100％である。

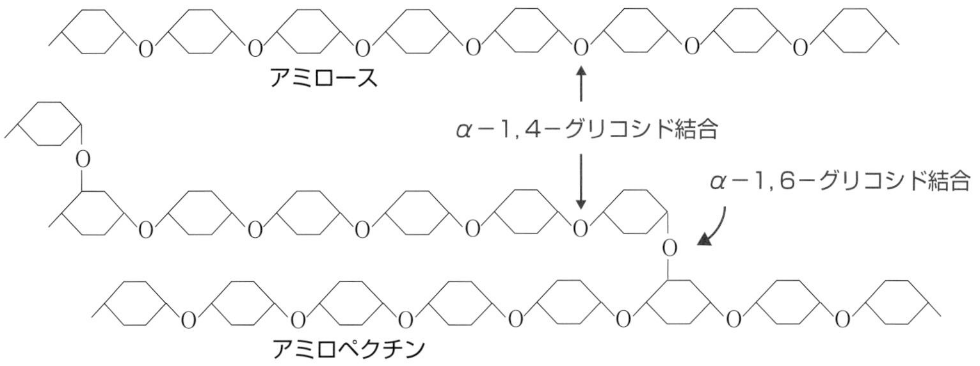

図4-3　アミロースとアミロペクチンの模式図

（2）グリコーゲン

　グルコースが多数結合した動物の貯蔵多糖で，主に肝臓と筋肉に存在する。でん粉のアミロペクチンと類似の構造を有し，約3万個のグルコースが結合しているが，α-1,6-グリコシド結合による枝分かれの数はグリコーゲンのほうが圧倒的に多い。したがって，よりコンパクトにグルコースを組織内に貯蔵できる。

（3）セルロース

　セルロースは植物の主要な構造材で，グルコースがβ-1,4-グリコシド結合で縮合した鎖状構造をとる。ヒトはセルロースの消化酵素をもたないので消化分解できないが，セルロースは腸の蠕動運動を促進する作用があるので食物繊維として重要である。

2．糖質の消化と吸収

2．1　口腔内における糖質の消化

　糖質は，口腔内で咀嚼と嚥下によって唾液と混ざり合いながら細かく砕かれ，溶解性が増した食塊となる。唾液には，唾液アミラーゼ（α-アミラーゼともいう）が含まれており，でん粉やグリコーゲンを消化し，デキストリンやマルトースなどを生成する（図4-4）。

2．2　小腸内における消化（管腔内消化）

　小腸に送られたでん粉やグリコーゲンは，膵臓から分泌される膵α-アミラーゼ（アミロプシン）により，二糖類（マルトースやイソマルトース）やその他の少糖類（マルトトリオース，α-限界デキストリン）まで分解される（図4-4）。

　食物に含まれていたスクロースやラクトースなどの二糖類は，管腔内消化を受けず，そのまま小腸微絨毛膜に移行して膜消化を受ける。

2.3　小腸内における消化（膜消化）

　でん粉などの管腔内消化により生じた少糖類や二糖類は，小腸微絨毛膜に局在する膜消化酵素（グリコシダーゼ群）の作用を受け，単糖類になってから吸収される。この消化・吸収の過程を膜消化といい，マルトースは2分子のグルコースに，ラクトースはグルコースとガラクトースに，スクロースはグルコースとフルクトースに分解されて小腸粘膜細胞に吸収されることとなる（図4-4）。グリコシダーゼ群には，グルコアミラーゼ，マルターゼ，イソマルターゼ，スクラーゼ，ラクターゼなどがある。

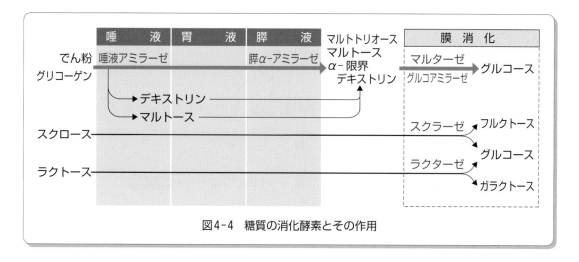

図4-4　糖質の消化酵素とその作用

2.4　糖質の吸収

　膜消化により生じた単糖類（グルコース，ガラクトース，フルクトースなど）は，糖輸送担体を介して直ちに吸収され，門脈を経由して肝臓に送られる。

　グルコースとガラクトースは能動輸送によって小腸上皮細胞内に取り込まれる。このとき使われる輸送担体は，Na^+ 共輸送型のSGLT 1（sodium-dependent glucose transporter 1）である。

　フルクトースは，フルクトース輸送担体（GLUT 5, glucose transporter 5）により促進拡散で吸収される。

　グルコース，ガラクトースおよびフルクトースなどの単糖類が細胞内に取り込まれ，細胞内の濃度が高まると，細胞の基底膜にあるGLUT 2による促進拡散を介して細胞外へ輸送される。これらはその後，血管内に移行し，門脈から肝臓へ運ばれる。

3. 糖質の代謝

　摂取された食物中の糖質は，前述のとおり消化・分解され，単糖類として吸収されたのち，門脈を経て肝臓に運ばれる。グルコースやその他の単糖類は，最終的には共通の代謝系である解糖系に入り代謝される。糖質代謝の概要を図4-5に示した。

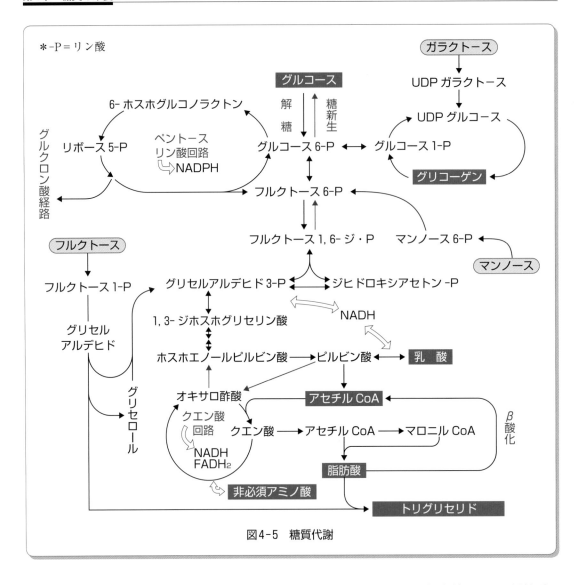

図4-5　糖質代謝

　インスリンによって細胞内に取り込まれたグルコースは，細胞質において解糖系による分解を受ける。解糖系は無酸素で進行し，グルコースからグルコース6-リン酸を経てピルビン酸に代謝される。この反応により，1分子のグルコースから2分子のATP（アデノシン5′-三リン酸，adenosine 5′-triphosphate）が生成する。解糖系は無酸素で進むので，酸素補給が間に合わないときのエネルギー産生には極めて重要である。

　その後，ピルビン酸はミトコンドリア内に入り，アセチルCoA（アセチル補酵素A）を経て，有酸素下でTCA（トリカルボン酸）回路（クエン酸回路）の反応を受け，水と二酸化炭素まで分解される。この際，エネルギーは電子伝達系によってNADH[*1]とFADH$_2$[*2]に変換される。糖質，たんぱく質，脂質代謝はクエン酸回路を中心に相互に連携しており，クエン酸回路はこれらエネルギー産生栄養素の代謝の“かなめ”である。

グルコースが解糖系およびクエン酸回路で完全分解され，電子伝達系で酸素に渡されると，グルコース1 mol当たり肝臓では38 mol，骨格筋では36 molのATPを生じる。なお，肝臓と骨格筋のATP生成量の差，2 molは，解糖系で得られるNADH＋Hをミトコンドリア内に輸送する際のシャトル機構の違いによる。

> ＊1 NADH　ニコチンアミドアデニンジヌクレオチド（NAD：nicotinamide adenine dinucleotide）の還元型の略号。
>
> ＊2 FADH$_2$　フラビンアデニンジヌクレオチド（FAD：flavin adenine dinucleotide）の還元型の略号。

3.1　その他の代謝経路

（1）ペントースリン酸回路

ペントースリン酸回路（五炭糖リン酸回路）は，エネルギー産生に関与しないグルコースの代謝経路で，生体内に必要な2種類の物質を供給する。その1つは，脂肪酸やステロイドの生合成に必要な還元型補酵素であるNADPH＊である。もう1つは，核酸やヌクレオチド（DNAやRNA）の生合成に必要なリボース5-リン酸である。

> ＊ NADPH　ニコチンアミドアデニンジヌクレオチドリン酸（NADP：nicotinamide adenine dinucleotide phosphate）の還元型略号。

（2）グルクロン酸経路

グルクロン酸経路（ウロン酸回路ともいう）もエネルギー産生を目的としないグルコースの代謝経路の1つである。グルクロン酸経路はグルクロン酸抱合によって，生体内に存在する毒物や薬物の解毒に重要な役割を果たしている。

4. 血糖とその調節

4.1　血糖曲線

血糖とは，血液中に含まれるグルコースのことで，その血中濃度を血糖値という。健常者の空腹時血糖値は，70〜110 mg/dL程度である。

健常者の血糖曲線を図4-6に示した。食事を摂取すると15〜30分で150 mg/dL程度の最高値になるが，インスリンの作用によりその値は低下し，90〜120分後には空腹時の値をやや下回る。しかし，その後は基準範囲以下になることはなく，糖新生経路などによって血糖値は定常状態に制御される。運動などで血糖値が低下傾向となる場合には，グルカゴンが分泌され，血中へのグルコース供給量を増加させることで血糖値は調節される。

各組織にエネルギーを絶えず供給するためには，血糖値を一定の範囲内にコントロールしなければならない。その最大の理由は，ヒトの脳のエネルギー源はほとんどグルコースのみだからである。しかし，脳組織細胞のグリコーゲン貯蔵量は極めて少

なく，そのため絶えず血液からグルコースを供給することが不可欠である。血糖値が基準値の半分以下になると脳組織は正常に機能できなくなる。例えば，インスリンの

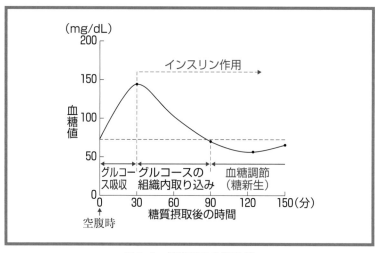

図4-6　健常者の血糖曲線

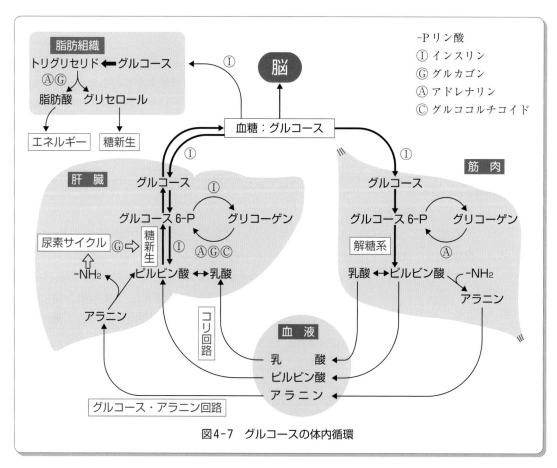

図4-7　グルコースの体内循環

過剰投与による低血糖が死を招くこともありうる。つまり，血糖の一定の維持は脳神経細胞にとって大変重要である。

　一般に，どの組織細胞においても，エネルギー産生のためにグルコースが最優先で利用される。そのため，血中グルコースは各組織に絶えず取り込まれており，その減少分を常に血中に補給し続けることで，一定の血糖値を維持できる（図4-7）。

4.2　血糖調節ホルモン

　インスリンは，血糖値が上昇した際に，膵臓ランゲルハンス島β細胞から分泌され，各組織に存在するインスリン受容体と結合し，それらの組織にグルコースを吸収させ，エネルギー源として利用できるようにする（血糖値を低下させる）。

　また，空腹時に血糖値が低下してくると，グルカゴン，アドレナリン，成長ホルモン，チロキシン，糖質コルチコイドなどの血糖上昇ホルモンが分泌され，血糖値を正常な範囲内に維持するようになっている（表4-1）。

　インスリンは，エネルギーが各組織に十分供給され，それでもグルコースが過剰に体内に存在する場合には，肝臓と筋肉にグリコーゲンの形でグルコースを貯蔵する。また，過剰に存在するグルコースはインスリンによって脂肪組織にも，トリグリセリド（中性脂肪）の形で貯蔵される。

　血糖値を上げるホルモンが5種類あるのに対し，血糖値を下げるホルモンはインスリン1種類だけである。また，血糖上昇ホルモンのほとんどは肝臓のグリコーゲンを分解してグルコースを作るのに対し，糖質コルチコイドだけが，糖新生でグルコースを作る。

表4-1　血糖調節ホルモン

ホルモン	内分泌腺	機能
インスリン	膵臓ランゲルハンス島β細胞	血糖値を下げる 筋肉，肝臓，脂肪に血中のグルコースを取り込ませる グリコーゲンの合成
グルカゴン	膵臓ランゲルハンス島α細胞	血糖値を上げる 肝臓のグリコーゲンを分解してグルコースを作る
糖質コルチコイド（グルココルチコイド）	副腎（皮質）	血糖値を上げる 肝臓での糖新生によりグルコースを作る 筋たんぱく質の分解（異化）を促進しアミノ酸を産生する
アドレナリン	副腎（髄質）	血糖値を上げる 肝臓のグリコーゲンを分解してグルコースを作る
成長ホルモン	脳下垂体（前葉）	血糖値を上げる 肝臓のグリコーゲンを分解してグルコースを作る
チロキシン（甲状腺ホルモン）	甲状腺	血糖値を上げる 肝臓のグリコーゲンを分解してグルコースを作る 小腸での糖吸収を促進

5．糖質の体内代謝

5.1　食後の糖質代謝

　でん粉，スクロース（ショ糖），ラクトース（乳糖）は，消化酵素のはたらきで単糖類であるグルコース，フルクトース，ガラクトースとなり吸収される。フルクトースやガラクトースは肝臓においてグルコースに変換される。

5.2　空腹時の糖質代謝

　食後2時間以上経過すると血糖値は減少してくる。しかし，体内のグルコース利用は続くため，血糖上昇ホルモンであるグルカゴン，アドレナリン，成長ホルモン，チロキシン，糖質コルチコイドなどがはたらき，血糖値を正常な範囲内に維持する。

5.3　肝臓の役割

　空腹時の血糖維持に最も重要なはたらきを担うのは肝臓である。血糖値が低下すると，グルカゴン，アドレナリン，成長ホルモン，チロキシンなどが分泌される。すると，肝臓に蓄えられていたグリコーゲンがグルコースに分解され血糖として放出され血糖値は上昇し，一定の値を維持する。

　肝臓中のグリコーゲン貯蔵量は成人で100g程度である。この量は，半日程度の絶食によってすべて使い尽くされてしまう量である。したがって，長時間の飢餓時における血糖維持には肝臓のグリコーゲンだけでは対応できない。そこで，糖質以外の材料からグルコースを作り，血糖上昇に利用することが肝臓で行われる。これを糖新生という（図4-7，p.46）。

　糖新生の主な材料は2つあり，その1つが，筋肉や赤血球で生じた乳酸である。この乳酸は血中に放出され肝臓に取り込まれる。肝臓の糖新生経路はこの乳酸をグルコースに再生し血中グルコースとして供給できる（糖新生は腎臓でもはたらく）。その結果，筋肉などの組織と肝臓あるいは腎臓間の異なった臓器間で血液を介した，グルコースと乳酸の体内循環回路が形成されることになる。これをコリ回路という（図4-7）。

　もう1つの重要な材料はアミノ酸である。血糖値が低下すると，副腎皮質から糖質コルチコイドという血糖上昇ホルモンが分泌される。このホルモンは，筋肉などの体たんぱく質の分解（異化）を促進し，血液中にアミノ酸を供給する。それらアラニンを主としたアミノ酸は肝臓に運ばれ，糖新生の材料となり血糖上昇に貢献する。アミノ酸を材料に行われる糖新生をグルコース・アラニン回路という。これ以外に糖新生の材料となるものに，脂肪分解で生じたグリセロールがある（図4-7）。

5.4　筋肉の役割

　筋肉においても，グリコーゲンが血中グルコースから合成・貯蔵されている。しか

し，筋肉はグリコーゲンをグルコースにまで変換するためのグルコース6-ホスファターゼをもたないため，筋肉グリコーゲンから直接的に血中グルコースを供給することはできない。筋肉内に貯蔵されたグリコーゲンは，運動など筋肉収縮のためのエネルギー源としてのみ使われる。

　筋肉には糖新生経路はないが，グルコース・アラニン回路（図4-7）を利用して，筋たんぱく質を分解して産生したアミノ酸を肝臓へ輸送し，糖新生を行うことで間接的に血中グルコースを供給している。

5.5　脂肪組織の役割

　脂肪組織は血中のグルコースを取り込み，グルコースを脂肪酸に変換したのち，トリグリセリド（中性脂肪）のかたちで蓄積している。脂肪組織に貯蔵されるトリグリセリドは体重の約20％ほどにも達する。この量は成人男性でおよそ14万kcalと計算

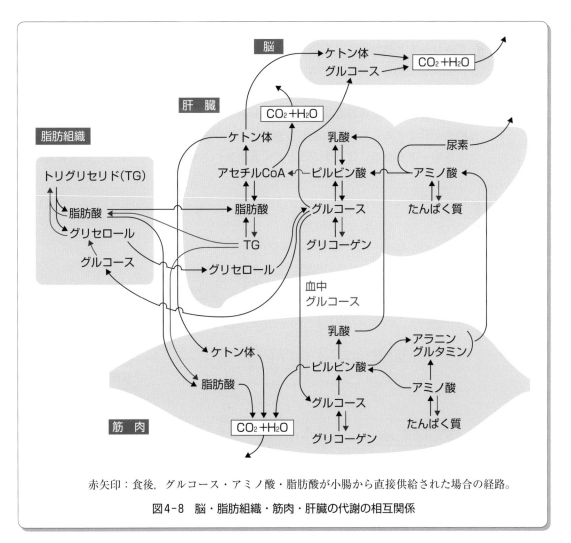

赤矢印：食後，グルコース・アミノ酸・脂肪酸が小腸から直接供給された場合の経路。

図4-8　脳・脂肪組織・筋肉・肝臓の代謝の相互関係

でき，１日2,000 kcal を消費するとしても約70日分の貯蔵エネルギーと見積もることができる。全身の糖の貯蔵量が１日の必要量に満たないことと比較すると，このエネルギー貯蔵量は莫大である。

　脂肪組織には，ホルモン感受性リパーゼという脂肪分解酵素が存在する。ホルモン感受性リパーゼはグルカゴンやアドレナリンなどの血糖上昇ホルモンの分泌を感知して活性化し，脂肪組織中のトリグリセリドを，脂肪酸とグリセロールに分解し血液中に放出する。グリセロールは肝臓に運ばれ，糖新生の材料となる（図4-7）。脂肪酸は遊離脂肪酸となって血中を移動し，各組織の細胞内でエネルギー源として使われ，グルコースの消費を抑える。

　脳・脂肪組織・筋肉・肝臓の代謝の相互関係を図4-8に示した。

6．糖質と他の栄養素との関係

6．1　糖質と脂質の相互作用

　グルコースと脂肪酸はともにクエン酸回路で分解され，エネルギーを産生できる重要な熱量素である。余剰のグルコースは，アセチルCoAを経由して脂肪酸に変換される。脂肪１gは約９kcalのエネルギーを貯蔵できることから，脂肪組織はエネルギーの貯蔵庫であり，その貯蔵量はグリコーゲンをはるかにしのぐ。体内で糖質が不足し血糖値が低下すると，脂肪組織から遊離脂肪酸が血液中に放出され，脳以外の細胞のエネルギー源となる。こうすることで，血糖値のさらなる低下を抑制してくれる。し

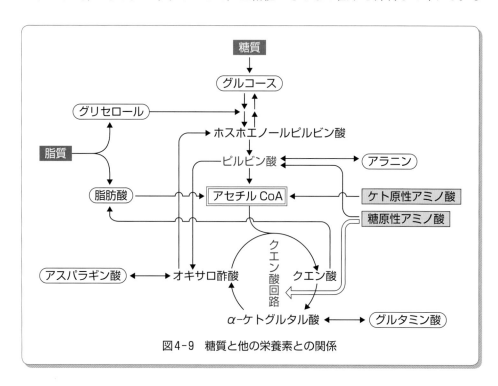

図4-9　糖質と他の栄養素との関係

かし，脂肪酸からグルコースを合成することはできない。なぜなら，脂肪酸からできたアセチルCoAをピルビン酸に転換する酵素がないためである（図4-9）。

6.2　糖質とアミノ酸の相互作用

　摂取したエネルギー量が必要エネルギー量に満たない場合は，たんぱく質はアミノ酸に分解されエネルギー源として優先的に使われてしまう。このような場合，糖質を十分摂取すれば，糖質が優先的にエネルギー源として使われるため，たんぱく質は使われなくてすむ。このような糖質のはたらきを，たんぱく質節約作用という。

　アミノ酸は，糖原性アミノ酸とケト原性アミノ酸に分けることができる。糖原性アミノ酸は，糖新生作用によってグルコースに転換できるアミノ酸のことである。つまり，糖質が不足した際，糖原性アミノ酸はグルコースを供給できる。ケト原性アミノ酸とは，ケトン体になって脂質代謝系に入ることのできるアミノ酸のことである。ロイシン，リシン（リジン）はケト原性アミノ酸，イソロイシン，チロシン，スレオニン，フェニルアラニン，トリプトファンは糖原性とケト原性の2つの性質をもつ。これら以外のアミノ酸はすべて糖原性アミノ酸である。

6.3　ビタミンB_1必要量の増加

　ビタミンB_1（チアミン）はチアミンピロリン酸という補酵素として，解糖系で生じたピルビン酸がアセチルCoAになるときの反応で不可欠である。したがって，ビタミンB_1欠乏では糖質代謝がうまく進行しなくなるし，糖質を過剰に摂取すればビタミンB_1不足をきたしてしまう。したがって，糖質を多く摂取する場合にはビタミンB_1の必要量は増加することになる。

6.4　糖質エネルギー比率

　摂取エネルギーに占める糖質の比率を糖質エネルギー比率という。極端なダイエットでエネルギー摂取量を制限したり，摂取カロリーが過剰でさらに高脂肪食の場合など，糖質代謝の利用割合が大幅に減少するような場合，生体エネルギーの産生源は糖質ではなく，主として脂肪酸が利用されるようになる。糖質摂取量が十分でない場合には，肝臓グリコーゲンの分解のほか，体たんぱく質からの糖新生が促進され，血糖維持に必要な量のグルコースが供給される。しかし糖質代謝が活発に進まないとアセチルCoAが過剰となり，処理できないアセチルCoAがケトン体に転換され，その血中濃度が増加することになる。血中ケトン体濃度が上昇するとケトーシスとなってしまう。したがって，糖質の十分な供給と正常な糖質代謝は生体にとって不可欠である。このような観点から，摂取総エネルギーの50％エネルギー以上65％エネルギー未満を糖質に依存した食事形態が重視されている。

文　　献

●参考文献

・奥　恒行・柴田克己編集：『基礎栄養学　改訂第4版』（健康・栄養科学シリーズ），南江堂（2012）

・川端輝江：『基礎栄養学　栄養素のはたらきを理解するために』，アイケイコーポレーション（2010）

・日本人の食事摂取基準策定検討会：『日本人の食事摂取基準（2020年版）「日本人の食事摂取基準」策定検討会報告書』（2019）

・薗田　勝編：『栄養科学イラストレイテッド　生化学　改訂第2版』，羊土社（2012）

・田地陽一編：『栄養科学イラストレイテッド　基礎栄養学』，羊土社（2012）

・野口正人・五十嵐和彦編集：『シンプル生化学　改訂第5版』，南江堂（2007）

・林　淳三編著：『改訂　基礎栄養学』（Nブックス），建帛社（2012）

第 5 章

脂質の栄養

1. 脂質の化学

1.1　定義と分類

　　脂質（lipid）とは，水に難溶性で，エーテル，クロロホルム，ベンゼンなどの有機溶媒に可溶性の有機物質である。構成成分によって次のように分類する。

　①　**単純脂質**（表5-1）：脂肪酸とアルコールとのエステル。トリグリセリド，ロウがある。

　②　**複合脂質**（表5-2）：脂肪酸とアルコールのほかに，リン酸，糖など他の成分が結合している。リン脂質，糖脂質，リポたんぱく質がある。複合脂質の特徴は，極性部位（親水性）と非極性部位（疎水性）を有することである。

　③　**誘導脂質**：単純脂質や複合脂質が加水分解されて生じる物質。脂肪酸，ステロイドがある。

1.2　トリグリセリド

　　グリセロールと脂肪酸のエステルを，アシルグリセロールという（表5-1）。トリグリセリドは，グリセロールに3分子の脂肪酸が結合したアシルグリセロールで自然界に最も多く存在している（図5-1）。食品では，食用油脂，魚，肉に含まれ，生体内では，脂肪組織には貯蔵脂肪として，また血液にも存在している。グリセロールに2分

表5-1　単純脂質

名　称		構成成分	分　布
アシルグリセロール	トリグリセリド（トリアシルグリセロール，中性脂肪，TG，油脂*）	グリセロール＋脂肪酸3分子	脂肪組織
	ジグリセリド（ジアシルグリセロール）	グリセロール＋脂肪酸2分子	脂質の消化，代謝過程で生成
	モノグリセリド（モノアシルグリセロール）	グリセロール＋脂肪酸1分子	脂質の消化，代謝過程で生成
ロウ			植物，昆虫

注）＊　油脂は，常温で液状の油（oil）と固体状の脂（fat）をあわせて油脂とよぶ。

表5-2　複合脂質

名称			構成成分	分布
リン脂質	グリセロリン脂質	ホスファチジルコリン（レシチン）	グリセロール＋脂肪酸＋リン酸＋塩基	血漿，脳・神経組織，生体膜の構成成分
		ホスファチジルエタノールアミン		
		ホスファチジルセリン		
		ホスファチジルイノシトール		
	スフィンゴリン脂質	スフィンゴミエリン	スフィンゴシン＋脂肪酸＋リン酸＋塩基	ミエリン鞘の構成成分
糖脂質	ガラクトセレブロシド		スフィンゴシン＋脂肪酸＋糖	ミエリン鞘の構成成分
リポたんぱく質	キロミクロン		トリグリセリド＋コレステロール＋リン脂質＋アポたんぱく質	血漿
	VLDL（very low density lipoprotein：超低比重リポたんぱく質）			
	LDL（low density lipoprotein：低比重リポたんぱく質）			
	HDL（high density lipoprotein：高比重リポたんぱく質）			

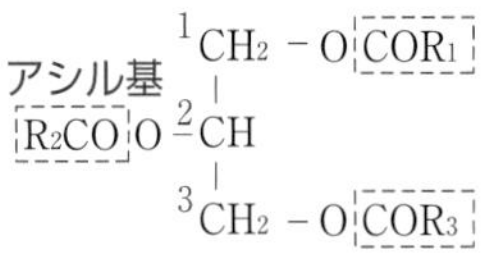

トリグリセリド
（トリアシルグリセロール）

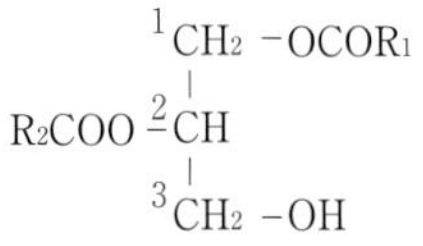

ジグリセリド
（1, 2-ジアシルグリセロール）

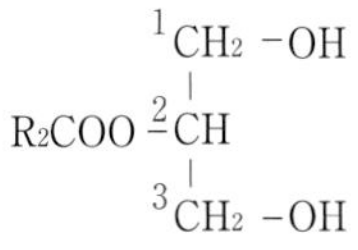

モノグリセリド
（2-モノアシルグリセロール）

図5-1　アシルグリセロール

子の脂肪酸が結合したジグリセリドや，グリセロールに1分子の脂肪酸が結合したモノグリセリドは，トリグリセリドの消化や代謝過程で生成されるが，自然界ではあまり存在しない。

1.3　グリセロリン脂質

グリセロリン脂質は，グリセロール，脂肪酸，リン酸，塩基を構成成分とし，グリセロール，リン酸，塩基が極性部位，脂肪酸が非極性部位である（表5-2）。塩基が，コリンの場合をホスファチジルコリン（図5-2），エタノールアミンの場合をホスファチジルエタノールアミン，セリンの場合をホスファチジルセリン，イノシトールの場合をホスファチジルイノシトールという。生体内では，

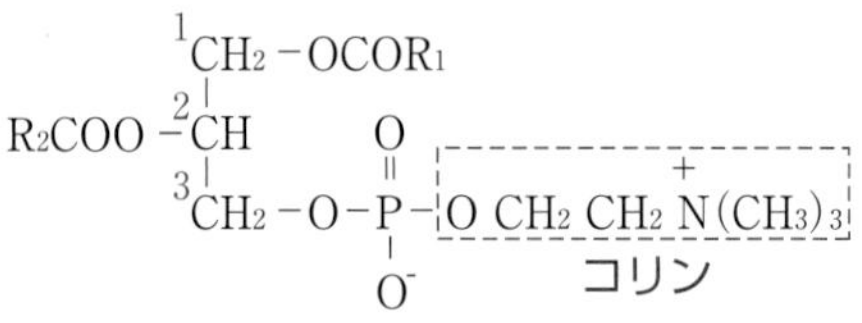

図5-2　ホスファチジルコリン

脳・神経組織や生体膜の構成成分として，また，血液中にも存在している。ホスファチジルコリンは，レシチンともいい，食品では，卵黄，大豆に含まれている。

1.4　スフィンゴミエリン，ガラクトセレブロシド

スフィンゴリン脂質は，スフィンゴシン，脂肪酸，リン酸，塩基を構成成分とし，塩基が，コリンの場合をスフィンゴミエリンという。ガラクトセレブロシドは，糖脂質の1つで，スフィンゴシン，脂肪酸，ガラクトースを構成成分としている。スフィンゴミエリンとガラクトセレブロシドは，ともに脳・神経組織のミエリン鞘の構成成分となっている（表5-2）。

1.5　リポたんぱく質

リポたんぱく質は，血液中の脂質（トリグリセリド，コレステロール，リン脂質）の運搬体である。表層部分は，アポたんぱく質（リポたんぱく質を構成しているたんぱく質）と極性を示すリン脂質，遊離型コレステロールで，内側は，非極性を示すトリグリセリドとコレステロールエステルで構成されている（図5-3）。リポたんぱく質には，キロミクロン，VLDL，LDL，HDLがある（表5-2）。

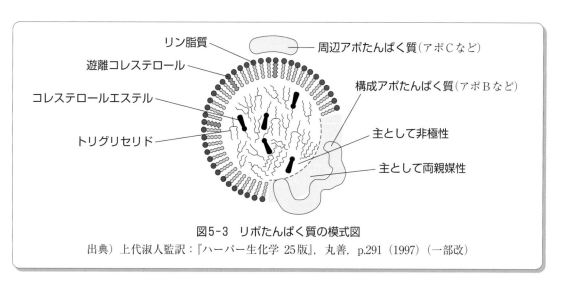

図5-3　リポたんぱく質の模式図
出典）上代淑人監訳：『ハーパー生化学 25版』，丸善，p.291（1997）（一部改）

1.6　脂　肪　酸

脂肪酸は，偶数個の炭素鎖をもつカルボン酸で，炭化水素基部分をRで表し，R-COOHで略記される。脂肪酸は，構造の違いや生合成の有無によって分類することができる（図5-4）。

（1）構造による分類

炭素鎖の長さ（炭素数）によって，短鎖脂肪酸，中鎖脂肪酸，長鎖脂肪酸に分けら

a) ステアリン酸（飽和脂肪酸）

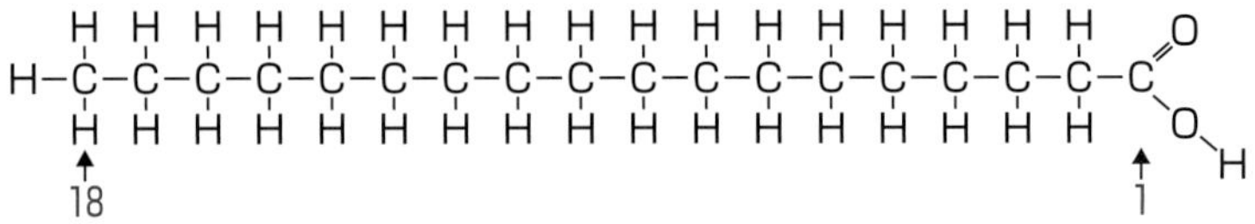

b) リノール酸（多価不飽和脂肪酸）

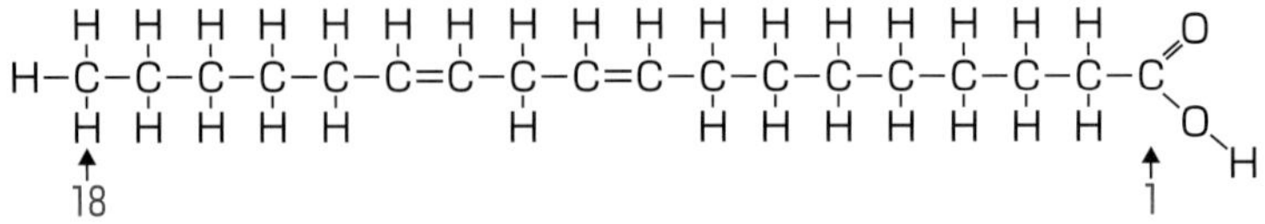

図5-4　飽和・多価不飽和脂肪酸の構造

表5-3　構造による脂肪酸の分類

				脂肪酸名	炭素数	二重結合数	二重結合の場所（カルボキシ基側からかぞえた炭素の位置）	主な食品
短鎖脂肪酸（炭素数6以下）				酪酸	4	0		乳製品, バター
				ヘキサン酸	6	0		乳製品, バター
中鎖脂肪酸（炭素数8〜10）				オクタン酸	8	0		乳製品, バター
				デカン酸	10	0		乳製品, バター
長鎖脂肪酸（炭素数12以上）	飽和度による	飽和脂肪酸（二重結合なし）		ラウリン酸	12	0		パーム油
				ミリスチン酸	14	0		肉, 魚
				パルミチン酸	16	0		肉, 魚
				ステアリン酸	18	0		肉, 魚
		一価不飽和脂肪酸（二重結合1個）		ミリストレイン酸	14	1	9	
				パルミトレイン酸	16	1	7	肉, 魚
				オレイン酸	18	1	9	肉, 魚, 植物油
		多価不飽和脂肪酸（二重結合2個以上）	二重結合の位置による n-6系脂肪酸	リノール酸	18	2	9, 12	植物油
				γ-リノレン酸	18	3	6, 9, 12	
				アラキドン酸	20	4	5, 8, 11, 14	肉, 魚
			二重結合の位置による n-3系脂肪酸	α-リノレン酸	18	3	9, 12, 15	植物油
				IPA（またはEPA）（イコサペンタエン酸）（エイコサペンタエン酸）	20	5	5, 8, 11, 14, 17	魚
				DPA（ドコサペンタエン酸）	22	5	7, 10, 13, 16, 19	魚
				DHA（ドコサヘキサエン酸）	22	6	4, 7, 10, 13, 16, 19	魚

注）表中の炭素数，二重結合数，二重結合の位置を以下のように表すことがある。
　　リノール酸；18：2（9，12）　　IPA；20：5（5，8，11，14，17）

れる。さらに，二重結合の有無によって，炭素鎖が水素で飽和され二重結合を含まない飽和脂肪酸と二重結合を含む不飽和脂肪酸に分けられ，二重結合を1個含む不飽和脂肪酸を一価不飽和脂肪酸（モノエン酸），2個以上含む不飽和脂肪酸を多価不飽和脂肪酸（ポリエン酸）という。多価不飽和脂肪酸は，さらに二重結合の位置によって，n-3系脂肪酸，n-6系脂肪酸に分けられる。n-3系脂肪酸はメチル基側からかぞえた3番目の炭素の位置に，n-6系脂肪酸はメチル基側からかぞえた6番目の炭素の位置に，最初の二重結合がある（表5-3）。

（2）生合成による分類

生体内でグルコースやアミノ酸から合成できる脂肪酸を非必須脂肪酸という。一方，生体内で合成できないため食品で摂取しなければならない脂肪酸を必須脂肪酸という。ラットを無脂肪食で飼育すると，成長阻害，生殖能力の減退，皮膚炎などを起こし，脂肪を投与すると予防，改善することができる。その有効成分が，リノール酸，リノレン酸，アラキドン酸であったことから，これらの脂肪酸を必須脂肪酸とよんでいる。不飽和脂肪酸の二重結合を作るには，デサチュラーゼの作用が必要だが，デサチュラーゼは，n-9の位置よりメチル基側には作用しない。n-6系のリノール酸やアラキドン酸，n-3系のリノレン酸は，デサチュラーゼが作用しないので，体内で合成することができず，そのため食品から摂取しなければならない。

1.7　ステロイド

ステロイドは，環状構造をとっており，コレステロールのほかにコレステロールから作られる胆汁酸，副腎皮質ホルモン，性ホルモン，ビタミンDがある（図5-5）。

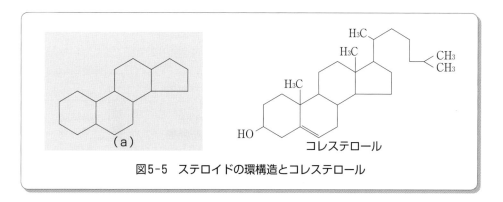

図5-5　ステロイドの環構造とコレステロール

2. 脂質の消化・吸収

2.1　トリグリセリドの消化・吸収（図5-6）

食事として摂取したトリグリセリドは，口腔，食道，胃を通過し，十二指腸に到達すると，消化管ホルモンであるコレシストキニンの作用によって胆嚢が収縮し，胆汁

が，胆嚢から総胆管を通り十二指腸に分泌する。胆汁に含まれる胆汁酸塩が，トリグリセリドに作用し，小さい脂肪球にする。このことを乳化という。乳化によってトリグリセリドの表面積を大きくし，消化酵素の作用を受けやすくしている。膵臓から膵液が膵管を通り十二指腸に分泌する。膵液に含まれるリパーゼが，トリグリセリドに作用し，長鎖脂肪酸が切り離され，ジグリセリドを経てモノグリセリドになる。モノグリセリドと長鎖脂肪酸と胆汁酸塩とで混合ミセルを形成し，小腸粘膜上皮細胞微絨毛より吸収される。吸収後，胆汁酸塩は，混合ミセルより切り離され，腸内細菌によって還元され，回腸より吸収されて，肝臓に戻り胆嚢に蓄えられる（腸肝循環）。一方，小腸粘膜上皮細胞内では，モノグリセリドと長鎖脂肪酸とでトリグリセリドが再合成され，コレステロール，リン脂質，アポたんぱく質が結合し，キロミクロンを形成する。キロミクロンは，リンパ液中に分泌し，リンパ管，胸管を経て，左鎖骨下で静脈に合流し，血液循環に入り，全身をめぐって肝臓に取り込まれる（リンパ系）。全身を循環している間に，キロミクロンは，LPL（リポたんぱく質リパーゼ）によってキロミクロンのトリグリセリドが加水分解され，脂肪酸を遊離し，キロミクロンは，少量のトリグリセリドとコレステロールエステルから構成された小さなキロミクロンレムナントとなり，肝臓に取り込まれる。遊離した脂肪酸は，エネルギーを必要とする組織に取り込まれ，エネルギーの供給をしたり，脂肪組織に取り込まれ，トリグリセリドを合成し貯蔵される。

　一方，リパーゼが作用して切り離された短鎖脂肪酸や中鎖脂肪酸は，ミセルを形成せずにそのまま小腸粘膜上皮細胞微絨毛より吸収され，毛細血管，腸間膜静脈，門脈を経て肝臓に取り込まれる（門脈系）。

　とくに，中鎖脂肪酸をもつトリグリセリド（中鎖トリグリセリド，MCT：medium chain triglyceride）は，臨床の場で利用される。MCTは，グリセロールと中鎖脂肪酸に完全分解され，長鎖脂肪酸に比べ，消化・吸収が早く，エネルギーを早く供給する

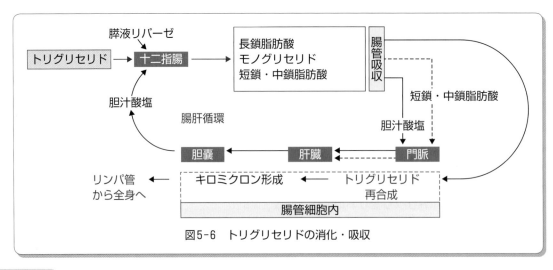

図5-6　トリグリセリドの消化・吸収

ことができることから，高エネルギーを必要とする腎疾患の食事療法に利用される。また，ミセルを形成しないので胆汁を節約することができ胆囊への負担も少ない。門脈系で肝臓に移送されるため，脂肪組織に取り込まれず，脂肪組織においてトリグリセリドを合成しないので，体脂肪になりにくいことから肥満の予防・改善などの栄養管理にも利用される。

２．２　リン脂質の消化・吸収

食事中のリン脂質は，ホスホリパーゼA_2によってリゾレシチンとなり，混合ミセルを形成し小腸粘膜上皮細胞微絨毛より吸収される。吸収後，上皮細胞内でリン脂質を再合成しキロミクロンの成分になる。

２．３　コレステロールの消化・吸収

食事中のコレステロールの10％を占めるコレステロールエステルは，小腸でコレステロールエステラーゼにより加水分解され，遊離のコレステロールと脂肪酸になり小腸粘膜上皮細胞微絨毛より吸収される。吸収後，上皮細胞内で再エステル化されキロミクロンの成分になる。

3．脂質の代謝

３．１　脂質の臓器間輸送

血液中の脂質（トリグリセリド，コレステロール，リン脂質）は，リポたんぱく質を形成して血液を循環している（図5-7）。リポたんぱく質は，超遠心分析により比重によってキロミクロン，VLDL，LDL，HDLに分けられる（表5-4）。

（1）キロミクロン

構成成分のうちトリグリセリドの割合が多いのが特徴である。このトリグリセリドは，食事として摂取したトリグリセリドが，消化・吸収され，小腸粘膜上皮細胞内で再合成された外因性のトリグリセリドである。キロミクロンは，食事由来のトリグリセリドにコレステロール，リン脂質，アポたんぱく質が結合して形成される。キロミクロンは食後2～3時間以降に血中に出現し，5～6時間で元の濃度に戻る。

（2）超低比重リポたんぱく質（VLDL：very low-density lipoprotein）

構成成分のうちトリグリセリドの割合が多いのが特徴である。このトリグリセリドは，肝臓でグルコースやアミノ酸から合成されたものである。VLDLは，肝臓で合成された内因性のトリグリセリドにコレステロール，リン脂質，アポたんぱく質が結合し形成される。VLDLは，肝臓から血液中に放出され，血液中ではキロミクロンと同様でLPL（リポたんぱく質リパーゼ）の作用を受け，VLDLのトリグリセリドは加水分

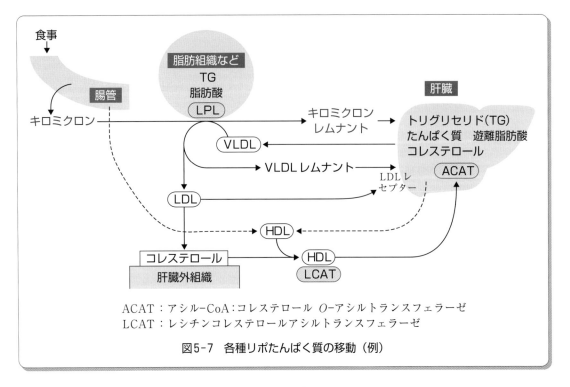

ACAT：アシル–CoA：コレステロール O–アシルトランスフェラーゼ
LCAT：レシチンコレステロールアシルトランスフェラーゼ

図5-7　各種リポたんぱく質の移動（例）

表5-4　リポたんぱく質の種類

	比重	組成（重量%）				合成場所	主な機能
		トリグリセリド	コレステロール	リン脂質	たんぱく質		
キロミクロン	～0.95	86	5	7	2	小腸	食事由来のトリグリセリドを末梢組織に運ぶ
VLDL	0.95～1.006	55	19	18	8	肝臓	肝臓で合成したトリグリセリドを末梢組織に運ぶ
LDL	1.019～1.063	6	50	22	22	VLDLから生成	コレステロールを肝臓から末梢組織に運ぶ
HDL	1.063～1.210	5	22	33	40	肝臓・小腸	コレステロールを末梢組織から肝臓に運ぶ

解され脂肪酸を遊離する。その結果，VLDLは，トリグリセリドの割合が減少し，コレステロールの割合の多いLDLになる。

（3）低比重リポたんぱく質（LDL：low-density lipoprotein）

　構成成分のうちコレステロールの割合が多いのが特徴で，コレステロールを肝臓から肝外組織に運搬する。VLDLから生成されたLDLは，肝外組織に存在するLDLレセプターより細胞内に取り込まれる。組織にコレステロールを供給し，そのコレステ

ロールは，細胞膜やホルモン，胆汁酸，ビタミンDの材料として使われる。

（4）高比重リポたんぱく質（HDL：high-density lipoprotein）

　構成成分のうちたんぱく質の割合が多いのが特徴である。肝外組織で過剰になった
コレステロールをひき抜き肝臓に運搬するため抗動脈硬化作用を有する。HDLは，
肝臓と小腸で合成され，小腸より血液中に分泌される。血液中を循環している間に
LCAT（レシチンコレステロールアシルトランスフェラーゼ）によりHDLのコレステロー
ルがエステル化されHDLの中心部に移動することによって，HDLは，肝外組織，血
管壁のコレステロールを引き抜き成熟し，肝臓へ移送されHDLレセプターより肝臓
に取り込まれる。

（5）遊離脂肪酸

　熱量素である脂肪は，直接燃焼してエネルギーを生成しているのではない。脂肪を
構成している脂肪酸が燃焼しエネルギーを生成している。エネルギー源となる脂肪酸
は，グリセロールとエステル結合していない遊離脂肪酸であり，血中ではアルブミン
と結合した状態で存在している。エネルギーが余っているときは，血液から脂肪組織
に取り込まれ，脂肪を合成し貯蔵エネルギーとして蓄積される。また，エネルギーが
不足しているときは，脂肪組織の脂肪が分解し，生じた脂肪酸は血液に放出され，エ
ネルギーを必要とする組織に取り込まれエネルギーを供給する。血液から細胞，細胞
から血液に脂肪酸が移動する際も，遊離脂肪酸の形態でなければ細胞膜を通過するこ
とができない。

3.2　各臓器における脂質代謝
（1）肝　　臓

肝臓では，内因性の脂質合成とβ酸化，ケトン体生成が行われる。

1）脂質合成

① 脂肪酸およびトリグリセリドの合成（図5-8）：食後，血糖値が上昇すると，イ
ンスリンの作用により肝臓に取り込まれたグルコースから脂肪酸が合成され，さ
らにトリグリセリドが合成される。脂肪酸合成は，細胞質において，糖代謝の中
間代謝産物であるアセチルCoAをスタート物質にして行われる。ミトコンドリ
ア内のアセチルCoAは，ミトコンドリア膜を通過できないため，オキサロ酢酸
と結合してクエン酸となってミトコンドリア膜を通過し，細胞質においてクエン
酸からオキサロ酢酸が離れ，アセチルCoAが得られる。インスリンによって脂
肪酸合成の律速酵素であるアセチルCoAカルボキシラーゼが活性化し，アセチ
ルCoAからマロニルCoAが生成される。脂肪酸合成酵素複合体が触媒となって，
また，ペントースリン酸回路から供給されるNADPHもかかわって，飽和脂肪
酸が合成される。多価不飽和脂肪酸は，飽和脂肪酸にエロンガーゼや不飽和化す

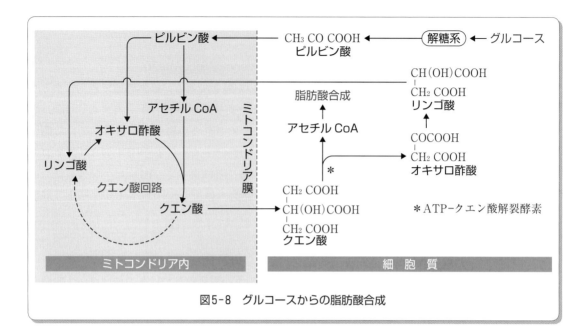

図5-8　グルコースからの脂肪酸合成

るデサチュラーゼがはたらき合成される。

　　トリグリセリドは，グリセロールから作られるグリセロール3-リン酸に脂肪酸が付くことで合成される。

②　**コレステロールの合成**（図5-9）：アセチルCoAから合成される。アセチルCoAからアセトアセチルCoAを経て，HMG-CoA*合成酵素が作用してHMG-CoAとなり，HMG-CoA還元酵素によってメバロン酸が生じ，さらにスクワレンを経てコレステロールが合成される。HMG-CoA還元酵素は，コレステロール合成の律速酵素で，コレステロール合成の全体を調節している。

　　食事からのコレステロール摂取量は，1日200〜500mgであり，その内40〜60％が吸収される。一方，体内では，1日12〜20mg/kg体重（体重50kgの人で600〜1,000mg/日）のコレステロールが合成されている。食事から摂取するコレステロール量が増えると，コレステロール合成の律速酵素であるHMG-CoA還元酵素が抑制され，フィードバック調節機構がはたらき，体内でのコレステロール合成量が抑制される。

*　HMG-CoA　3-ヒドロキシ-3-メチルグルタリルCoA

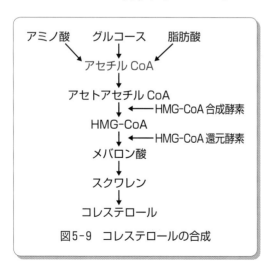

図5-9　コレステロールの合成

2）脂肪酸のβ酸化

キロミクロンやVLDLのトリグリセリドを，

LPL（リポたんぱく質リパーゼ）が脂肪酸とグリセロールに分解すると，生じた脂肪酸は，脂肪組織ではトリグリセリドを合成し，脂肪組織以外の組織ではエネルギーを生成する。この脂肪酸のエネルギー生成過程をβ酸化という。組織に取り込まれた脂肪酸は，ミトコンドリア外膜でアシルCoAとなり，カルニチンと結合しアシルカルニチンとなって内膜を通過し，ミトコンドリア内でカルニチンがとれて再度アシルCoAになる。以後，脂肪酸のカルボキシ基側から2個ずつ炭素が酸化され，アセチルCoAとしてはずれる。このアセチルCoAは，クエン酸回路に入り二酸化炭素と水に分解されエネルギーを生成する（図5-10）。

3）ケトン体の合成と利用

β酸化によって生成されたアセチルCoAからアセトアセチルCoAを経て，アセト酢酸，β-ヒドロキシ酪酸，アセトンが生成される。これらを総称してケトン体という（図5-11）。肝臓で生成されたケトン体は，筋肉，腎臓，心筋，脳に移送され，アセチルCoAになりエネルギーを供給する。肝臓では，3-ケト酸CoAトランスフェラーゼがないためケトン体をエネルギー源として利用することができない。

健康体では，血液や尿中のケトン体は微量であるが，飢餓や重症化した糖尿病では，血液や尿中のケトン体が増加する。グルコースが供給されない飢餓や，インスリンの作用不足によりグルコースが利用できない糖尿病では，糖代謝によるエネルギー供給がないため，脂肪組織から脂肪酸が動員されβ酸化が亢進する。β酸化によって生成されたアセチルCoAは，糖代謝が円滑に行われていないためクエン酸回路により代謝されず，アセチルCoAから多量のケトン体が生成される。血中ケトン体濃度が上昇し，血液のpHは下がり，尿中へのケトン体排泄量も増加する。また呼気はアセトン臭を帯びる。この状態をケトーシスという。

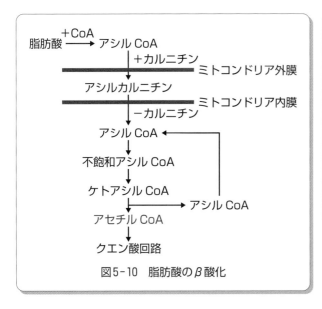

図5-10　脂肪酸のβ酸化

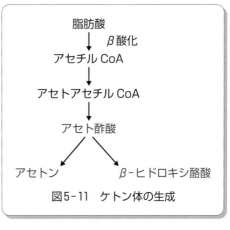

図5-11　ケトン体の生成

（2）脂肪組織

　食後，キロミクロンのトリグリセリドがLPL（リポたんぱく質リパーゼ）によって加水分解され，生じた脂肪酸は脂肪組織に取り込まれる。脂肪酸は，解糖系由来のグリセロール3-リン酸と結合してトリグリセリドを合成し，脂肪細胞内に貯蔵される。インスリンは，ホルモン感受性リパーゼの活性を抑制させることで，脂肪細胞内でのトリグリセリドの分解を抑制し，脂肪の合成，貯蔵を優位にしている。一方，空腹時には，脂肪組織以外の組織へのエネルギー供給のために，グルカゴン，アドレナリン，糖質コルチコイド（グルココルチコイド），成長ホルモン，甲状腺ホルモンが，ホルモン感受性リパーゼを活性化させることで，脂肪細胞内に貯蔵していたトリグリセリドを加水分解する。生じた脂肪酸とグリセロールは血中に放出され，脂肪酸は，脂肪組織以外の組織に取り込まれ，β酸化によってエネルギーを供給する。グリセロールは，主に，肝臓に取り込まれ，糖新生の材料となりグルコースを供給する。

（3）筋　　肉

　筋肉では，エネルギー源としてグルコースも脂肪酸も利用されるが，運動の強度によって利用されるエネルギー源は変化する。脂肪酸の燃焼系であるβ酸化は，酸素の供給下で行われる好気的エネルギー産生過程である。一方，グルコースの燃焼系には解糖系とクエン酸回路があり，解糖系は，酸素を必要としない嫌気的条件で，クエン酸回路は，酸素を必要とする好気的条件でのエネルギー産生過程である。運動強度が強い場合は，酸素の供給量が少ないので，グルコースがエネルギー源となり解糖系でエネルギーを供給する。安静時や運動強度が低い場合は，酸素が十分供給されるので，脂肪酸がエネルギー源となりβ酸化でエネルギーを供給する。エネルギー源として供給される脂肪酸は，食後，血糖値が上昇している場合は，血中のキロミクロンやVLDLのトリグリセリドが，LPL（リポたんぱく質リパーゼ）によって加水分解され生じた脂肪酸であるが，空腹時は，脂肪細胞のトリグリセリドが，ホルモン感受性リパーゼによって加水分解され生じた脂肪酸である。

4．脂質の栄養機能

4.1　体内での脂質の機能

（1）トリグリセリドの機能

　皮下，腹腔，筋肉間の結合組織に貯蔵脂肪として，トリグリセリドは蓄積されている。貯蔵脂肪には以下の機能がある。

1）エネルギーの貯蔵

　エネルギーの貯蔵という点では，グリコーゲンも貯蔵脂肪と同じ機能である。グリコーゲンは，肝臓や筋肉に蓄積されるが量的には少ない。一方，脂肪の蓄積量は大量である。また，たんぱく質や炭水化物は，1g当たりの燃焼量が4kcalなのに対し脂

質は9kcalである。脂質は，多くのエネルギーを貯蔵することができる。

2）体温の保持

皮下に脂肪を蓄積することにより，熱が体外に放散するのを防ぎ，また，外部から熱が入るのも防いで体温を保持している。

3）体 の 保 護

外からの機械的な衝撃に対しクッションの役目をして体を保護する。

（2）コレステロールの機能

1）細胞膜の構成成分

リン脂質，糖脂質，たんぱく質とともに細胞膜の構成成分となっている。

2）胆汁酸の合成

肝臓では，コレステロールを材料にして，コール酸などの胆汁酸が作られる。胆汁酸にタウリンやグリシンが結合することにより，タウロコール酸，グリココール酸などの胆汁酸塩が合成される。胆汁酸塩は，トリグリセリドの消化・吸収にかかわる成分である。コレステロール7α-水酸化酵素は，胆汁酸合成の律速酵素で胆汁酸の合成を調節している。この酵素は，食事で摂取するコレステロールや肝臓で合成されるコレステロールが増えると活性化し，胆汁酸の合成を促進する。

3）ステロイドホルモンの合成

コレステロールを材料にして，女性ホルモンであるプロゲステロンやエストロゲン，男性ホルモンであるテストステロン，副腎皮質ホルモンであるグルココルチコイドのコルチゾールやミネラルコルチコイドのアルドステロンが合成される。これらのステロイドホルモンは，産生する各々の臓器において，LDLから受け取ったコレステロールを材料にして，シトクロムP-450がかかわって合成される。

4）ビタミンD_3（コレカルシフェロール）の合成

皮下において，コレステロールの合成過程で生成される7-デヒドロコレステロールに紫外線が当たることによってビタミンD_3（コレカルシフェロール）が合成される。

4.2　脂肪酸の機能

飽和脂肪酸は，血清コレステロール値を上昇させる。飽和脂肪酸は，肝臓でのコレステロールのエステル化を阻害し，遊離コレステロールを増加させる。遊離コレステロールの増加によって，組織のLDLレセプター活性が抑制され，組織にLDLが取り込まれず，血清中のLDL-コレステロールが増加し，血清コレステロール値の上昇を招く。この作用は，パルミチン酸，ミリスチン酸に顕著で，ステアリン酸は，あまり上昇させないとの報告もある。飽和脂肪酸の過剰摂取は，血清コレステロール値を上昇させ，動脈硬化を招き，心筋梗塞や脳梗塞を引き起こす。一方，摂取不足は，脳出血を引き起こすとの報告もある。

リノール酸は，血清コレステロール値を減少させる。LDL-コレステロールだけで

なく，HDL-コレステロールも減少させる。胆汁酸の排泄増加，肝臓におけるコレステロール合成抑制，小腸におけるコレステロール吸収抑制により血清コレステロール値を減少させる。組織のLDLレセプター活性を上昇させることで，LDL-コレステロールを減少させる。しかし，過剰に摂取すると，HDLの合成が抑制され，HDL-コレステロールも減少する。また，リノール酸は，酸化されやすいため，過酸化脂質が生成され，動脈硬化や細胞の機能障害を招き，老化を促進する。

　オレイン酸は，血清コレステロール値を減少させる。LDL-コレステロールを減少させ，HDL-コレステロールに対しては影響を与えない。酸化されにくく，過酸化脂質を生成しないため，動脈硬化や老化の予防効果がある。地中海沿岸地方は，脂質摂取量が多いにもかかわらず，虚血性心疾患の罹患率が低いことで知られている。摂取している油脂が，オレイン酸を主成分とするオリーブ油であることも要因の1つである。

　アラキドン酸は，食事として摂取したリノール酸の代謝過程で生成され，生体内では，生体膜のリン脂質の構成成分として存在しており，ホスホリパーゼA_2の作用により，生体膜から切り出され，その後，生理活性物質であるプロスタグランジン，トロンボキサン，プロスタサイクリン，ロイコトリエンなどのイコサノイド（またはエイコサノイド）が生成される（表5-5）。また，アラキドン酸は，中枢神経系の情報伝達，神経伝達の調節にもかかわり，胎生期から新生児期にかけて，脳神経系や網膜の組織に多く蓄積する。

　イコサペンタエン酸（IPA，またはエイコサペンタエン酸：EPA）は，血清中性脂肪値を減少させる。肝臓での脂肪酸合成を抑制し，β酸化を亢進することで，VLDLへのトリグリセリドの取り込みを阻害し，VLDLの生成，放出を抑制する。その結果，血清中性脂肪値が減少する。IPAからも生理活性物質であるプロスタグランジン，トロンボキサン，プロスタサイクリン，ロイコトリエンなどのイコサノイドが生成される（表5-5）。

　ドコサヘキサエン酸（DHA）は，血清コレステロール値を減少させる。LDL-コレステロールを減少させ，HDL-コレステロールを上昇させる。DHAは，肝臓におけ

表5-5　イコサノイドの生理作用

	トロンボキサン		プロスタサイクリン		プロスタグランジン		ロイコトリエン	
生理作用	アラキドン酸由来	IPA由来	アラキドン酸由来	IPA由来	アラキドン酸由来	IPA由来	アラキドン酸由来	IPA由来
気管支平滑筋	収縮	—	弛緩	—	弛緩	—	収縮	収縮
血管平滑筋	収縮	なし	弛緩	弛緩	弛緩	—	—	—
血小板凝集	促進	なし	抑制	抑制	抑制	—	—	—
毛細血管透過性	抑制	—	亢進	—	亢進	抑制	亢進	—
その他	—	—	胃粘膜保護作用	—	子宮収縮	—	白血球活性化	白血球活性化

るコレステロール合成を抑制することで，血清コレステロール値を減少させる。また，記憶力向上，学習能力向上作用もある。脳には，選択的透過性を有する血液脳関門があり，DHAのみ通過することができ，記憶や学習能力にかかわる脳の海馬にDHAが多く存在している。

　IPA，DHAを含むn-3系脂肪酸は，網膜の黄斑の機能にもかかわっている。60歳以上で好発する加齢黄斑変性は，加齢により黄斑の機能が低下し，視力が低下する疾患である。加齢黄斑変性の罹患率が，n-3系脂肪酸の摂取量と負の相関関係にあることから，n-3系脂肪酸に視機能に関する効果が認められた。

　天然に存在する不飽和脂肪酸のほとんどがシス型である。**トランス脂肪酸**（トランス型の不飽和脂肪酸）は，天然には牛肉，羊肉，牛乳・乳製品に含まれているが微量である。多くの場合，工業的にシス型不飽和脂肪酸に水素を添加して合成される。その生理機能は，シス型とは全く異なるもので，血清コレステロール値，血清LDL-コレステロール値，血清トリグリセリド値，および血清Lp(a)（リポたんぱく(a)）の上昇，血清HDL-コレステロール値の低下，血小板凝集作用，肥満，糖尿病を認め，動脈硬化を招き，虚血性心疾患の罹患率が高くなる。

4.3　脂肪組織の機能

　脂肪組織を構成する脂肪細胞には，褐色脂肪細胞と白色脂肪細胞がある。トリグリセリドの蓄積という点では同じだが，役割や存在割合は異なる。

　褐色脂肪細胞は，胎児から新生児期に認められ，乳児期から成人ではほとんど認められない。量的には少ないが，腎臓周囲，肩甲骨周辺に存在している。細胞内に蓄積したトリグリセリドが材料になりエネルギーを産生する。そのため，褐色脂肪細胞には，ミトコンドリアが存在し，交感神経がエネルギー産生を調節する。ミトコンドリア内膜に存在する脱共役たんぱく質（UCP-1）によって，クエン酸回路で生じたNADH，$FADH_2$は，ATP産生を介さずに熱エネルギーに変換される。

　白色脂肪細胞は，一般的に脂肪細胞とよばれているもので，量的に多く，皮下，内臓周囲に存在している。生体内にエネルギーが余っている場合は，LPLが，キロミクロン，VLDLのトリグリセリドを加水分解し，生じた脂肪酸は脂肪細胞に取り込まれ，トリグリセリドを合成し貯蔵する。生体内でエネルギーが不足している場合は，ホルモン感受性リパーゼが，脂肪細胞のトリグリセリドを脂肪酸とグリセロールに分解し血液に放出して，脂肪酸はエネルギーを必要とする臓器に移送されエネルギーを供給し，グリセロールは肝臓に移送され糖新生の材料となる。

　また，脂肪は体内分布によって，腹腔内に存在する内臓脂肪と皮下に存在する皮下脂肪に分けられる。近年，脂肪細胞の研究が急速に進展し，脂肪細胞は，エネルギーの貯蔵場所としての役割だけでなく，とくに，内臓脂肪は，種々の生理活性物質を分泌し，分泌細胞としての役割が明らかになってきた。この生理活性物質の総称を**アディポサイトカイン**という。アディポサイトカインには，血栓形成に関与し，動脈硬化を

引き起こすプラスミノーゲン活性化因子阻害剤Ⅰ（PAI-Ⅰ），血圧上昇に関与するアンジオテンシノーゲン，脂肪細胞や筋肉，肝臓のインスリン抵抗性を誘発し，糖尿病を引き起こす腫瘍壊死因子-α（TNF-α）など生活習慣病を招くものもあれば，脂肪酸の燃焼やグルコースの取り込みを促進し，インスリン抵抗性を改善するアディポネクチン，食欲の抑制，および脂肪の動員や燃焼を促進し，エネルギー消費を増すレプチンなど生活習慣病を改善する作用を有するものもある。

4.4　脂質の栄養学的特質

食物中の脂質の栄養的特質は，次のとおりである。

① 脂質は，1g当たりのエネルギーが9kcalと炭水化物やたんぱく質の4kcalに比べ高く，しかも食物として摂取する場合，炭水化物やたんぱく質は水分を伴うが，脂質は少ない水分で摂取することができる。そのため，同量のエネルギー量を摂取するのに，脂質のほうが少ない量ですみ，胃腸への負担が軽減される。エネルギー必要量の多い小児やスポーツ選手の栄養管理において，適量の脂質を利用することで，胃腸に負担をかけずに効率よくエネルギーを摂取することができる。

② 腹もちが良い。脂質が胃に入ると，胃の消化運動がゆるやかになり，胃液の分泌量が少なくなる。そのため，食物の胃内滞留時間が長くなり，長時間空腹を感じさせない。

③ 必須脂肪酸を供給する。

④ 脂溶性ビタミンの補給に有利である。脂溶性ビタミンやβ-カロテンは，脂質とともに摂取することで吸収が良くなる。

⑤ ビタミンB_1の節約作用がある。脂質の燃焼にもビタミンB_1は必要だが，炭水化物の燃焼に比べ必要とする過程が少ないため，脂質は少ないビタミンB_1の量で燃焼することができる。

⑥ 1g当たりの代謝水が，炭水化物，たんぱく質に比べると多く，寒冷ストレスに対する抵抗性を増す。

⑦ 食事をおいしくする。

5. 脂質と疾患

5.1　肥満とインスリン抵抗性

肥満とは，脂肪が過剰に蓄積した状態である。過食や運動不足が原因で，エネルギー摂取量がエネルギー消費量を上回るために生じる。肥満は，内臓脂肪型肥満と皮下脂肪型肥満に分けられる。内臓脂肪型肥満は，インスリン抵抗性を招く。インスリン抵抗性とは，骨格筋においては，グルコースの取り込みが低下した状態を，肝臓においては，グルコースの取り込みの低下，および肝臓からグルコースの放出が増加した状

態をいう。インスリンは，各組織に存在するインスリン受容体と結合することにより作用する。肥満では，インスリン受容体が減少しており，インスリン抵抗性が生じ，高インスリン血症を呈する。インスリン抵抗性は，飽和脂肪酸の過剰摂取によっても引き起こされる。

インスリン抵抗性によって，血糖値，血中コレステロール値，血中トリグリセリド値，血圧が上昇し，動脈硬化を招く。内臓脂肪型肥満に加えて，高血糖，高血圧，脂質異常のうちいずれか2個以上をあわせもった病態を，メタボリックシンドロームという。

5.2 コレステロールと動脈硬化

血中コレステロールは，高すぎても低すぎても病気を招く。高すぎるとアテローム性動脈硬化を引き起こし，虚血性心疾患（狭心症，心筋梗塞），脳梗塞を招く。通常LDL-コレステロールは，末梢組織のLDL受容体より取り込まれ処理される。しかし，LDL-コレステロールが過剰に増加すると，LDL受容体から取り込みきれず，血液中での滞留時間が長くなり，その間にLDLは，活性酸素によって酸化され，酸化LDLになる。酸化LDLは，LDL受容体から取り込むことができず，マクロファージのスカベンジャー受容体より取り込まれ，泡沫細胞を形成しアテローム性動脈硬化を招く（図5-12）。一方，血中コレステロールが低すぎると，細胞膜を作ることができず，血管が破れやすくなり，脳出血を招く。

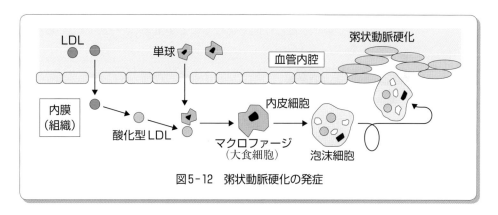

図5-12　粥状動脈硬化の発症

6. 脂質の食事摂取基準

「日本人の食事摂取基準（2020年版）」の脂質は，脂質，飽和脂肪酸，n-3系脂肪酸，n-6系脂肪酸が策定されている。

脂質は，1歳以上で目標量がエネルギー比率で示されている。策定目的は，飽和脂肪酸の過剰摂取によって発症する生活習慣病を予防することにある。そのため，飽和脂肪酸の目標量の上限を超えない脂質摂取量として上限を30％エネルギーとした。

下限は，必須脂肪酸の目安量を下回らないよう，日本人のn-6系脂肪酸，n-3系脂肪酸，一価不飽和脂肪酸各々の摂取量の中央値の合計量にグリセロール部分を考慮して20％エネルギーとした。

　飽和脂肪酸は，高LDL-コレステロール血症，循環器疾患のリスクファクターであるため，生活習慣病の発症予防の観点から，3歳以上で目標量がエネルギー比率で示されている。各年代の日本人が現在摂取している飽和脂肪酸量を測定し，その中央値に活用の利便性を考慮し，年代ごとの上限が設定されている。

　n-3系脂肪酸は，0歳以上で目安量が示されている。1歳以上では，「平成28年国民健康・栄養調査」から算出されたn-3系脂肪酸摂取量の中央値を用いた。0〜5か月の乳児は，母乳中のn-3系脂肪酸濃度に基準哺乳量（0.78L/日）を乗じて求めた。6〜11か月の乳児は，乳汁と離乳食から栄養を得ているため，幼児期への移行期として，0〜5か月の目安量と1〜2歳の目安量の平均を用いた。

　n-6系脂肪酸は，0歳以上で目安量が示されている。策定については，n-3系脂肪酸と同様である。

　コレステロールの食事摂取基準は策定されていないが，脂質異常症の重症化予防の観点からは，200mg/日未満に留めるのが望ましいとしている。

　トランス脂肪酸（トランス型の不飽和脂肪酸）の食事摂取基準は策定されていない。トランス脂肪酸は，冠動脈疾患のリスクファクターであること，また，人体にとって不可欠な栄養素とはいえないことから，健康の保持・増進のために積極的な摂取は勧められないため，その摂取量は，1％エネルギー未満に留めるのが望ましく，1％エネルギー未満でもできるだけ低く留めることが望ましいとされている。

文　献

●参考文献
・香川靖雄：『香川靖雄教授のやさしい栄養学 第2版』，女子栄養大学出版部（2012）
・五明紀春・渡邉早苗・小原郁夫・山田哲雄編：『基礎栄養学』，朝倉書店（2005）
・細川　優・鈴木和春編：『基礎栄養学』，光生館（2012）
・吉田　勉編：『基礎栄養学 第6版』，医歯薬出版（2006）
・吉田　勉・石井孝彦・篠田粧子編：『新基礎栄養学 第8版』，医歯薬出版（2013）

第 6 章

たんぱく質の栄養

1. たんぱく質とアミノ酸

1.1 たんぱく質とは

　たんぱく質（protein）は，糖質や脂質とともにエネルギーを供給することができ，肉類や魚介類，卵類に多く含まれている。私たちの身体を構成している筋肉や骨だけでなく，酵素やホルモンなどの生体調節成分もたんぱく質からできているものが多い。たんぱく質の特徴は，分子内に炭素（C），水素（H），酸素（O），硫黄（S）のほかに，糖質や脂質には含まれていない窒素（N）をもつことである。たんぱく質は，約20種類のアミノ酸（amino acid）が多数結合した高分子化合物で，図6-1に示すようにアミノ酸のアミノ基（-NH$_2$）とカルボキシ基（-COOH）が脱水縮合してできたペプチド結合（-CO-NH-）でつながっている。ペプチド結合でできた物質をペプチドといい，一般にアミノ酸の数が10個程度までのものはオリゴペプチド（2個はジペプチド，3個はトリペプチドとよぶこともある），10個以上のものはポリペプチド，50から100個以上はたんぱく質とよばれているが，ポリペプチドとたんぱく質の明らかな区別はなく明確な定義もない。

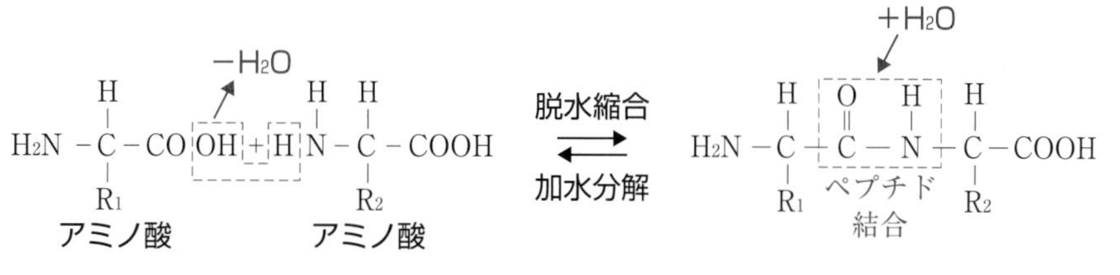

図6-1　ペプチド結合

（1）たんぱく質の基本構造

　たんぱく質の基本構造は，約20種類のアミノ酸が数十個から数千個，ペプチド結合によって直鎖状に結合しているが，その立体構造（高次構造）は複雑であるため，構造によって一次構造から四次構造に分類されている（図6-2）。アミノ酸がペプチド

71

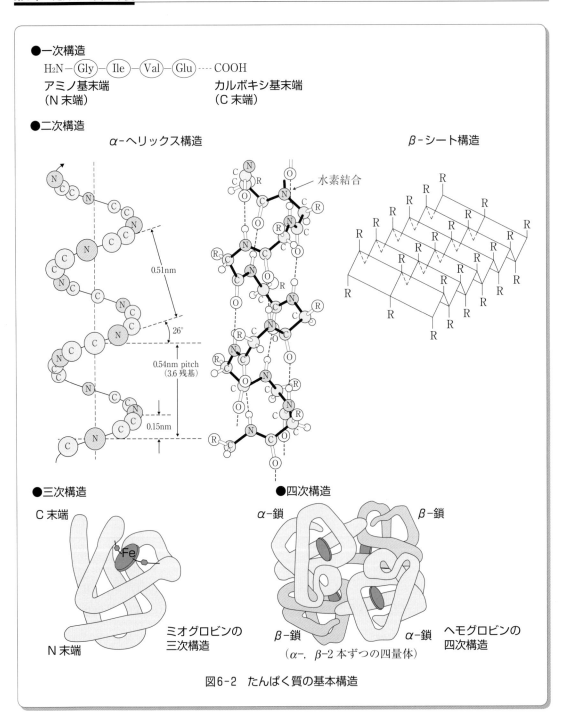

●一次構造

H₂N−Ⓖly−Ⓘle−Ⓥal−Ⓖlu ‥‥ COOH

アミノ基末端　　　　　　　カルボキシ基末端
（N末端）　　　　　　　　（C末端）

●二次構造

α-ヘリックス構造　　　　　　　　　　β-シート構造

水素結合

0.51nm

26°

0.54nm pitch
（3.6残基）

0.15nm

●三次構造　　　　　　　　　●四次構造

C末端　　　　　　　　　　α-鎖　　　　　　　β-鎖

Fe

N末端　　　ミオグロビンの　　β-鎖　　　α-鎖　ヘモグロビンの
　　　　　　三次構造　　　（α-，β-2本ずつの四量体）　四次構造

図6-2　たんぱく質の基本構造

　結合したポリペプチド鎖中のアミノ酸配列を一次構造といい，たんぱく質ごとに構成
アミノ酸やその数，配列の順序が異なっている。二次構造は，1本のポリペプチド鎖
中のペプチド結合のC＝O基の酸素とN-H基の水素との間で水素結合（O‥H）し安
定化された構造である。代表的なものに，右巻きらせん状のα-ヘリックス（helix）

構造やジグザグシート状のβ-シート（sheet）構造があり，ポリペプチド鎖の部分的な結合になっている。三次構造は，部分的に二次構造を形成している1本のポリペプチド鎖が，全体的に折りたたまれた立体構造をとり，それぞれのたんぱく質の機能に深くかかわっている。三次構造では，離れたアミノ酸同士が水素結合，疎水結合，イオン結合，ジスルフィド結合（S-S結合）することで安定化させている。四次構造は，複数の三次構造を形成したポリペプチド鎖が集合した構造体で，一つひとつのポリペプチド鎖をサブユニットとよび，ヘモグロビンは4つのサブユニットで構成された四量体である。

（2）アミノ酸

アミノ酸は，図6-3に示すように炭素原子にアミノ基（プロリンは例外でイミノ基）とカルボキシ基と水素が共通して結合し，アミノ酸ごとにR（側鎖，R：radical）で示される異なった側鎖をもつ有機化合物である。側鎖の性質により，酸性，中性，塩基性アミノ酸に分類することができ，たんぱく質を構成する20種類のアミノ酸を表6-1に示した。グリシン以外のアミノ酸は，不斉炭素原子（結合している原子または原子団が4つとも異なっている炭素原子）をもつため光学異性体（鏡像異性体）が存在し，カルボキシ基を上に書いたとき，左にアミノ基がくればL（levo）型，右にくればD（dextro）型である。これまで生体内のたんぱく質を構成しているアミノ酸はL型のみと考えられていたが，D型も存在していることが明らかになり老化との関連が研究されている。カルボキシ基が結合している炭素から順にα位，β位，γ位といい，たんぱく質を構成しているアミノ酸は，α位の炭素にアミノ基が結合しているα-アミノ酸である。たんぱく質を構成するアミノ酸はよく知られているが，γ-アミノ酪酸（GABA）のようなたんぱく質を構成しないアミノ酸も数多く存在している。

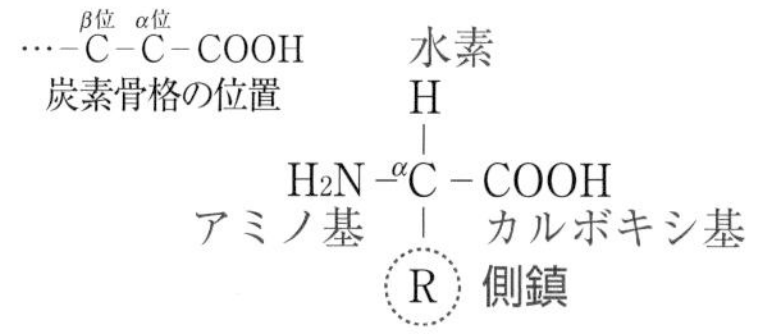

図6-3 アミノ酸の基本構造

1.2 たんぱく質の分類と機能

たんぱく質は大きく動物性たんぱく質と植物性たんぱく質に分けられるが，組成や溶解度，形態などに基づいて分類されている。また，たんぱく質は生体内でさまざまな重要な機能を担っている。主な機能を表6-2に示す。

（1）組成による分類

たんぱく質は，アミノ酸のみで構成される単純たんぱく質（simple protein）とアミノ酸以外の核酸，リン酸，脂質，色素，金属，糖質などの非たんぱく質部分を含む複合たんぱく質（conjugated protein），酵素などによる加水分解や変性により生じた誘導たんぱく質（derived protein）に分類される（表6-3，表6-4，表6-5）。

表6-1　たんぱく質を構成するアミノ酸

分　類			名　称	三文字記号 (一文字記号)	構　造	分子量	備　考
酸性	—	カルボキシ基	アスパラギン酸 L-aspartic acid	Asp (D)	$HOOC - CH_2 - \underset{\underset{NH_2}{\vert}}{CH} - COOH$	133.10	親水性，極性
			グルタミン酸 L-glutamic acid	Glu (E)	$HOOC - CH_2 - CH_2 - \underset{\underset{NH_2}{\vert}}{CH} - COOH$	147.13	
中性	—	酸アミド	アスパラギン L-asparagine	Asn (N)	$H_2N - CO - CH_2 - \underset{\underset{NH_2}{\vert}}{CH} - COOH$	132.12	親水性，極性
			グルタミン L-glutamine	Gln (Q)	$H_2N - CO - CH_2 - CH_2 - \underset{\underset{NH_2}{\vert}}{CH} - COOH$	146.15	
	—	ヒドロキシ基	セリン L-serine	Ser (S)	$\underset{\underset{OH}{\vert}}{CH_2} - \underset{\underset{NH_2}{\vert}}{CH} - COOH$	105.09	親水性，極性
			スレオニン(トレオニン) L-threonine	Thr (T)	$H_3C - \underset{\underset{OH}{\vert}}{CH} - \underset{\underset{NH_2}{\vert}}{CH} - COOH$	119.12	
	含硫	メルカプト基	システイン L-cysteine	Cys (C)	$\underset{\underset{SH}{\vert}}{CH_2} - \underset{\underset{NH_2}{\vert}}{CH} - COOH$	121.16	中性，極性
		——	メチオニン L-methionine	Met (M)	$H_3C - S - CH_2 - CH_2 - \underset{\underset{NH_2}{\vert}}{CH} - COOH$	149.21	疎水性，非極性
	——		グリシン glycine	Gly (G)	$H - \underset{\underset{NH_2}{\vert}}{CH} - COOH$	75.07	疎水性，非極性 不斉炭素がない
	脂肪族	——	アラニン L-alanine	Ala (A)	$CH_3 - \underset{\underset{NH_2}{\vert}}{CH} - COOH$	89.09	疎水性，非極性
		分枝 (分岐鎖)	バリン L-valine	Val (V)	$H_3C - \underset{\underset{CH_3}{\vert}}{CH} - \underset{\underset{NH_2}{\vert}}{CH} - COOH$	117.15	疎水性，非極性
			イソロイシン L-isoleucine	Ile (I)	$H_3C - CH_2 - \underset{\underset{CH_3}{\vert}}{CH} - \underset{\underset{NH_2}{\vert}}{CH} - COOH$	131.18	
			ロイシン L-leucine	Leu (L)	$H_3C - \underset{\underset{CH_3}{\vert}}{CH} - CH_2 - \underset{\underset{NH_2}{\vert}}{CH} - COOH$	131.18	
	環状脂肪族	ピロリジン環	プロリン L-proline	Pro (P)	$CH - COOH$ / NH	115.13	疎水性，非極性 イミノ酸
	芳香族	インドール環	トリプトファン L-tryptophan	Trp (W)	$CH_2 - \underset{\underset{NH_2}{\vert}}{CH} - COOH$	204.23	疎水性，非極性
		フェニル基	フェニルアラニン L-phenylalanine	Phe (F)	$CH_2 - \underset{\underset{NH_2}{\vert}}{CH} - COOH$	165.19	
			チロシン L-tyrosine	Tyr (Y)	$HO - \bigcirc - CH_2 - \underset{\underset{NH_2}{\vert}}{CH} - COOH$	181.19	中性，極性
塩基性	—	イミダゾール環	ヒスチジン L-histidine	His (H)	$CH_2 - \underset{\underset{NH_2}{\vert}}{CH} - COOH$	155.16	親水性，極性
		——	リシン（リジン） L-lysine	Lys (K)	$\underset{\underset{NH_2}{\vert}}{CH_2} - CH_2 - CH_2 - CH_2 - \underset{\underset{NH_2}{\vert}}{CH} - COOH$	146.19	
		グアニド基	アルギニン L-arginine	Arg (R)	$\underset{H_2N - C = NH}{HN} - CH_2 - CH_2 - CH_2 - \underset{\underset{NH_2}{\vert}}{CH} - COOH$	174.20	

注）赤字は不可欠アミノ酸

表6-2　たんぱく質の主な機能

分　類	主な機能	例
構　造	骨格，皮膚，結合組織	コラーゲン（骨，皮膚，腱など），エラスチン（靱帯など），ケラチン（毛，爪，皮膚など）
運動（収縮）	筋肉の収縮，細胞の運動に関与	アクチン（筋肉），ミオシン（筋肉），チュブリン（繊毛）
酵　素	生体内反応の触媒	消化酵素（加水分解酵素）など極めて多数（3,000種以上）
ホルモン	代謝調節	インスリン，グルカゴン，成長ホルモンなど
輸　送	物質輸送	ヘモグロビン，リポたんぱく質，トランスフェリン
防　御	生体の防御反応に関与	免疫グロブリン（抗原抗体反応），インターフェロン（ウイルス感染防御），フィブリノーゲン，プロトロンビン（血液凝固）
恒常性	浸透圧の調節	体液中のたんぱく質濃度
	pHの緩衝作用	たんぱく質の両極性
栄　養	貯蔵，栄養源	オリゼニン（米），グルテニン（小麦），グリシニン（大豆），アルブミン
	熱量源	たんぱく質は1g当たり約4kcal（生理的燃焼値）のエネルギーを発生する。たんぱく質は糖質，脂質よりも食事誘発性体熱産生（特異動的作用）が大きい。

表6-3　単純たんぱく質（古典的分類）

分　類	溶解性					例（分布）（今では，糖類を含むことが明らかになっているものもある）
	水	塩溶液 0.8% NaCl	希酸 pH 4〜5	希アルカリ pH8	アルコール 60〜80%	
アルブミン albumin	溶	溶	溶	溶	不溶	アルブミン（血液） α-ラクトアルブミン（乳） オボアルブミン（卵白）
グロブリン globulin	不溶	溶	溶	溶	不溶	グロブリン（血液） β-ラクトグロブリン（乳） リソチーム（卵白）
グルテリン glutelin	不溶	不溶	溶	溶	不溶	グルテニン（小麦） オリゼニン（米）
プロラミン prolamin	不溶	不溶	溶	溶	溶	グリアジン（小麦） ホルデイン（大麦） ゼイン（とうもろこし）
アルブミノイド albuminoid	不溶	不溶	不溶	不溶	不溶	コラーゲン（結合組織，骨，腱，軟骨など） ケラチン（毛髪，爪，皮膚など） エラスチン（結合組織とくに靱帯，大動脈） フィブロイン（絹糸）
ヒストン histone	溶	溶	溶	不溶	不溶	ヒストン（胸腺）
プロタミン protamine	溶	溶	溶	不溶（アルカリには可溶）	不溶	サルミン（サケ） スコンブリン（サバ） クルペイン（ニシン）

表6-4　複合たんぱく質

分　類	非たんぱく質部分	例　（分布）
核たんぱく質 nucleoprotein	核酸（RNA，DNA）	ヌクレオヒストン（胸腺，脾臓，精子，肝臓，赤血球） ヌクレオプロタミン（魚類精子）
リンたんぱく質 phosphoprotein	リン酸	カゼイン（乳汁） ビテリン（卵黄）
リポたんぱく質 lipoprotein （脂たんぱく質）	脂質（とくにリン脂質）	α-，β-リポたんぱく質（血清） リポビテリン（卵黄）
色素たんぱく質 chromoprotein	色素	ヘモグロビン（赤血球，赤），ミオグロビン（筋肉，赤），シトクロム（ミトコンドリア，黄〜赤），カタラーゼ（酵素）
金属たんぱく質 metalloprotein	金属	ヘモグロビン（鉄），ミオグロビン（鉄），シトクロム（鉄）
糖たんぱく質 glycoprotein （ムコたんぱく質 mucoprotein）	糖およびその誘導体	オボムコイド，オボムシン（卵白） ムチン（唾液） コンドロムコイド（コンドロイチン硫酸＋コラーゲン） （軟骨）

表6-5　誘導たんぱく質

分　類	成　因	誘導たんぱく質	性　質
第一次誘導たんぱく質	たんぱく質の変成したもの	ゼラチン geratin	コラーゲンを水と煮沸すると生成する 冷水に不溶 温水溶液を冷却するとゲル化する
		メタプロテイン metaprotein	希酸・希アルカリで変成したたんぱく質 中性塩溶液に不溶 希酸・希アルカリに可溶
第二次誘導たんぱく質	たんぱく質の加水分解により生じるもの	一次プロテオース primary proteose	水に可溶で熱によって凝固しない 硫酸アンモニウム半飽和で析出する
		二次プロテオース secondary proteose	水に可溶で熱によって凝固しない 硫酸アンモニウム飽和で沈殿する
		ペプトン peptone	プロテオースより分解が進んだもの 硫酸アンモニウム飽和でも沈殿しない ピクリン酸，トリクロロ酢酸でも沈殿しない 無水アルコールで沈殿する
		ペプチド peptide	アミノ酸組成や結合順序がわかっている，分子量の比較的小さいもの

（2）形態による分類

　たんぱく質は，形態により繊維状たんぱく質（fibrous protein）と球状たんぱく質（globular protein）に分類される。繊維状たんぱく質は繊維状の構造をしており，ケラチン（毛髪や爪）や筋肉たんぱく質のミオシンなどがあり水に不溶である。球状たんぱく質は，三次元的に折りたたまれた球状の構造をしており，アルブミンやグロブリ

表6-6　形態による分類

	たんぱく質の種類	栄養上の性質	構造上の特長
繊維状たんぱく質 長さ／幅比10以上	α-ケラチン，β-ケラチン，フィブロイン，コラーゲンなど硬たんぱく質とよばれるもの，およびミオシン，フィブリノーゲンなど	毛，爪，角，皮などのケラチンは栄養的無価値。コラーゲンはゼラチンの形にすれば消化可能。筋肉の収縮性たんぱく質であるミオシンは栄養的価値大	ポリペプチド鎖は一方の軸に沿って伸びている。さらに，このポリペプチド鎖が数本ロープ状に相互にからみあって繊維状たんぱく質を形成していることがある
球状たんぱく質 長さ／幅比10以下	アルブミン，グロブリン，グルテリン，プロラミン，ヒストン，プロタミンなど一般のたんぱく質	普通食品のたんぱく質はこれに属し栄養素となる	二次構造の水素結合により一本の鎖状内でα-ヘリックス構造をとり，さらに折れ曲がって，他の結合も関与し，三次構造としての球状を呈する

ンなどほとんどのたんぱく質が相当する（表6-6）。

（3）たんぱく質の機能（構成素・調節素・熱量素）

　人体の構成成分は，水分を除くとたんぱく質と脂質が大半を占め，たんぱく質の身体の構成素としての役割は大きい。個人差はあるものの体重の15～20％程度がたんぱく質でできており，体重60 kgの成人男性では体たんぱく質量は約10 kgである。

　たんぱく質は，酵素や一部のホルモンなどの成分として存在しており，生体内の化学反応を調節している調節素としての機能を担っている。また，1 g当たり4 kcalのエネルギーを供給することができ，糖質や脂質よりも食事誘発性熱産生が大きい（表6-2，第2章1.2（1）参照）。

表6-7　基準窒素量からの計算に用いた主な食品たんぱく質の窒素-たんぱく質換算係数

分　類	換算係数
小麦粉，うどん，そうめん，スパゲッティなど	5.70
米，米製品	5.95
大豆，大豆製品	5.71
ゼラチン，ふかひれ	5.55
乳，乳製品	6.38

資料）文部科学省科学技術・学術審議会資源調査分科会報告：『日本食品標準成分表2020年版（八訂）』（2020）より抜粋

1.3　窒素・たんぱく質換算係数

　たんぱく質は，必ず窒素を含んでおり，その含量は食品ごとに一定である。「日本食品標準成分表2020年版（八訂）」では，「アミノ酸成分表2020年版」の各アミノ酸量に基づき，アミノ酸の脱水縮合物の量（アミノ酸残基の総量）として算出した「アミノ酸組成によるたんぱく質」と，改良ケルダール法などによって定量した基準窒素量（全窒素量から硝酸態窒素量，カフェインやテオブロミン由来の窒素量を差し引いた窒素量）に，「窒素-たんぱく質換算係数」を乗じて算出した「たんぱく質」が掲載されている。「たんぱく質」は，たんぱく質中の平均的な窒素量が16％であることから，1 gの窒素は6.25 g（100 ÷ 16 = 6.25）のたんぱく質に相当する。つまり，

食品中のたんぱく質は，基準窒素量×6.25で間接的に算出されるが，個々の「窒素-たんぱく質換算係数」を用いる食品もあり，表6-7に示した。

2．たんぱく質の消化と吸収

2．1　たんぱく質の消化（第3章参照）

　たんぱく質は，アミノ酸が多数結合した高分子化合物であり，経口摂取してもそのままの形で吸収することはできないため，管腔内消化（luminal digestion）によりジペプチドやトリペプチドとして，また，膜消化（membrane digestion）を受けてアミノ酸としても吸収される。たんぱく質の消化には，物理的消化（機械的消化，咀嚼や消化管運動）や化学的消化（消化酵素）が行われている。

（1）口　　　腔

　経口摂取した食物は，咀嚼によって歯で細かくされ唾液と混ぜられる。たんぱく質の消化酵素は唾液中には含まれていないため，口腔内では，物理的消化のみが行われ，食塊は胃に送られる。

（2）胃における消化

　たんぱく質の化学的消化は，胃のペプシンによって始まる（図6-4）。胃に送られた食塊は，胃腺の壁細胞から分泌される胃酸（塩酸）によって酸性になる。塩酸は，食物に付着した細菌を増殖させずに殺菌し，食塊中のたんぱく質を消化しやすいように変性した後，胃腺の主細胞から分泌される不活性型のペプシノーゲン（チモーゲン，プロ酵素）をたんぱく質分解酵素のペプシンにする。胃はたんぱく質でできているが，たんぱく質消化酵素がチモーゲンとして分泌され，胃腺の副細胞から分泌する粘液によって胃粘膜が覆われ，塩酸やペプシンによって直接接触することがないため消化されることはない。食塊中のたんぱく質は，ペプシンによってたんぱく質が部分的に加水分解されたプロテオースやペプトンになり，胃の収縮運動を受けながら半流動性の消化粥で，蠕動運動によって少しずつ十二指腸に送られる。

（3）小腸における消化と吸収

　十二指腸に送られた酸性の消化粥は，アルカリ性の小腸液や膵液によって中和され消化される。膵液には，たんぱく質の内部の結合を切断するエンドペプチダーゼ（endopeptidase）としてトリプシン，キモトリプシン，エラスターゼがあり，チモーゲン（酵素前駆体）はトリプシノーゲン，キモトリプシノーゲン，プロエラスターゼがある一方，ペプチド鎖のC末端からアミノ酸を1つずつ切断するエキソペプチダーゼ（exopeptidase）であるカルボキシペプチダーゼが，腸液にはペプチド鎖のN末端からアミノ酸を1つずつ切断するエキソペプチダーゼであるアミノペプチダーゼが含まれている（表

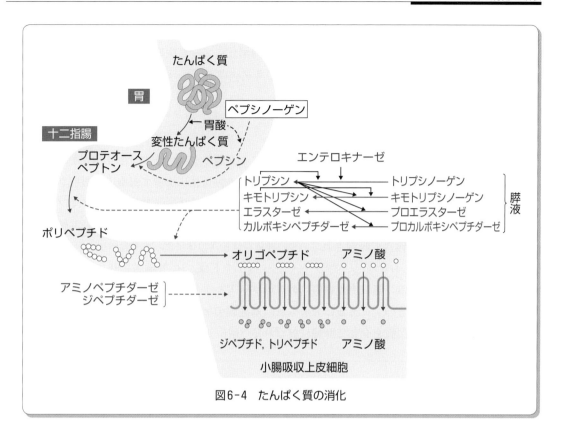

図6-4　たんぱく質の消化

表6-8　たんぱく質分解酵素の解媒作用

分解酵素	切断部位	生成物
(胃)		
ペプシン	エンドペプチダーゼ	プロテオース，ペプトン
(小腸)		
トリプシン	エンドペプチダーゼ	ペプチド
キモトリプシン	エンドペプチダーゼ	ペプチド
エラスターゼ	エンドペプチダーゼ	ペプチド
カルボキシペプチダーゼ	エキソペプチダーゼ （C末端側からアミノ酸を1つずつ切断）	アミノ酸，ペプチド
アミノペプチダーゼ	エキソペプチダーゼ （N末端側からアミノ酸を1つずつ切断）	アミノ酸，ペプチド

6-8)。膵液はたんぱく質でできている膵臓で生合成され十二指腸に分泌されているが，たんぱく質の消化酵素はチモーゲンとして分泌されるため，膵臓が消化されることはない（小腸内で活性化された消化酵素が膵臓に逆流すると膵臓が消化され膵炎になる）。トリプシノーゲンはエンテロキナーゼ，キモトリプシノーゲン，プロエラスターゼ，プロカルボキシペプチダーゼはトリプシンによりそれぞれ小腸内で活性化して，トリプシン，キモトリプシン，エラスターゼ，カルボキシペプチダーゼになる（図6-4）。

食物中のたんぱく質は，このように膵液の消化酵素による管腔内消化でオリゴペプチドやアミノ酸にまで分解される。管腔内消化によって生成したオリゴペプチドは，小腸吸収細胞の微絨毛膜（びじゅうもうまく）に局在するアミノペプチダーゼやジペプチダーゼによって，アミノ酸にまで分解される。

2.2　ペプチド・アミノ酸の吸収

たんぱく質は，小腸内で分解されたアミノ酸やジペプチド，トリペプチドにまで消化された後，小腸吸収上皮細胞の微絨毛膜の輸送体によって細胞内に吸収される。アミノ酸の輸送系には，中性アミノ酸輸送系，塩基性アミノ酸輸送系，イミノ酸輸送系，酸性アミノ酸輸送系の4つが知られているが，多くのアミノ酸は，Na^+共輸送担体によって能動輸送で吸収される（Na^+非依存性輸送担体によって受動輸送の促進拡散で吸収されるものもある）。ジペプチドやトリペプチドは，H^+共輸送担体によって能動輸送で吸収される。吸収上皮細胞内のジペプチドやトリペプチドは，細胞内のペプチダーゼにより遊離のアミノ酸に分解され，基底膜のアミノ酸輸送担体によって毛細血管に入った後，門脈を介して肝臓に運ばれる（図6-5）。

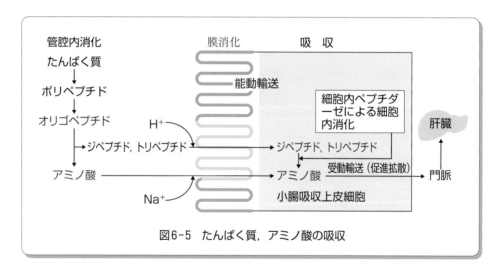

図6-5　たんぱく質，アミノ酸の吸収

3.　たんぱく質・アミノ酸の体内代謝

3.1　アミノ酸の代謝

分枝（分岐鎖）アミノ酸（バリン，ロイシン，イソロイシン）を除く多くのアミノ酸は，肝臓で代謝される。アミノ酸はアミノ基転移反応（ピリドキサールリン酸（ビタミンB_6）が補酵素として必要）によってアミノ基が2-オキソグルタル酸（α-ケトグルタル酸）に移されグルタミン酸と2-オキソ酸（α-ケト酸）に分解される。このグルタミン酸は酸化的脱アミノ反応によって有毒なアンモニアを生成するが，肝臓にある尿素回路で無毒な尿素となり尿中から排泄される（図6-6）。肝臓には，分枝アミノ酸代謝のアミ

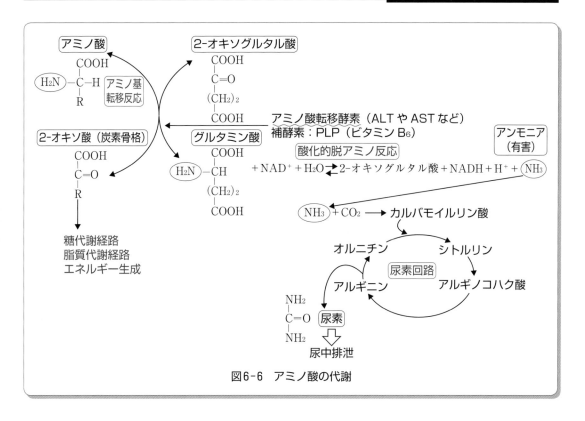

図6-6　アミノ酸の代謝

ノ基転移反応を触媒する分枝アミノ酸アミノ基転移酵素がほとんど存在しないため，代謝は主に筋肉で行われている。血漿中の分枝アミノ酸（BCAA）と芳香族アミノ酸（AAA）のモル比をフィッシャー比といい，健康な人で3.0～4.0であるが，肝障害時は低下する。

　炭素骨格はエネルギー源になるが，糖代謝経路（糖新生）に合流するアミノ酸を糖原性アミノ酸，脂質代謝経路（ケトン体生成）に合流するアミノ酸をケト原性アミノ酸とよんでいる。たんぱく質を構成する約20種類のアミノ酸のうち，糖原生アミノ酸は，ロイシンとリシン以外の18種類のアミノ酸，ケト原性アミノ酸は，ロイシン，リシン，イソロイシン，トリプトファン，フェニルアラニン，チロシン，スレオニンの7種類であるが，ロイシンとリシン以外は，糖原性アミノ酸とケト原性アミノ酸の両方に含まれる（図6-7）。

3．2　体たんぱく質の動的平衡状態

　人体の体たんぱく質は成長期には増加するが，成人になると筋肉増強期を除いてその総量はほぼ一定であり，その後加齢により少しずつ減少していく。体たんぱく質の総量が同じでも，絶えず合成と分解を繰り返し，毎日古くなった体たんぱく質は，新しく合成されたたんぱく質と入れ替わりつつ動的平衡状態を保っていることを代謝回転（ターンオーバー）という。例えば，血液，肝臓，消化器官のたんぱく質の平均半

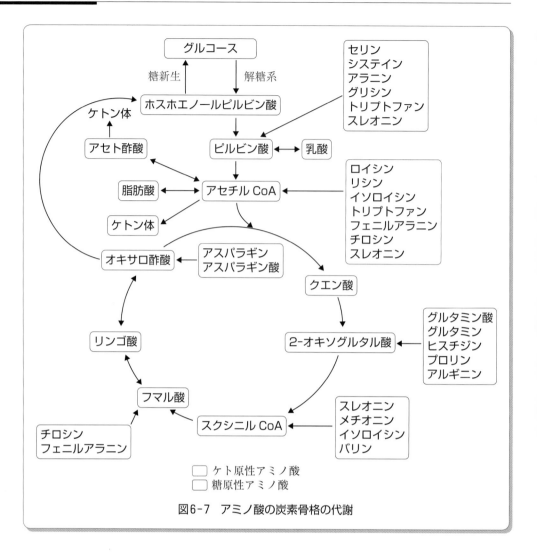

図6-7　アミノ酸の炭素骨格の代謝

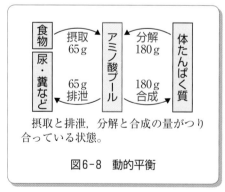

摂取と排泄，分解と合成の量がつり合っている状態。

図6-8　動的平衡

減期（半分の量が置き換わるのに要する時間）は約10〜20日と速いが，筋肉で180日，骨中のたんぱく質は120日もかかり，体全体のたんぱく質を平均すると半減期は約80日程度とされている。

体重60kgの成人男性では，毎日180g程度の体たんぱく質が分解され，同量が合成されているが，約1/3は食事から摂取したたんぱく質（成人男性のたんぱく質推奨量は65g/日）であり，残り2/3は分解した体たんぱく質で生じたアミノ酸を再利用している（図6-8）。

3.3　体たんぱく質の合成

　体たんぱく質の合成量は，成人（20～23歳）で1日に体重1kg当たり約3.0gであるが，新生児（1～45日齢）や幼児（10～20月齢）では成長期のため合成量は多く，高齢者（61～91歳）では少ない（図6-9）。血漿たんぱく質で最も多いのは，肝臓で合成されるアルブミン（血液の浸透圧調整や脂肪酸などの血中輸送などを担っている）で，平均半減期が20日程度である。血漿アルブミンが減少すると，過去3週間程度のたんぱく質の栄養状態がよくないことを示している。さらに短期間のたんぱく質の栄養状態を把握するために，血漿中の代謝回転の速い（半減期の短い）たんぱく質を急速代謝回転たんぱく質（RTP: rapid turnover protein）とよび，半減期が12時間程度のレチノール結合たんぱく質，2～3日程度のトランスサイレチン（プレアルブミン），8日程度のトランスフェリンがある（第13章2.4参照）。

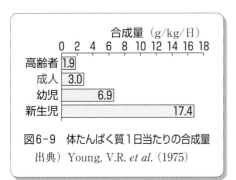

図6-9　体たんぱく質1日当たりの合成量
出典）Young, V.R. *et al.* (1975)

3.4　アミノ酸プール

　図6-10に示すように，食事として摂取したたんぱく質は小腸で消化されて（図6-10-①）アミノ酸となり吸収後，門脈を経て肝臓に運ばれる（図6-10-②）。肝臓に運ばれたアミノ酸は体内にあるアミノ酸（体たんぱく質を分解して生じたアミノ酸，図6-10-⑤）と共にアミノ酸プール（amino acid pool，概念的なものであるが，肝臓や筋肉などの組織，血液中など，図6-10-③）に一定量が溜めこまれ，主に筋肉や骨，酵素，ホルモンなど体たんぱく質の合成に使用される（図6-10-④）。エネルギーが不足している場合は，体たんぱく質の分解が促進され，生じたアミノ酸はエネルギー産生にも利用される。

　アミノ酸の摂取量が増加した場合，アミノ酸はアミノ基転移反応によってアミノ基

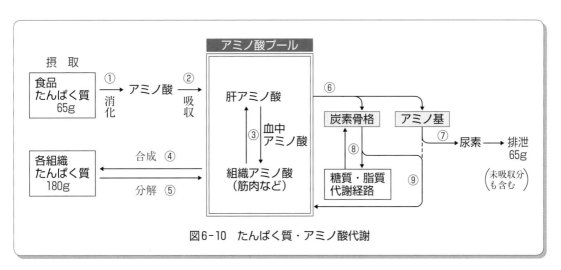

図6-10　たんぱく質・アミノ酸代謝

と炭素骨格に分解される（図6-10-⑥）。アミノ基は他の炭素骨格と結合し，可欠アミノ酸として利用されることもあるが（図6-10-⑨），必要ない場合は最終的に無害な尿素となり尿中から排泄される（3.1（p.80）参照，図6-10-⑦）。炭素骨格は，糖質・脂質の代謝経路に入り，エネルギーとして利用される（図6-10-⑧）。

3.5　アミノ酸の臓器間輸送

　食後，小腸から吸収されたアミノ酸（約20％が分枝アミノ酸）は，門脈を経て肝臓に運ばれる。小腸では，グルタミンやグルタミン酸をアラニンに変換し肝臓に輸送する。小腸のグルタミン消費は特徴的で食事だけでなく血中からもグルタミンを取り込む。肝臓はほとんどのアミノ酸を分解することができるが，分枝アミノ酸はほとんど分解されないため，主に筋肉で代謝される。肝臓は，定常的に血液からアラニンやグルタミンを取り込みエネルギー源か糖新生の材料として利用している。腎臓は尿素やグルタミンから生成したアンモニアを尿中に排泄する。腎臓に取り込まれたグルタミンやグリシンはそれぞれアラニンやセリンに変換され放出される。脳では主にグルコースがエネルギー限として利用されるが，分枝アミノ酸であるバリンも利用できる（図6-11）。

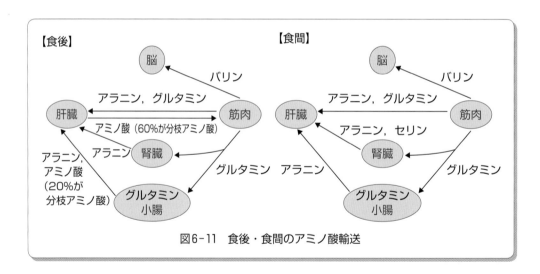

図6-11　食後・食間のアミノ酸輸送

4.　たんぱく質の栄養価

4.1　アミノ酸の重要性

　自然界に約500種類ものアミノ酸が存在しているといわれているが，その中でたんぱく質を構成しているアミノ酸は約20種類であり，人体のすべてのたんぱく質を合成している。この約20種類のアミノ酸は，それぞれ特有の機能をもっており，1つでも欠けるとたんぱく質を構成することはできなくなり，人体はたんぱく質でできてい

るといっても過言ではない。たんぱく質を構成しているアミノ酸の中には，必要量を体内で合成できず，毎日食事から摂取しなければならないものも含まれているが，体内で合成できるアミノ酸であっても，アミノ酸は人体の構成素ということだけでなく調節素や熱量素としても重要である。

（1）不可欠アミノ酸

不可欠アミノ酸（indispensable amino acid）は，体内で必要量分合成できないので，食事で摂取しなければならないアミノ酸であり，必須アミノ酸（essential amino acid）ともよばれている。全部で9種類あり，イソロイシン，ロイシン，リシン（リジン），メチオニン，フェニルアラニン，スレオニン（トレオニン），トリプトファン，バリンの8種類に，ヒスチジンが加えられた（表6-1（p.74）の赤字表記）。ヒスチジンは，特に乳幼児の成長に不可欠なアミノ酸であるが，生体内での合成が比較的遅く1985年にFAO/WHO/UNU（国際連合食糧農業機関/世界保健機関/国際連合大学）の合同委員会が発表した基準アミノ酸をもとに不可欠アミノ酸となった。アルギニンは不可欠アミノ酸には含まれていないが，成長期の子どもでは体内で必要量分合成できないため，食事から摂取する必要がある。

不可欠アミノ酸含量のパターン（アミノ酸評点パターン）では，メチオニンは含硫アミノ酸としてメチオニン＋システイン，フェニルアラニンは芳香族アミノ酸としてフェニルアラニン＋チロシンとして計算されている。システインもチロシンも不可欠アミノ酸ではないが，それぞれメチオニン，フェニルアラニンから生合成することができ，それぞれの必要量を補うためである。

（2）可欠アミノ酸

可欠アミノ酸（dispensable amino acid，表6-1の黒字表記）は，体内で必要量分をグルコースや他のアミノ酸から合成できるアミノ酸であるため，たんぱく質をバランスよく摂取していれば問題はないが，たんぱく質を合成するためには必要なアミノ酸であり，重要でないアミノ酸ということではない。非必須アミノ酸（nonessential amino acid）ともよばれている。

4.2　たんぱく質の栄養価評価法

食品たんぱく質は，肉類や魚介類，卵類など動物性食品だけでなく，米や小麦，野菜など植物性食品にも含まれている。たんぱく質は量を摂取していればよいというものではなく，その食品たんぱく質の消化吸収率や不可欠アミノ酸組成が重要である。動物性の食品たんぱく質は，消化吸収率がよくヒトの体たんぱく質に近い組成であるため，一般的には質の高いものが多い。たんぱく質の栄養価評価法には，ヒトや動物にたんぱく質を摂取させて，それに伴う体重や窒素出納を指標として判定する生物学的評価法と，その食品たんぱく質の不可欠アミノ酸組成を測定して判定する化学的評

価法がある。

（1）生物学的評価法

生物学的評価法には，たんぱく質効率，生物価，正味たんぱく質利用率などがある。

1）体重増加を指標とした評価法

たんぱく質効率（PER：protein efficiency ratio）は，体重増加を指標としたたんぱく質の栄養価評価法で，良質のたんぱく質ほど効率よく動物の体重を増加（成長）させるという考えに基づいている。成長期の動物にそれぞれのたんぱく質を含む食餌を与えて数週間飼育し，その間に摂取した全たんぱく質量に対する体重増加量の比つまり摂取たんぱく質1g当たりの体重増加量で求めることができる。

$$PER＝体重増加量（g）/摂取たんぱく質量（g）$$

2）窒素出納を指標とする評価法

窒素出納（nitrogen balance）とは，摂取窒素量（intake nitrogen）と排泄窒素量（excreted nitrogen）のバランスのことであり，窒素はたんぱく質には含まれているが糖質や脂質には含まれていないため，体たんぱく質の増減を把握することができる。摂取窒素量は食事中のたんぱく質量から，排泄窒素量は尿や糞便などから排泄される窒素量から求めることができる。たんぱく質をまったく摂取しない場合（窒素量もゼロ）でも，窒素排泄量はゼロとはならず一定の値になる（図6-12）。これは，体たんぱく質の分解などによって窒素を排泄しているからであり，不可避窒素損失量（obligatory nitrogen losses）という。

健康な成人では，［摂取窒素量］−［排泄窒素量］＝0であり，窒素平衡の状態となっており，図6-12に示すように，窒素平衡の維持量（摂取窒素量）が少ないほど栄養価の高いたんぱく質である。成長期の子どもや妊婦，筋肉を増強しているアスリートなどは，［摂取窒素量］−［排泄窒素量］＞0となり，窒素出納は正（プラス）を示す。逆に，飢餓時などは，［摂取窒素量］−［排泄窒素量］＜0となり，窒素出納は負（マイナス）を示す。

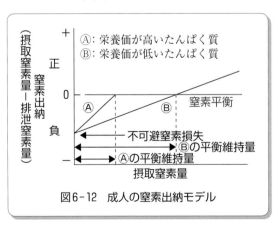

図6-12　成人の窒素出納モデル

窒素出納を指標にした生物学的評価法に生物価（BV：biological value）と正味たんぱく質利用率（NPU：net protein utilization）がある。BVは，栄養価の高いたんぱく質は，体内に吸収されて体たんぱく質の合成に利用されるため，体内に保留される割合が高くなるという考えに基づいている。摂取したたんぱく質はすべて吸収されず一部は糞便中に排泄されるため，吸収窒素量を求めるためには摂取窒素量から糞便中の窒素量を差し引けばよいが，

糞便中の窒素量は摂取たんぱく質由来の窒素量のみで計算する必要があり，糞便中窒素量から無たんぱく食時の糞便中窒素量を差し引く必要がある。また，保留窒素量は吸収窒素量から尿中窒素量を差し引けばよいが，尿中窒素量は摂取たんぱく質由来の窒素量のみで計算する必要があり，尿中窒素量から無たんぱく食時の尿中窒素量を差し引く必要がある。

NPUはBVに消化吸収率を加味した判定法で，摂取窒素量に対する体内保留窒素量の割合を示したものである。

BV＝(保留窒素量／吸収窒素量)×100
吸収窒素量＝摂取窒素量－(糞便中窒素量－無たんぱく食時の糞便中窒素量)
保留窒素量＝摂取窒素量－(尿中窒素量－無たんぱく食時の尿中窒素量)

消化吸収率が100％のたんぱく質では，BVとNPUは同じ値になるが，多くの場合は，BVが大きな値となり，BVとNPUの差が大きくなるほど消化吸収率が低いということである。また，BVやNPUは摂取たんぱく質量やエネルギー量の影響を受けやすく，摂取たんぱく質量が増加し続けても保留窒素量が増加し続けることはないため，摂取たんぱく質量が増加すると低値を示し，摂取エネルギーが増加すると摂取窒素（摂取たんぱく質）をエネルギーにする必要がなく，吸収窒素の体たんぱく質への利用率が高くなるため若干高値を示す。

NPU＝(保留窒素量／摂取窒素量)×100
　　＝BV×消化吸収率

（2）化学的評価法

化学的評価法には，アミノ酸価（AAS：amino acid score，アミノ酸スコア）がある。

アミノ酸価は，食品たんぱく質の化学的評価法であり，アミノ酸評点パターンに対する各食品の不可欠アミノ酸量の割合を算出したものである。アミノ酸価の最大値は100でアミノ酸価が100の場合，制限アミノ酸（limiting amino acid，100％未満の不可欠アミノ酸）がないことを意味している。制限アミノ酸の中でもっとも低値のアミノ酸を第一制限アミノ酸といい，その値がアミノ酸価である。

アミノ酸価は，リービッヒの桶に例えられるが，桶を形作っている「側板」をそれぞれの不可欠アミノ酸，その「側板」の長さをアミノ酸評点パターンに対する充足率と仮定すると，桶で汲む水の量は，一番短い「側板」（つまり第一制限アミノ酸）によって決められることになる（図6-13）。アミノ酸評点パターンは，1957年にFAOは当時の人体に必要な不可欠アミノ酸量からアミノ酸評点パターンを提案している（表6-9）。その後，何度か変更が繰り返され，現在では，2007年にFAO/WHO/UNUから報告されたアミノ評点パターン（6つの年齢区分）が最新である（表6-10）。

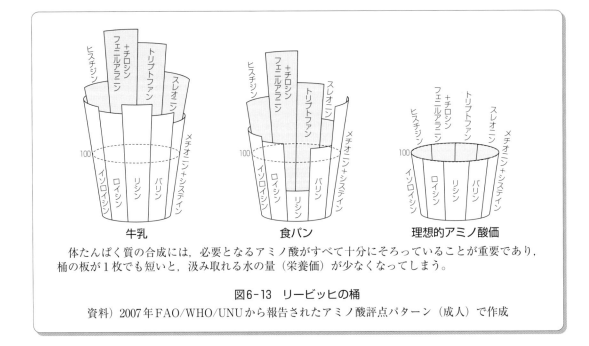

体たんぱく質の合成には，必要となるアミノ酸がすべて十分にそろっていることが重要であり，桶の板が1枚でも短いと，汲み取れる水の量（栄養価）が少なくなってしまう。

図6-13　リービッヒの桶

資料）2007年FAO/WHO/UNUから報告されたアミノ酸評点パターン（成人）で作成

表6-9　1957年FAO，1973年FAO/WHO，1985年FAO/WHO/UNUから報告されたアミノ酸評点パターン

(mg/g たんぱく質)

	FAO (1957)	FAO/WHO (1973)				FAO/WHO/UNU (1985)			
		乳児	学齢期 10〜12歳	成人	評価用	乳児	学齢期 2〜5歳	学齢期 10〜12歳	成人
イソロイシン	42	35	37	18	40	46	28	28	13
ロイシン	48	80	56	25	70	93	66	44	19
リシン	42	52	75	22	55	66	58	44	16
メチオニン+システイン	42	29	34	24	35	42	25	22	17
フェニルアラニン+チロシン	56	63	34	25	60	72	63	22	19
スレオニン	28	44	44	13	40	43	34	28	9
トリプトファン	14	8.5	4.6	6.5	10	17	11	9	5
バリン	42	47	41	18	50	55	35	25	13
ヒスチジン		14				26	19	19	16
必須アミノ酸　計		372.5				460	339	241	127
ヒスチジンを除く　計	314	358.5	325.6	151.5	360	434	320	222	111

AAS＝第一制限アミノ酸の不可欠アミノ酸含量／アミノ酸評点パターンでの
その不可欠アミノ酸含量×100

　たんぱく質の栄養価判定法の基本は，あくまで実際に食品たんぱく質を摂取させて求める生物学的評価法であるが，日常の食事の栄養価評価法では，食品中の不可欠アミノ酸を簡便に測定でき，複数の食品たんぱく質であっても評価することができるア

表6-10　2007年FAO/WHO/UNUから報告されたアミノ酸評点パターン

(mg/gたんぱく質)

	FAO/WHO/UNU (2007)					
	乳　児		学齢前期	学齢期		成　人
	0.5歳	1〜2歳	3〜10歳	11〜14歳	15〜18歳	18歳〜
イソロイシン	32	31	31	30	30	30
ロイシン	66	63	61	60	60	59
リシン	57	52	48	48	47	45
メチオニン＋システイン	28	26	24	23	23	22
フェニルアラニン＋チロシン	52	46	41	41	40	38
スレオニン	31	27	25	25	24	23
トリプトファン	8.5	7.4	6.6	6.5	6.3	6.0
バリン	43	42	40	40	40	39
ヒスチジン	20	18	16	16	16	15
必須アミノ酸　計	337.5	312.4	292.6	289.5	286.3	277
ヒスチジンを除く　計	317.5	294.4	276.6	273.5	270.3	262

ミノ酸価がよく利用されている。アミノ酸価は，たんぱく質1g当たりの不可欠アミノ酸の量（以前は窒素1g当たりがよく使われていた）で計算されており，実際の食品に含まれている不可欠アミノ酸の量や消化吸収率などは全く考慮されていないため，アミノ酸価が100でもたんぱく質が少ない食品もあり注意が必要である。

4.3　たんぱく質・アミノ酸の補足効果

　私たちの食事は1つの食品だけを摂取することは少ない。バランスのよい食事をするためにも複数の食品を摂取することが望ましい。ご飯（米）だけを摂取すると，不可欠アミノ酸のリシンが制限アミノ酸となるが，卵を一緒に摂取すると卵によって制限アミノ酸のリシンが供給されて食事全体の栄養価が高くなる。これをたんぱく質の補足効果とよんでいる。同様に，米や小麦のたんぱく質で調整した動物飼料に，米や小麦のリシンを添加することで，動物の成長が改善することがある。このように制限アミノ酸がある食品たんぱく質に，その制限アミノ酸を添加することで食品たんぱく質の栄養価を改善することをアミノ酸の補足効果という。

　複数の制限アミノ酸をもつ食品たんぱく質を含む餌で動物を飼育した場合，その動物の成長は遅くなるが，この餌に複数の制限アミノ酸の中の1つだけを添加すると，成長が改善どころか添加する前よりも成長が低下してしまう現象が起きることがある。この現象をアミノ酸インバランス（amino acid imbalance）といい，複数の制限アミノ酸をもつ食品たんぱく質のアミノ酸のバランスを改善するために添加したアミノ酸が，かえって他の制限アミノ酸の要求量を増加させ，アミノ酸のバランスが悪くなったためであり，他の制限アミノ酸を一緒に添加すると成長は改善する。

5．たんぱく質と他の栄養素との関係

5．1　糖質・脂質とたんぱく質

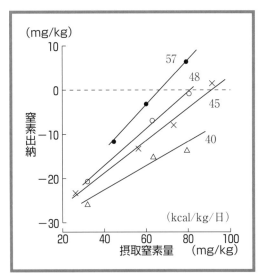

摂取窒素量が同じでも，たんぱく質利用率は摂取エネルギー量が大きいほど大きくなる。

図6-14　成人の窒素出納に対する摂取窒素量と摂取エネルギーの効果

出典）岸　恭一・井上五郎：*JJPEN*，3（5），p.422（1981）

たんぱく質は，エネルギー産生栄養素の1つであり1g当たり4kcalのエネルギーを供給することができるが，体内での主な役割は，筋肉や骨など体を構成するたんぱく質に再合成し，酵素やホルモンなどとして重要な生体機能の調節を担うことである。そのため，糖質や脂質を十分に摂取していれば，たんぱく質をエネルギー源として消費する必要は少なくて済み，たんぱく質利用率は高くなる。このような現象を糖質や脂質のたんぱく質節約作用とよんでいる。図6-14に示すように，摂取窒素量が同じでも，エネルギー摂取量が多いほどたんぱく質利用率は大きくなっている。最近では，低炭水化物ダイエットとして，摂取する糖質の量をかなり制限したダイエット法がみられるが，生きていくうえで必要なエネルギーを脂質またはたんぱく質で摂取しなければならなくなり，長期間継続すると健康上の問題が生じてくる可能性があるので注意が必要である。

5．2　ビタミンとたんぱく質・アミノ酸代謝

たんぱく質を構成するアミノ酸は，摂取後に生体に必要なたんぱく質の合成などに利用されるが，余分なアミノ酸が生体内に貯蔵されることはない。まず，余ったアミノ酸は，アミノ基転移反応によってアミノ基を外して2-オキソ酸になるが，この反応はビタミンB_6（PLP：ピリドキサールリン酸）が補酵素として必要であり，たんぱく質の摂取量が増加すると必要量も増加する。

アミノ酸由来の神経伝達物質であるγ-アミノ酪酸（GABA）はグルタミン酸から，ヒスタミンはヒスチジンから脱炭酸反応によって生成されるが，これらの補酵素はPLPである。ドーパミンからノルアドレナリンへの反応やコラーゲン合成では，ビタミンCが必要である。細胞質の長鎖脂肪酸をミトコンドリアに取り込むのに必要なL-カルニチンはリシンとメチオニンによって体内で生合成されるが，ビタミンC，ナイアシン，ビタミンB_6が必要不可欠である。

6. たんぱく質の食事摂取基準

「日本人の食事摂取基準（2020年版）」では，たんぱく質について推定平均必要量，推奨量（乳児は目安量），目標量が定められた。

たんぱく質の推定平均必要量は，窒素出納法で得られた良質な動物性たんぱく質における維持必要量0.66 g/kg体重／日を用いた。これは，1日，体重1 kg当たり，窒素平衡を維持するために必要なたんぱく質が0.66 g必要ということである。18歳以上の日常食混合たんぱく質の利用効率を90%と見積もり，

18歳以上の推定平均必要量（g/kg体重／日）＝ 0.66 ÷ 90/100 ≒ 0.73

18歳以上の推定平均必要量（g/日）＝ 0.73 × 参照体重

推奨量（g/日）＝ 0.73 × 参照体重 × 推奨量算定係数（1.25）

とした。例えば，18〜29歳の女性（参照体重50.3 kg）の場合，

推定平均必要量（g/kg体重／日）0.66 ÷ 90/100 ≒ 0.73

推定平均必要量（g/日）0.73 × 50.3 = 36.719 ≒ 40

推奨量（g/日）40 × 1.25 = 50

目標量については，下限は推奨量以上でなければならず，上限は耐容上限量を考慮すべきとし，男女ともに1〜49歳まで13〜20%エネルギー，50〜64歳は14〜20%エネルギーとした。今回の策定にあたり，65歳以上の高齢者ではフレイル予防の観点から目標量は15〜20%エネルギーとし，下限を前回の基準（13%エネルギー）から引き上げている。また，たんぱく質の過剰摂取における体への影響は考えられるが，耐容上限量を設定するための明確な根拠となる報告は，今回も十分ではなかったため設定されなかったが，健常人の場合20%エネルギー未満であれば問題ないと考えられている。

7. たんぱく質の不足と過剰

たんぱく質・エネルギー栄養障害（PEM：protein energy malnutrition）は，生命に必要なエネルギーやたんぱく質が不足して起こる病的な状態であり，エネルギーとたんぱく質ともに不足している**マラスムス**（marasmus）と，エネルギーは充足しているもののたんぱく質が極端に不足している**クワシオルコル**（kwashiorkor）の大きく2つに分類される。高齢者におけるPEMは**サルコペニア**（sarcopenia，加齢とともに骨格筋量が減少していく現象）や**フレイル**（frailty，高齢期に生理的予備能が低下し，身体機能障害に陥りやすい状態）とも関連し，超高齢社会の日本では健康寿命の延伸を目指すうえで予防に取り組むことが必須である。

たんぱく質の過剰摂取については，エネルギーの過剰摂取となるだけでなく腎臓へ

の負担が危惧される。科学的根拠となる報告が十分ではないが，目標量の上限である20％エネルギーあるいは2g/kg体重／日を超えないようにすることが無難であり，動物性のたんぱく質と植物性のたんぱく質をバランスよく摂取し，サプリメントなどで特定のアミノ酸だけを過剰にしないようにすることが重要である。

文　　献

●参考文献
・木元幸一・中島　滋・林あつみ他：『カレント　改訂　基礎栄養学』，建帛社，2021
・灘本知憲・高橋亨子・小野廣紀他：『新食品・栄養科学シリーズ基礎栄養学』，化学同人（2021）
・文部科学省科学技術・学術審議会資源調査分科会報告：『日本食品標準成分表2020年版（八訂）』（2020）
・日本人の食事摂取基準策定検討会：『日本人の食事摂取基準（2020年版）「日本人の食事摂取基準」策定検討会報告書』（2019）

第 7 章

ビタミンの栄養

1. ビタミンの種類と特徴・代謝と栄養学的機能

1.1 ビタミンの定義と分類

　ビタミン（vitamin）とは，代謝酵素の補酵素として，あるいはホルモン様作用などとして，その必要量は微量であっても，生体に不可欠な低分子化合物である。また，ビタミンは，体内で合成されないか，あるいはその合成量が十分でないため，食品などとして外界から摂取しなければならない有機化合物でもある。

　ビタミンは，脂溶性ビタミン（fat-soluble vitamin）4種と水溶性ビタミン（water-soluble vitamin）9種に分類され，それらの食事摂取基準が算定されている。水溶性ビタミンやビタミンKは主に補酵素として機能し，脂溶性ビタミンA，Dは遺伝子調節に関与するほか，ビタミンCとEは抗酸化反応にかかわっている。

　水溶性ビタミンは尿中に排泄されやすいので一般に過剰症とはなりにくいが，脂溶性ビタミンは脂質に溶けやすいため体内蓄積性であり，過剰症を引き起こす場合がある。そのため，「日本人の食事摂取基準（2020年版）」において，水溶性ビタミンのナイアシン，ビタミンB$_6$，葉酸，ならびに脂溶性ビタミンA，D，Eについては，過剰摂取による健康障害を予防する観点から，耐容上限量（tolerable upper intake level：UL）が策定されている。一方，欠乏症はそれぞれのビタミンについて知られている。

1.2 脂溶性ビタミン

　脂溶性ビタミンには，ビタミンA（レチノール），ビタミンD（エルゴカルシフェロール，コレカルシフェロール），ビタミンE（トコフェロール），ビタミンK（フィロキノン，メナキノン）がある。脂溶性ビタミンは，この4種類だけである（表7-1）。

（1）ビタミンA

1）概　　要

　抗夜盲症因子として発見されたビタミンAには同様の生理活性を示す類縁化合物が複数存在するため，総称してレチノイド（retinoid）という。基本構造は，β-イオノン環と五炭素化合物であるイソプレンユニットで構成されている。ビタミンAは，イソプレン鎖の末端構造がアルコール型（–OH）のレチノール（retinol），アルデヒ

表7-1　脂溶性ビタミン（4種類）

名称	化合物名	機能	欠乏症	過剰症	推奨量または目安量：18歳以上の成人*	耐用上限量：18歳以上の成人*
ビタミンA	レチノール レチナール レチノイン酸	視覚機能 細胞分化	夜盲症，暗順応不全 免疫能の低下	脳圧亢進	（推奨量）男850～900　女650～700　（μgRAE/日）	男女ともに　2,700　（μgRAE/日）
（プロビタミンA）	β-カロテン α-カロテン β-クリプトキサンチン	抗酸化作用		なし		
ビタミンD	エルゴカルシフェロール コレカルシフェロール	血中 Ca^{2+} の維持，カルシウム代謝	くる病，骨軟化症，骨粗鬆症	高カルシウム血症，腎障害，石灰化	（目安量）男女ともに　8.5　（μg/日）	男女ともに　100　（μg/日）
ビタミンE	α, β, γ, δ-トコフェロール α, β, γ, δ-トコトリエノール	抗酸化作用	未熟児の溶血性貧血	なし	（目安量）男6.0～7.0　女5.0～6.5　（mg/日）	男750～900　女650～700　（mg/日）
ビタミンK	フィロキノン メナキノン	血液凝固，骨代謝，動脈石灰化の抑制	新生児メレナ，頭蓋内出血（乳児）	なし	（目安量）男女ともに　150　（μg/日）	策定されず

表7-2　水溶性ビタミン（9種類）

名称	化合物名	補酵素型	機能（例）関連酵素	欠乏症	過剰症	推奨量または目安量：18歳以上の成人*	耐用上限量：18歳以上の成人*
ビタミンB₁	チアミン	TPP	糖質代謝 ピルビン酸デヒドロゲナーゼ	脚気 ウェルニッケ脳症	—	（推奨量）男1.2～1.4mg/日 女0.9～1.1mg/日	策定されず
ビタミンB₂	リボフラビン	FAD, FMN	酸化還元反応 フラビン酵素	皮膚炎 口唇炎	—	（推奨量）男1.3～1.6mg/日 女1.0～1.2mg/日	策定されず
ナイアシン	ニコチン酸 ニコチンアミド	NAD, NADP	エネルギー代謝 デヒドロゲナーゼ	ペラグラ	—	（推奨量）男13～15mgNE/日 女10～12mgNE/日	男300～350mg/日 女250mg/日
ビタミンB₆	ピリドキシン ピリドキサール ピリドキサミン	PLP, PMP	アミノ基転移反応 トランスアミナーゼ （アミノトランスフェラーゼ）	皮膚炎	—	（推奨量）男　1.4mg/日 女　1.1mg/日	男　50～60mg/日 女　40～45mg/日
葉酸	プテロイルグルタミン酸	テトラヒドロ葉酸	核酸塩基の合成 C1単位の転移酵素	巨赤芽球性貧血	—	（推奨量）　240μg/日	男女900～1,000μg/日
ビタミンB₁₂	アデノシルコバラミン メチルコバラミン ヒドロキソコバラミン シアノコバラミン	アデノシルコバラミン メチルコバラミン	メチオニン合成 メチルマロニルCoAムターゼ メチル基転移反応 異性化反応	巨赤芽球性貧血	—	（推奨量）男女　2.4μg/日	策定されず
ビオチン	ビオチン	ビオチン	炭酸固定反応，糖新生 アセチルCoAカルボキシラーゼ， ピルビン酸カルボキシラーゼ	皮膚炎	—	（目安量）男女　50μg/日	策定されず
パントテン酸	パントテン酸	補酵素A（CoA）	酸化還元反応 アシル基転移反応	成長障害	—	（目安量）男　5～6mg/日 女　5mg/日	策定されず
ビタミンC	アスコルビン酸	なし	抗酸化作用 コラーゲン合成	壊血病 皮下出血	—	（推奨量）男女　100mg/日	策定されず

注）＊表7-1，7-2とも「日本人の食事摂取基準（2020年版）」の値。

ド型（−CHO）の**レチナール**（retinal），カルボン酸型（−COOH）の**レチノイン酸**（retinoic acid）に分類される（図7-1）。なお，側鎖の二重結合に基づく異性体が存在することになるが，全トランス型のビタミンA活性が最も高い。ビタミンAは動物体内では合成されないが，脂肪酸のレチニルエステルとして主に肝臓に蓄積している。しかし，動植物に認められるβ-カロテンやβ-クリプトキサンチンなどは，摂取後に体内でビタミンAに転換されるため，これらを**プロビタミンA**という。ところで，通常ビタミンAとよぶ場合はレチノールを指すことが多い。

　ビタミンAは，冷凍保存に対しては比較的安定であるが，熱や空気，光により異性化，分解，重合してビタミンとしての効力を失う。

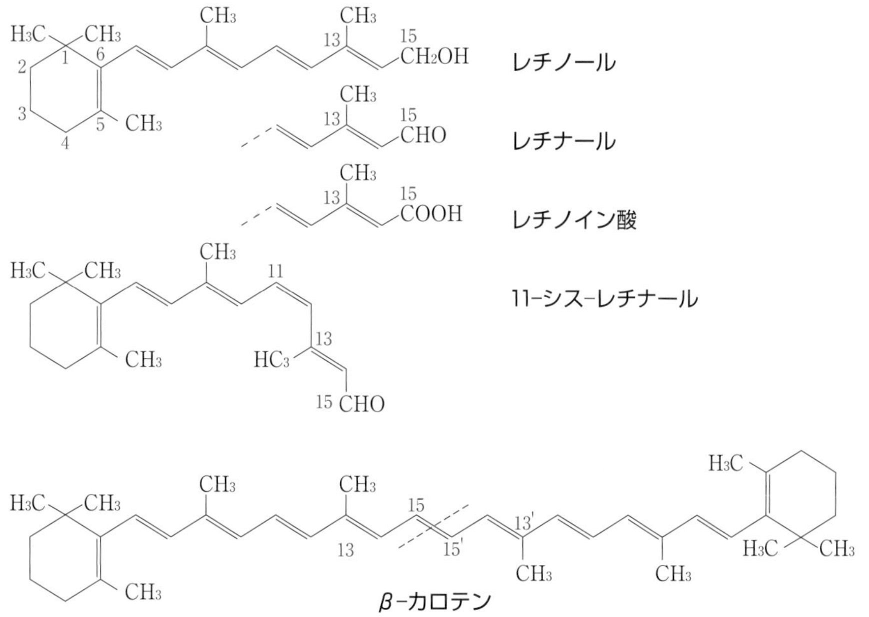

図7-1　ビタミンAとβ-カロテン

2）消化，吸収，代謝

　レチノイド（ビタミンA）は，レバーやバター，鶏卵などの動物性食品から主としてレチニル脂肪酸エステルとして，また緑黄色野菜など植物性食品からβ-カロテンを代表とするカロテノイド（プロビタミンA）として摂取される。小腸の吸収上皮細胞において，レチニル脂肪酸エステルは加水分解されてレチノールに，β-カロテンはβ-カロテン-15,15′-ジオキシゲナーゼによる分子内中央開裂によってレチナールに転換されて吸収される。レチノールの吸収率は高く70〜90%であるが，食品中のβ-カロテンに由来するビタミンA活性，すなわち生体利用率（bioavailability）は，その吸収率が低いこと，および開裂酵素の活性が十分ではないことを考慮すると，レチ

ノールの12分の1にすぎない。

　食物から摂取したレチノイドは，レチノール（安定型）として小腸粘膜細胞に吸収され，レチニル脂肪酸エステルとしてキロミクロンに取り込まれて肝臓へ運ばれる。肝臓では，レチニル脂肪酸エステル（主としてパルミチン酸エステル）として貯蔵される。

　肝臓に蓄積されたレチノールは，レチノール結合たんぱく質（RBP：retinol-binding protein）として，さらにトランスサイレチン（TTR：プレアルブミン）と複合体を形成して血中を移行する。レチノイドの摂取不足やレチノール結合たんぱく質合成の低下などにより，レチノールの血中濃度が0.3 μg/mL以下になると欠乏症状が現れるとされている。しかし，肝臓のビタミンA貯蔵量が20 μg/g以下に減少するまではその血漿濃度に反映されないとされている。

　レチノール-RBP-TTR複合体は，制御されたその一定量が標的臓器（肝外組織）に伝達される。標的臓器では，細胞表面の特異的受容体を介してレチノールのみが細胞内に取り込まれる。その後，レチノールはアルコールデヒドロゲナーゼで酸化されて活性型のレチナールに（可逆反応），さらに，レチナールオキシダーゼでレチノイン酸に転換される（不可逆反応）。

3）栄養学的機能

①　視覚サイクル：眼の網膜に存在する桿状体細胞において，感光色素ロドプシン（rhodopsin）は，11-シス-レチナール（図7-1）のアルデヒド基がたんぱく質オプシン（opsin）のリシン残基のアミノ基と結合（シッフ塩基）した視覚たんぱく質である。ロドプシンに光が当たると，その光エネルギーを受け取った11-シス-レチナールは安定型の11-トランス-レチナール（全trans型）に異性化する。このとき，ロドプシンの立体構造変化と連動してイオンチャネルが刺激され，その結果，光の情報が視神経に伝達される（図7-2）。

　オプシンから遊離したレチナールは，再び異性化酵素によって11-シス型に転換されて再利用されるが，レチナールは消耗するため，その不足分はレチノールを酸化して補給する必要がある。この一連の繰り返しを視覚サイクルとよぶ。したがって，レチノールが欠乏すればロドプシンを再生するこのサイクルが正常にはたらかなくなり，暗順応の反応性低下となる。

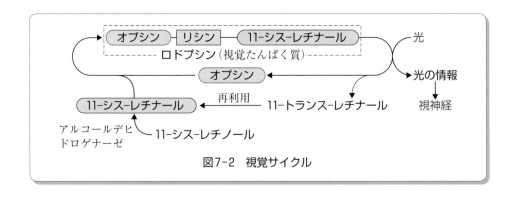

図7-2　視覚サイクル

② **上皮系細胞分化の維持**：レチノイン酸は，核内にあるレチノイン酸受容体（核内受容体）と結合して特定の標的遺伝子の転写調節を行う。この機能は，ステロイドホルモンの作用に類似しており，とくに上皮細胞の形成において，糖たんぱく質などの合成を調節する。

③ **カロテノイドの抗酸化作用**：カロテノイドは，活性酸素種の1つである一重項酸素の消去剤（クエンチャー：quencher）である。一重項酸素はラジカルではないが，例えば，ビリルビンなどの色素が光増感反応を受けると産生され，生体成分に対する酸化作用が強い。カロテノイドは，ビタミンEと同様に脂溶性であるため，細胞膜内で生じる他のラジカル種を捕捉し不活性化させる作用も有するとされていることから，十分なカロテノイド摂取は生体維持に不可欠である。

ビタミンA

① **給　源**：レチノールは動物性食品のレバー，うなぎ，バター，卵黄などに多い。カロテンはにんじんなど緑黄色野菜やみかんなど果実類に含まれている。

② **欠乏症**：夜盲症，暗順応の反応性低下，成長障害，眼球乾燥症，角膜軟化症，皮膚乾燥症などのほか細菌感染に対する抵抗力（免疫能）の低下がある。

③ **過剰症**：脳圧亢進，肝障害などがある。しかし，β-カロテンなどプロビタミンAの大量摂取による過剰症の可能性はほとんどないと考えられている。

（2）ビタミンD
1）概　　要（図7-3）

　ビタミンDは，抗くる病因子として発見された脂溶性ビタミンの1つであって，きのこ類など植物由来のビタミンD_2（エルゴカルシフェロール）と，魚肉や魚類肝臓など動物由来のビタミンD_3（コレカルシフェロール）に分けられる。エルゴステロール（プ

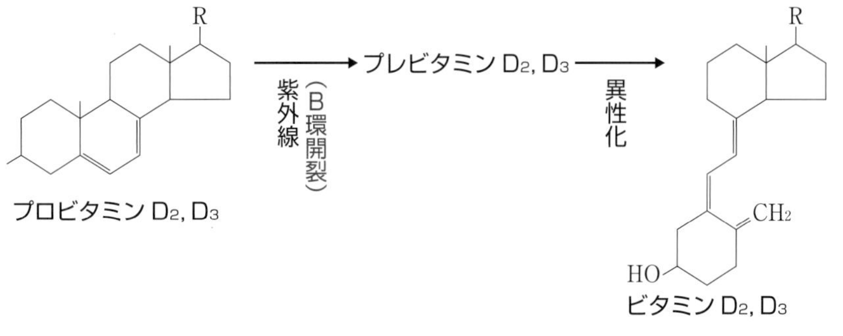

D_2型（植物）エルゴステロール → エルゴカルシフェロール（ビタミンD_2）
R：-CH(CH_3)-CH=CH-CH(CH_3)-CH(CH_3)_2（20, 25）
D_3型（動物）7-デヒドロコレステロール → コレカルシフェロール（ビタミンD_3）
R：-CH(CH_3)-CH_2-CH_2-CH_2-CH(CH_3)_2（20, 25）

図7-3　プロビタミンDとビタミンD

ロビタミンD_2）や7-デヒドロコレステロール（プロビタミンD_3）に，波長300 nm付近の紫外線が照射されると，基本骨格のB環が開裂してプレビタミンD_2，D_3を生じ，さらに異性化によってビタミンD_2，D_3が生成する。エルゴステロールからエルゴカルシフェロール（ビタミンD_2）が，ヒトや動物の皮膚においては，7-デヒドロコレステロールからコレカルシフェロール（ビタミンD_3）が誘導される。ビタミンD_2とD_3はC20位の飽和度が異なるだけの同族体であり，生体内では同様に代謝されるため，両者を区別することなく，単にビタミンDとして取り扱われる。なお，7-デヒドロコレステロールは，コレステロール合成の代謝中間体である。

2）消化，吸収，代謝

ビタミンDの生理活性の発現には活性型ビタミンDに代謝変換されることが必須であり，肝臓と腎臓の両組織で水酸化（ヒドロキシ化）を受ける。まず，肝臓のビタミン25-ヒドロキシラーゼによって25-ヒドロキシビタミンD（カルシジオール）に転換され肝臓中に貯蔵される。その後，腎臓でさらに水酸化されて，ホルモン様作用を有する活性型の$1\alpha,25$-ジヒドロキシビタミンD（カルシトリオール）を生じる。25-ヒドロキシビタミンDの血中濃度（約100 nmol/L）は，ヒトの皮膚で産生されたビタミンDと食物から摂取されたビタミンDの総量を反映して変動するが，活性型の$1\alpha,25$-ジヒドロキシビタミンDの血中濃度は，25-ヒドロキシビタミンDの1,000分の1以下の低いレベルに保たれている。つまり，腎臓での水酸化反応が活性型ビタミンDの生理作用を制御していることになる。

3）栄養学的機能：カルシウムの維持

活性型ビタミンDは，ビタミンD結合たんぱく質によって種々の対象臓器へと運ばれ，標的細胞のビタミンD受容体（核内受容体）と結合したのち，ビタミンD依存性たんぱく質の発現に関与する。つまり，活性型ビタミンDの主たる生理機能は，遺伝子発現を介して，血中カルシウム濃度を一定レベル（9～10 mg/dL）に維持することにあり，その標的臓器は小腸，腎臓および骨などである。

活性型ビタミンDは，小腸の吸収上皮細胞に作用して小腸からのカルシウムとリン酸吸収作用を促進し，また，腎臓からのカルシウムとリン酸吸収の促進作用を示すことにより，骨の形成と成長を促すと同時に，血中カルシウム濃度の調節に寄与している。したがって，ビタミンDが欠乏すれば，腸管からのカルシウム吸収と腎臓でのカルシウム再吸収が低下し，低カルシウム血症が引き起こされる。さらに，副甲状腺機能が二次的に惹起されると，骨吸収亢進を介して，くる病（小児）や骨軟化症（成人）がもたらされる。この場合の25-ヒドロキシビタミンDは約30 nmol/L未満とされている。ところで，ビタミンDの効力発揮には，活性型ビタミンDの生合成を刺激する副甲状腺ホルモン（パラトルモン，PTH：parathyroid hormone）の協奏作用が不可欠である。パラトルモンは，血中カルシウム濃度が低下した場合には骨吸収を促進させる。

活性型ビタミンDは，骨吸収（破骨細胞）と骨形成（骨芽細胞）による骨組織のリモデリングを正常に維持すると考えられており，骨粗鬆症の治療薬（活性型ビタミンD_3

製剤）として採用されている。

ビタミンD

① **給　源**：エルゴステロールは酵母やシイタケなどきのこ類に，7-デヒドロコレステロールは魚類の肝臓に多い。

② **欠乏症**：幼児においてはくる病を，成人では骨軟化症を引き起こす。高齢者では，骨粗鬆症と骨折のリスクが増す。

③ **過剰症**：高カルシウム血症や腎障害が知られており，急性では嘔吐や食欲不振などが，慢性では腎臓や軟組織の石灰化障害が起こる。

（3）ビタミンE

1）概　　要

ラットの抗不妊因子として発見されたビタミンEには，α-トコフェロール（α-tocopherol），β-，γ-，δ-トコフェロールの４種と，α-，β-，γ-，δ-トコトリエノールの４種，計８種類のビタミンE効力を示す同族体が知られている。そのうち，α-トコフェロールが最も高い生理活性を有する。α-，β-，γ-，δ-体はクロマン環のメチル基の数と位置によって分類されている。また，トコトリエノールはトコフェロールと類似構造を有するが側鎖に不飽和結合をもつ（図7-4）。

トコトリエノールの抗酸化活性はトコフェロールよりも数十倍高いとされているが，生体内に存在するビタミンE同族体の大半がα-トコフェロールであることから，ビタミンEの食事摂取基準は，α-トコフェロールを指標として策定されている。

2）消化，吸収，代謝

摂取した食品中のビタミンEは，小腸の吸収上皮細胞に取り込まれたのち，キロミクロン粒子に包含され，リンパ管経由で吸収後，肝臓に至る。肝臓において，α-トコフェロール結合たんぱく質（ビタミンE輸送たんぱく質）に結合したα-トコフェロー

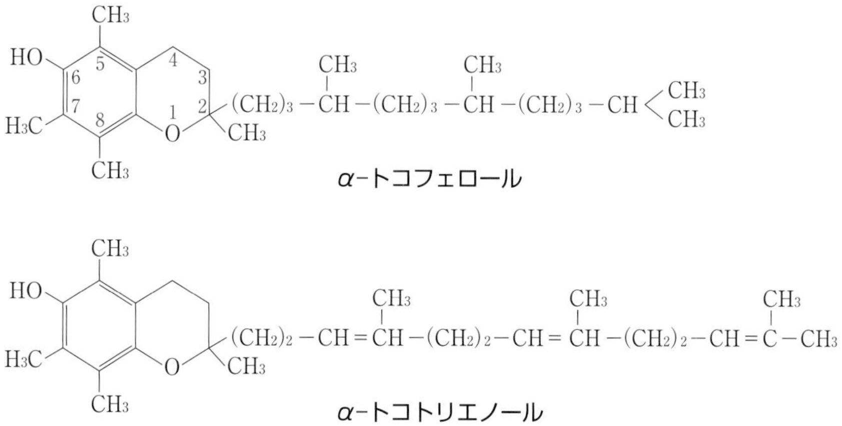

図7-4　α-トコフェロールとα-トコトリエノール

ルが，VLDLを運搬体として，末梢組織へ移行する。なお，α-トコフェロールはビタミンE結合たんぱく質により吸収されるため，過剰に摂取してもその結合容量以上に体内に取り込まれることはない。

3）栄養学的機能：抗酸化作用

脂溶性のビタミンEは，細胞膜脂質構造に取り込まれ抗酸化物質として機能する。膜脂質を構成する多価不飽和脂肪酸および一部の膜たんぱく質は非常に酸化されやすく，脂質の過酸化反応は，脂質ラジカル連鎖反応へと拡大し，やがて組織障害に至る。ビタミンEは疎水性の部位で，障害の引き金となる活性酸素種や二次産物のフリーラジカルと素早く反応してラジカルを消去する。したがって，ビタミンEの生理作用は，細胞膜や細胞内小器官膜を構成しているリン脂質中の多価不飽和脂肪酸のほか膜たんぱく質の過酸化を防止し，膜を正常に保つ抗酸化作用がある。ビタミンEは，赤血球膜の安定化，すなわち溶血防止に機能する。また，老化や生活習慣病の予防に有効とされている。通常の食品からのビタミンE摂取において，欠乏症や過剰症はないとされているが，食事摂取基準では耐容上限量が設定されている。

ビタミンE

① 給　源：植物性食品に多く含まれ，とくに大豆油やコーン油などの植物油は優れた給源である。動物性食品においてその含量は低い。
② 欠乏症：ヒトの欠乏症は認められていない。不飽和脂肪酸過剰摂取に伴ってビタミンEの需要が増大する場合や，胆汁酸不足によるビタミンE吸収阻害などで，低出生体重児の溶血性貧血のほか，神経障害や筋萎縮症などが現れるとされている。しかし，通常の食生活で欠乏することはない。
③ 過剰症：通常の食品摂取による過剰症はほとんど知られていない。

（4）ビタミンK

1）概　　要

抗出血性因子として発見されたビタミンKは，ビタミンK依存性たんぱく質の活性化に不可欠な脂溶性ビタミンである。ナフトキノンを基本骨格とするビタミンKには，ビタミンK$_1$（フィロキノン：phylloquinone）とビタミンK$_2$（メナキノン：menaquinone）が天然品として存在する。メナジオン（ビタミンK$_3$）はビタミンK効力の高い合成品であるが，その毒性のため医薬品・食品としての使用は禁止されている。天然物由来のビタミンKの多くはK$_1$であり，K$_2$は腸内細菌でも大量に合成される（図7-5）。

2）消化，吸収，代謝

ビタミンKは小腸から吸収され，キロミクロンに取り込まれて肝臓に運ばれる。その後，LDLに包含されてさまざまな組織へと移送される。しかし，サプリメントや植物油に含まれているビタミンKを除けば，一般に，食品中のビタミンKは吸収されにくい。納豆に含まれるメナキノン-7の吸収率は高い。また，腸内細菌はメナキノン（メナキノン-8～13）を大量に合成することが知られている。

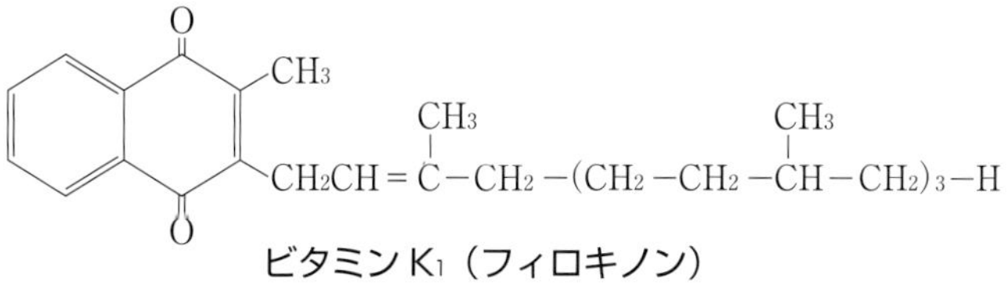

ビタミン K_1（フィロキノン）

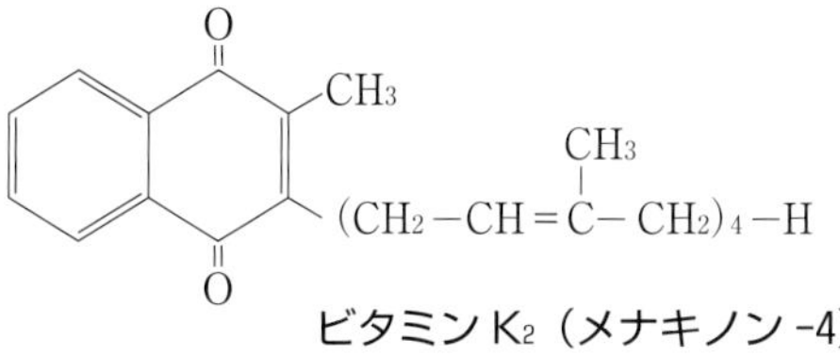

ビタミン K_2（メナキノン -4）

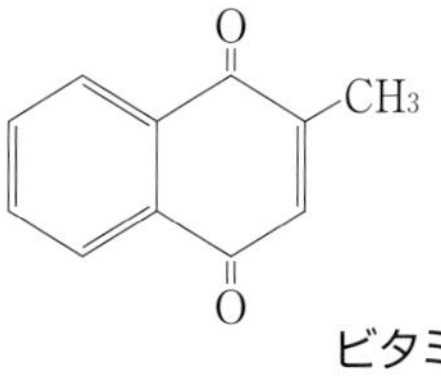

ビタミン K_3（メナジオン）

図7-5　ビタミンK_1，K_2，K_3

3）栄養学的機能

① **血液凝固**：ビタミンKは血液凝固因子の生合成に不可欠なビタミンである。それは，血液凝固因子のプロトロンビンのほか，第Ⅶ因子，第Ⅸ因子および第Ⅹ因子がビタミンK依存性たんぱく質であることに起因している。つまり，これらの前駆体を構成するグルタミン酸残基がカルボキシ化され，**γ-カルボキシグルタミン酸**（γ-Gla：γ-carboxyglutamic acid）となってはじめて血液凝固因子としての機能が発現される。γ-Glaはアミノ酸の1種であるが，それをコードする遺伝子はない。したがって，プロトロンビンなどの4因子は，翻訳後修飾反応によってGla基が導入されたのちに生理活性を発揮する。このGla化反応を触媒するビタミンK依存性カルボキシラーゼの補因子として，ビタミンKは必須である。ビタミンKが不足すると，血液凝固が遅延するが，ビタミンK欠乏症が通常の食生活で引き起こされることはないとされている。

② **骨代謝**：骨芽細胞のオステオカルシンは，ビタミンK依存性カルボキシラーゼによるGla化反応を受ける。血液凝固の場合と同様に，グルタミン酸残基のγ-位にカルボキシ基が付加されると，2個のカルボキシ基を介してカルシウムイオンがキレート結合でき，骨形成が調節される。

③ **動脈の石灰化の抑制**：ビタミンK依存性たんぱく質であるマトリックスGlaたんぱく質の活性化を介して動脈の石灰化が抑制されることが知られている。

以上のことから，ビタミンKの効力は，二酸化炭素を固定してカルシウムイオンを

結合できるGlaたんぱく質を合成（Gla化反応）するカルボキシラーゼの補因子として機能することにある。

> ### ビタミンK
> ① **給　源**：ビタミンK_1は海藻類，魚介類，豆類，植物油や緑葉野菜に多い。ビタミンK_2は納豆，ゴマ，アオノリのほか，乳製品など動物性食品にも分布している。
> ② **欠乏症**：腸内細菌によって多量に合成されたものを利用できるので，通常欠乏症とはならない。しかし，抗生物質の長期大量投与やビタミンKの吸収障害があると欠乏症となりうる。出血傾向，血液凝固時間延長，新生児メレナ（消化管出血），特発性乳児ビタミンK欠乏症（頭蓋内出血）などである。なお，母乳のビタミンK含量は低い。
> ③ **過剰症**：過剰症はほとんど知られていない。

1.3　水溶性ビタミン

　水溶性ビタミンは，ビタミンB_1，B_2，B_6，B_{12}，ナイアシン（B_3），パントテン酸（B_5），ビオチン（B_7），葉酸（B_9）のB群とビタミンCの計9種に分けられる。水溶性ビタミン，中でもビタミンCがとくに水に溶けやすく一部は加熱に弱い特徴を有する。しかし，ある程度の量（組織飽和量）は組織に保持されるため，摂取した水溶性ビタミンのすべてが直ちに尿中に排泄されるわけではない（表7-2，p.94）。

（1）ビタミンB_1

1）概　　要

　抗脚気因子として発見されたビタミンB_1は，チアミン（thiamin）やアノイリン（aneurin）ともよばれる。その化学構造はピリミジン環とチアゾール環をもつが，アルコールが結合しているので水溶性は高い。チアミンピロホスホキナーゼの酵素反応により，アデノシン5′-三リン酸（ATP：adenosine 5′-triphosphate）からピロリン酸がこのチアミンに転移したものをチアミンピロリン酸（TPP：thiamin pyrophosphate）あるいはチアミン二リン酸（TDP：thiamin diphosphate）という。

2）消化，吸収，代謝

　生細胞中のチアミンの大部分はTDPとして酵素たんぱく質に結合しているが，食品を調理する際にTDPとして遊離する。その後，消化管内のホスファターゼによりリン酸が解離し，生じたチアミンは能動輸送で小腸（空腸，回腸）の吸収細胞へ取り込まれる。つまり，遊離型のチアミンとして吸収され，細胞内では活性型のTDPとして存在する。

　ビタミンB_1に限らず，水溶性ビタミンは，それぞれのビタミンに固有の一定レベルを超えるまで，生体内に留まると考えられる。そこで，食事摂取基準においては，この閾値を超える摂取量を推定平均摂取量としている。つまり，推定平均必要量は，脚気予防に足る最小必要量からではなく，ビタミンB_1の尿中排泄量が増大しはじめる摂取量，すなわち体内飽和量から算出している。

　ところで，調理におけるビタミンB_1の損失割合は高く，食品に含まれているその3分の1から2分の1が茹で汁や煮汁に溶出するほか，アルカリ性下でB_1の分解が進む。B_1はニンニク成分のアリシンと会合すると吸収率が高く，チアミナーゼ耐性のアリチアミン（allithiamine）に変化する。なお，アリチアミンは生体内でチアミンに戻る。

3）栄養学的機能：補酵素作用

　チアミンにピロリン酸が結合してチアゾール環が活性化されると，例えば，α-ケト酸（2-ケト酸）のカルボニル炭素（δ^+）がチアゾール環のC2位（δ^-）に結合して脱炭酸反応を行うなど，補酵素としての生理作用が発揮される（図7-6）。したがって，チアミン欠乏状態ではα-ケト酸が蓄積することになる。

　チアミンピロリン酸（活性型ビタミンB_1）が補酵素として不可欠な主な酵素には，ピルビン酸デヒドロゲナーゼ，2-オキソグルタル酸デヒドロゲナーゼ，トランスケトラーゼ（糖の相互変換反応），分枝（分岐鎖）2-オキソ酸デヒドロゲナーゼ（分枝（分岐鎖）ケト酸の脱水素反応：TDPと酵素の結合が弱い遺伝性疾患としてメープルシロップ尿症がある），ピルビン酸デカルボキシラーゼなどがある。したがって，ビタミンB_1は，補酵素型のTDPとして，糖質代謝と分枝（分岐鎖）アミノ酸代謝に関与している。

ビタミンB_1

① 給　源：動物性・植物性食品に広く分布している。動物性食品では豚肉にとくに多く，植物では酵母，胚芽，米糠，豆類などに多い。また，肝臓や卵黄のほか，魚類にも多い。

② 欠乏症：神経炎や脳組織障害をきたす。脚気とウェルニッケ脳症（ウェルニッケ・

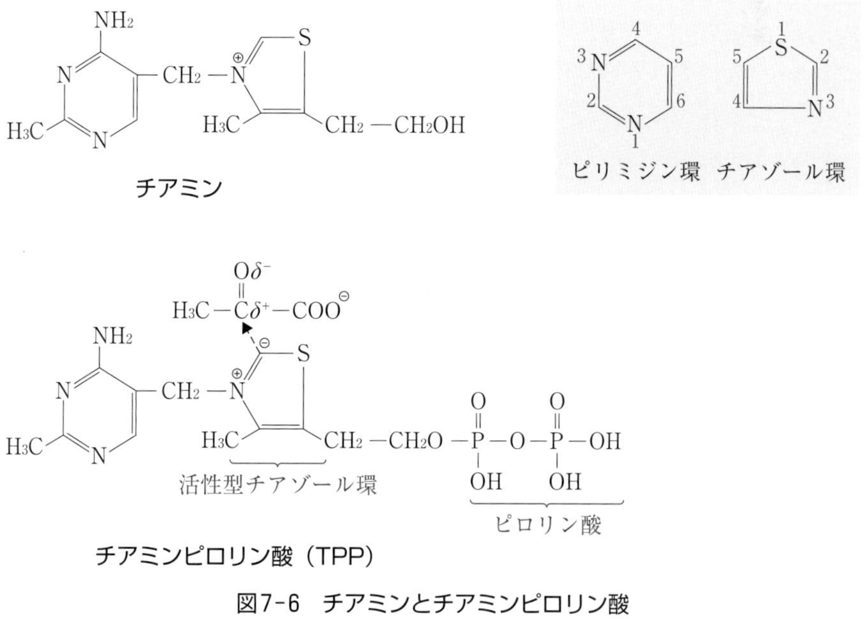

図7-6　チアミンとチアミンピロリン酸

コルサコフ症候群）が有名。脚気では疲労感，浮腫，知覚鈍麻，心臓障害などを，ウェルニッケ脳症では眼球運動麻痺，意識障害を呈する。

③　**過剰症**：通常の食品（1 mg以下／可食部100 g）を摂取している限り，その過剰摂取によって健康障害を引き起こすことはないが，3,000 mg／日以上の慢性的摂取により頭痛，不眠，接触皮膚炎などを呈することがある。

（2）ビタミンB₂

1）概　　要

　耐熱性成長促進因子であるビタミンB_2は，リボフラビン（riboflavin）あるいはラクトフラビン（lactoflavin）ともよばれ，イソアロキサジン環にD-リビトール（糖アルコール）が結合した構造をもつ（図7-7）。熱には安定であるが，光分解されやすく，アルカリ性下の加熱にはとくに弱い。リボフラビンの水溶液は黄色で蛍光を発する。

　生体内で，リボフラビンの一部は無機リン酸を1つ結合したフラビンモノヌクレオチド（FMN：flavin mononucleotide）として，大半はFMNにAMPが結合したフラビンアデニンジヌクレオチド（FAD：flavin adenine dinucleotide）の形で存在する。いずれもフラビン酵素の構成成分となっていて，これらを補酵素型という。

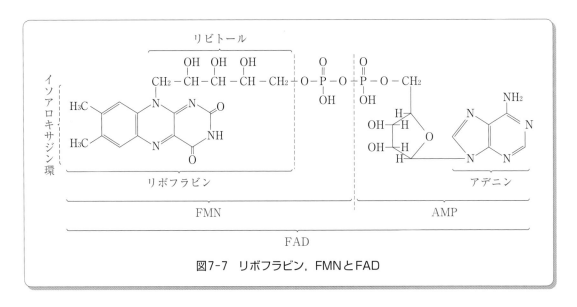

図7-7　リボフラビン，FMNとFAD

2）消化，吸収，代謝

　生細胞内のリボフラビンの大部分は，FADあるいはFMNとして酵素たんぱく質に結合して存在している。食品を調理する際にたんぱく質と結合したFADあるいはFMNは遊離する。続いて，小腸粘膜上皮のピロホスファターゼあるいはホスファターゼによって脱リン酸化され，リボフラビンとして能動輸送で吸収細胞へ取り込まれる。その後，再び補酵素型に変換されて機能する。また，過剰のリボフラビンは，糞便および尿中にリボフラビンあるいはFMNの形で排泄される。

　推定平均必要量はビタミンB_1と同様な方法で算出している。

3）栄養学的機能：補酵素作用

ビタミンB₂を含むFADやFMNは，フラビン酵素（フラビンたんぱく質）の補欠分子族（補因子）として生体内の糖質・アミノ酸・脂肪酸の中間代謝における酸化的分解反応や電子伝達系において中心的役割を担っている。同様に酸化還元反応に関与するニコチンアミドアデニンジヌクレオチド（NAD：nicotinamide adenine dinucleotide）とは異なり，FADあるいはFMNはフラビンたんぱく質に強く結合している。

酸化型のフラビン酵素は，基質から水素原子（電子）を受け取り還元型となる。この水素（電子）の授受にかかわるのがイソアロキサジン環である（図7-8）。FADを補酵素とするフラビン酵素には，コハク酸デヒドロゲナーゼ，コハク酸-ユビキノンレダクターゼ，アシルCoAデヒドロゲナーゼ，ピルビン酸デヒドロゲナーゼ複合体，グルコースオキシダーゼなどがある。また，FMNを必須とするフラビン酵素として，NADPHデヒドロゲナーゼ，NADH-ユビキノンレダクターゼなどが知られている。FADを補酵素とするフラビン酵素のほうが多く，ビタミンB₂は，エネルギー代謝上重要である。

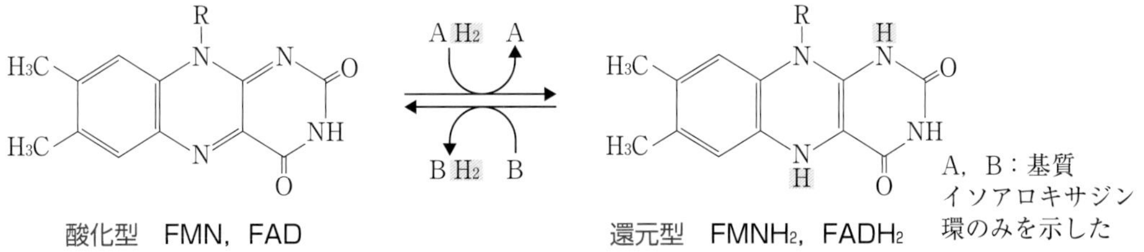

図7-8　FMN，FADが関与する酸化還元反応

ビタミンB₂

① 給　源：動物性・植物性食品に広く分布している。酵母，胚芽，肝臓などにとくに多く，緑黄色野菜，魚介類，鶏卵，乳製品や海藻類などもよい給源である。
② 欠乏症：口角炎などの口内外の炎症，皮膚炎や眼の充血などが起こる。B₂欠乏症は他のB群欠乏を伴う場合が多く，B₂単独の欠乏症は少ないとされている。
③ 過剰症：過剰摂取により健康障害を引き起こすことはないとされている。

（3）ナイアシン

1）概　　要

抗ペラグラ（pellagra）因子としてビタミンであることが確定したナイアシン（niacin）には，ニコチン酸（nicotinic acid）とニコチンアミド（nicotinamide）がある。両者ともに生理活性は同等で，水溶性は高く，加熱・酸素・光に対して安定である（図7-9）。

2）消化，吸収，代謝

動物性食品にはニコチンアミドと酸化型NADが，植物性食品にはニコチン酸とNADが含まれている。NADは分解されて，ニコチンアミドとして吸収され，体内の

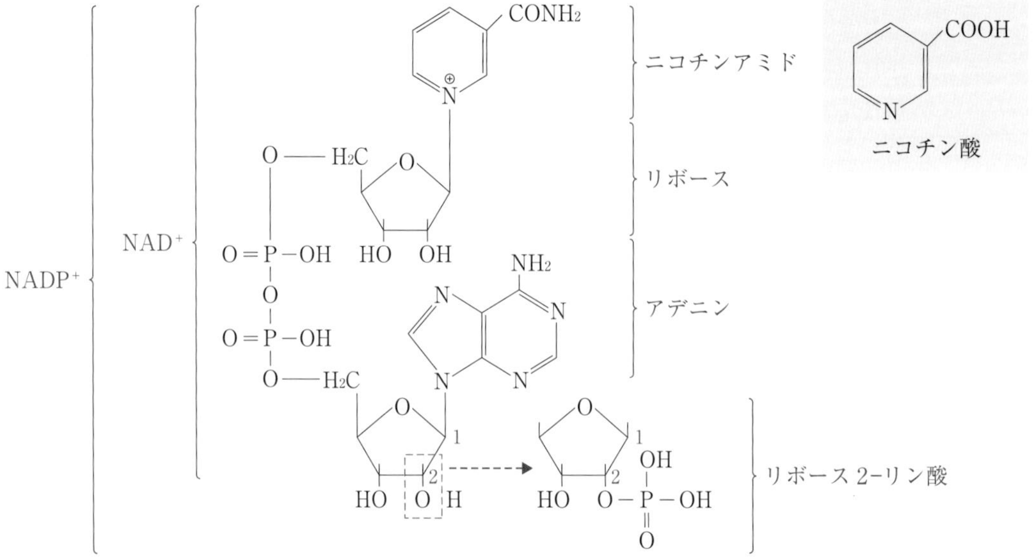

図7-9　NADとNADP

あらゆる組織で再びニコチンアミドからNADに合成される。しかし，ニコチン酸からNADを再生できるのは肝臓のみである。肝臓では，また，トリプトファンからNADの生合成が可能であるが，その収率はよくない。トリプトファン60 mgからナイアシン1 mgが生成する。

3）栄養学的機能：補酵素作用

　ニコチンアミドは，ニコチンアミドアデニンジヌクレオチド（NAD）あるいはニコチンアミドアデニンジヌクレオチドリン酸（NADP：nicotinamide adenine dinucleotide phosphate）として，糖質，脂肪酸，アミノ酸のエネルギー代謝にかかわる酸化還元酵素の補酵素として，また，脂肪酸合成などの補酵素として機能している（図7-10）。なお，NADおよびNADPはFADとは異なり，酵素たんぱく質との結合は弱い。ナイアシンは，エネルギー代謝に寄与するビタミンであることから，食事摂取基準においては，ペラグラ発症を予防できる最小摂取量をその必要量とし，摂取エネルギー当たりの値として推定平均必要量を算定している。

　酸化型であるNAD$^+$およびNADP$^+$は基質となる分子から水素2原子を受け取り，還元型であるNADHあるいはNADPHは基質に水素2原子を与える。NAD$^+$は，アルコールデヒドロゲナーゼ，アルデヒドデヒドロゲナーゼ，乳酸デヒドロゲナーゼ，ピルビン酸デヒドロゲナーゼ複合体，2-オキソグルタル酸デヒドロゲナーゼなどの補酵素として，NADP$^+$は，グルコース6-リン酸デヒドロゲナーゼなどの補酵素として不可欠である。一般に，栄養素などの異化反応系の酸化還元酵素ではNADが利用され，基質から電子を受け取って電子伝達系に渡す役割を担っている。一方，生体成分の生合

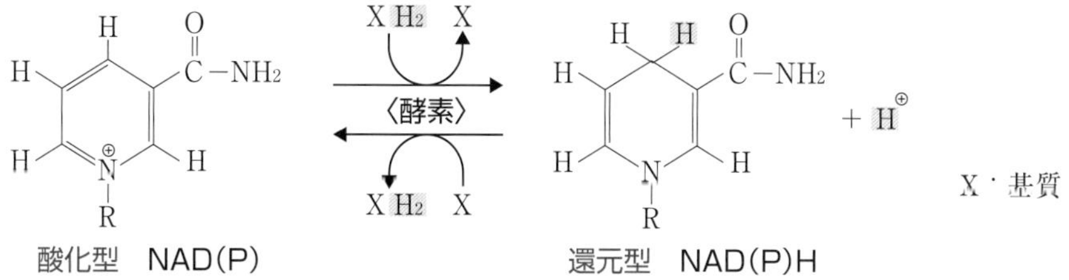

図7-10　NAD（NADP）およびNADH（NADPH）の補酵素としての作用

成に関与する酸化還元酵素反応においてはNADPが電子供与体として機能している。したがって，NADとNADPは，個々の酸化還元酵素によって厳密に区別されており，相互に代替することはできない。また，NAD^+のADP-リボース部分がさまざまなたんぱく質に転移することが知られており（ADP-リボシル化），それは，DNA修復やアポトーシス，細胞分化などに関与している。

ナイアシン

① 給　源：ナイアシンは動物性・植物性食品に広く分布している。米糠，酵母，落花生，肝臓，魚介類などにとくに多い。牛乳や卵のナイアシン含量は低いが，体内でナイアシンに変換できるトリプトファンが多く含まれている。

② 欠乏症：ペラグラとよばれる皮膚炎。食欲不振や下痢などの胃腸障害，知覚障害や精神異常などの神経障害を伴う。

③ 過剰症：治療薬としてなど長期間大量に摂取した場合，消化管および肝臓に障害のおそれがある。

（4）ビタミンB_6

1）概　　要

ネズミの抗皮膚炎因子として発見されたビタミンB_6を，一般にピリドキシン（pyridoxine，アルコール）とよぶが，ビタミンB_6活性を有する化合物としては，ピリドキサール（pyridoxal，アルデヒド）とピリドキサミン（pyridoxamine，アミン）を合わせた3種である。ピリジン誘導体であるこれら3種の化合物は，生体内で相互に変換される。ピリジン環のアルコール性水酸基がリン酸化されたピリドキサール5′-リン酸（PLP：pyridoxal 5′-phosphate）やピリドキサミン5′-リン酸（PMP：pyridoxamine 5′-phosphate）はアミノ酸代謝に不可欠な補酵素としてはたらく（図7-11）。

2）消化，吸収，代謝

細胞内のビタミンB_6は，主としてPLPやPMPとして存在し，ピリドキシン5′-リン酸（PNP：pyridoxine 5′-phosphate）はほとんど検出されない。また，PLPおよびPMPは酵素たんぱく質に結合しているが，食品として摂取する場合にはその調理の際に，また，胃内でたんぱく質から切り離される。遊離したPLPおよびPMPは消化管内のホスファターゼによりリン酸基が外され，ピリドキサールおよびピリドキサミ

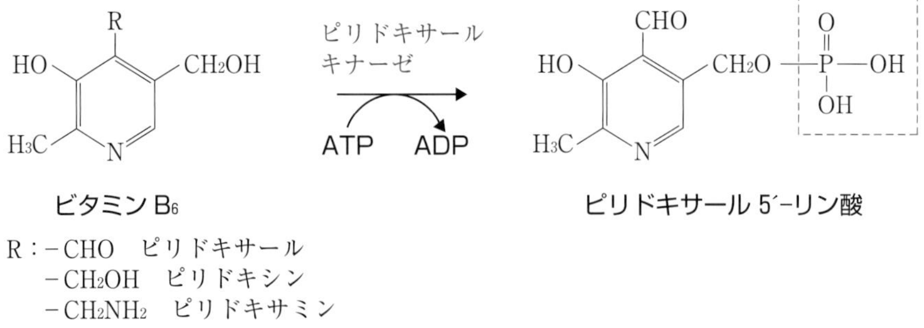

R：－CHO　ピリドキサール
　　－CH₂OH　ピリドキシン
　　－CH₂NH₂　ピリドキサミン

図7-11　ビタミンB₆とピリドキサールリン酸

ンとして吸収される。植物においては，ピリドキシンのグルコシド誘導体が大半を占めており，摂取後にピリドキシンとして吸収される。その後，生体内でこれらの化合物は再度リン酸化され，アルブミンと結合して血中を移動する。なお，その大半は筋肉のグリコーゲンホスホリラーゼに結合している。

3）栄養学的機能：補酵素作用

ビタミンB₆の活性型であるPLPは，グリコーゲンホスホリラーゼやトランスアミナーゼ，アミノ酸の脱炭酸反応，トリプトファンからナイアシンやセロトニンへの変換，ヒスチジンからヒスタミンへの変換，γ-アミノ酪酸（GABA）やドーパミンの生合成，ヘモグロビン合成などにおいて，また，免疫系の維持においても重要な役割を担っている。さらに，ビタミンB₆が欠乏すると，リノール酸からアラキドン酸に至る反応が低下するとされている。

血漿PLP濃度は生体内のビタミンB₆貯蔵量を反映していることから，食事摂取基準においては，血漿PLP濃度を30 nmol/Lに維持可能なビタミンB₆摂取量を推定平均必要量とし，たんぱく質当たりのピリドキシン摂取量を基に算定している。

ビタミンB₆

① 給　源：動物性・植物性食品に広く分布しており，また，腸内細菌によっても合成されるのでこれを利用できる。酵母，肝臓，米糠，豆類や魚肉類に多いが，白米にも含まれている。

② 欠乏症：ヒトでは腸内細菌が合成するので，通常，欠乏症は起こりにくい。脂漏炎，口角炎など口内外の炎症，貧血，てんかん発作などが起こる。ホモシステインの尿中排泄量が増加する。てんかんは，ビタミンB₆欠乏により神経伝達物質であるγ-アミノ酪酸の合成が阻害されることによる。

③ 過剰症：大量に長期間摂取した場合に知覚神経障害，シュウ酸腎臓結石などのおそれがある。

（5）ビタミンB₁₂

1）概　要

抗悪性貧血因子として発見されたビタミンB₁₂は，コバラミン（cobalamin）ともよ

ばれ，分子内にコバルトをもつ赤色結晶で，ポルフィリン環に類似した構造のコリン環化合物である（図7-12）。メチルコバラミン（補酵素型），アデノシルコバラミン（補酵素型），シアノコバラミン，ヒドロキソコバラミンの4種がある。なお，シアン化合物であるシアノコバラミンはビタミンB_{12}単離の際の人工産物である。ビタミンB_{12}を合成できるのは放線菌などに限られており，動物や植物は合成できない。動物は餌に付着している微生物を食べることによってビタミンB_{12}を体内に取り入れている。シアノコバラミンとヒドロキソコバラミンは体内で補酵素型B_{12}に変換される。なお，食事摂取基準では，シアノコバラミン量として算定されている。

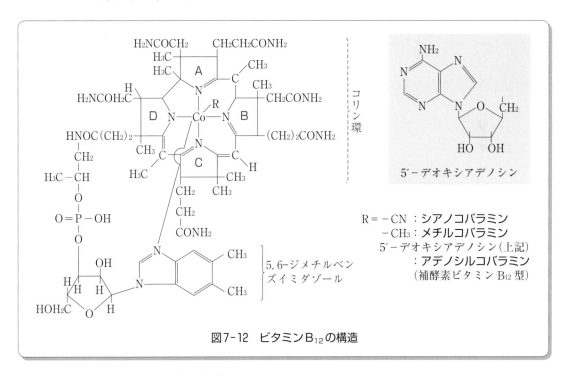

図7-12　ビタミンB_{12}の構造

2）消化，吸収，代謝

　動物性食品中でたんぱく質と結合しているビタミンB_{12}は，胃内で遊離型となる。遊離型ビタミンB_{12}はハプトコリンと結合して十二指腸に移行し，ハプトコリンから離れたのち内因子（intrinsic factor）と複合体を形成する。内因子とは，胃底部壁細胞で合成・分泌される糖たんぱく質である。内因子-ビタミンB_{12}複合体は回腸下部で受容体に認識され，ビタミンB_{12}は粘膜上皮に取り込まれる。

　食事摂取基準において，内因子による吸収機構は微量のビタミンB_{12}で容易に飽和されることや腸肝循環するビタミンB_{12}の存在などから，健常人では推定平均必要量の評価ができないとしている。そこで，悪性貧血患者を対象として得られた値から健康な成人の推定平均必要量が算定されている。

3）栄養学的機能：補酵素作用

　体内に吸収されたビタミンB_{12}は補酵素型に変換される。メチルコバラミンはホモ

システインにメチル基を転移してメチオニンに変換する酵素，メチルビタミンB_{12}依存性メチオニン合成酵素の補酵素として機能する。この反応は葉酸代謝とも関連している（図7-13）。

　メチルコバラミンが欠乏すると，連動してメチオニン合成酵素の活性が低下する。この反応には，メチル基単位を転移するため（C1代謝）N-5-メチルテトラヒドロ葉酸も必須であって，酵素活性低下によりテトラヒドロ葉酸の生成量も減少する。テトラヒドロ葉酸が不足すると，赤血球形成のためのDNA合成に必要なチミジル酸が生成されず，その結果，赤血球の成熟が妨げられ巨赤芽球性貧血（megaloblastic anemia）が誘発される。この悪性貧血は，メチルコバラミン欠乏によって，また，葉酸不足でも発症する。

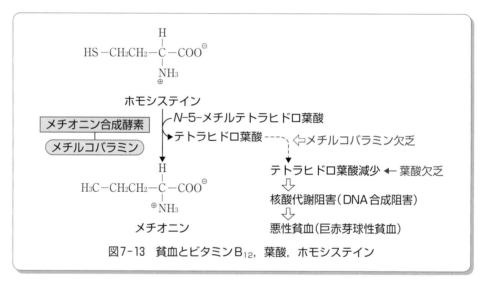

図7-13　貧血とビタミンB_{12}，葉酸，ホモシステイン

ビタミンB_{12}

① 給　源：動物性食品のみに含まれ，肝臓，卵黄，貝類や肉類に多い。植物性食品には含まれない。
② 欠乏症：ビタミンB_{12}の吸収障害により，悪性貧血（巨赤芽球性貧血の一種）が起こるほか，しびれ感などの神経症状や全身倦怠などを呈する。しかし，吸収障害がない場合は腸内細菌がB_{12}を合成するので欠乏症は起こりにくい。
③ 過剰症：過剰摂取分は尿中に排泄されるので過剰症はないとされる。

（6）葉　　酸
1）概　　要

　貧血予防効果を有する因子として発見された葉酸（folic acid, folacin）は，プテリジン環（プテリジン類）をもつビタミンで，p-アミノ安息香酸とグルタミン酸を分子内に含むプテロイルグルタミン酸である（図7-14）。天然にはグルタミン酸が1つ結合したもののほか，2～8個が結合したものも存在する。そこで，食事摂取基準におい

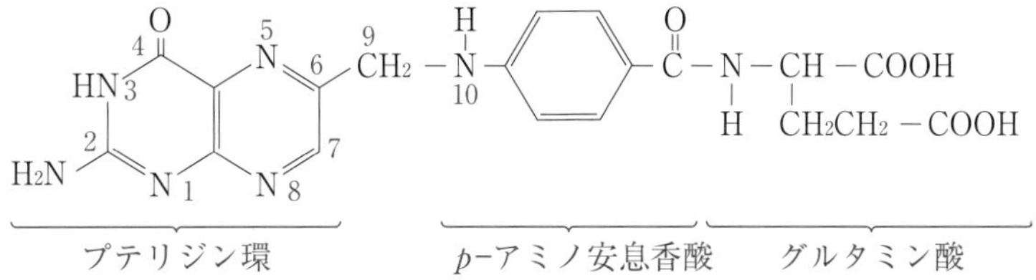

図7-14 葉 酸

ては，プテロイルモノグルタミン酸量をその数値として算定している。

2）消化，吸収，代謝

　食品中の葉酸は，酵素たんぱく質と結合したポリグルタミン酸型（補酵素型）として存在している。なお，サプリメントに用いられるのはプテロイルモノグルタミン酸である。食品の調理の際にたんぱく質から遊離するポリグルタミン酸型の葉酸は，腸管内で葉酸コンジュガーゼ（プテロイルポリグルタメート加水分解酵素）によりモノグルタミン酸型の葉酸に転換され，促進拡散により吸収される。

3）栄養学的機能：補酵素作用

　吸収されたモノグルタミン酸型の葉酸は，体内で還元されて5,6,7,8-テトラヒドロ葉酸となり，ホルミル基やメチル基などの1炭素単位（C1単位）を運搬する転移酵素の補酵素として機能する。葉酸は核酸合成に必須であり，またアミノ酸代謝にも関係し，細胞の分裂や機能を正常に保つために重要である。

葉 酸

① 給　源：葉酸は多くの食品に分布しているが，腸内細菌でも産生される。酵母，肝臓，卵黄やブロッコリー，ほうれんそうなどの緑葉野菜に多い。
② 欠乏症：腸内細菌により合成されるため欠乏症は起こりにくいが，母体に欠乏症がある場合には，胎児の神経管閉鎖障害や無脳症が引き起こされる。また，欠乏症として，大赤血球性の貧血，すなわち巨赤芽球性貧血を起こす。口角炎，舌炎やうつ病などの神経症状や精神障害を伴う。
③ 過剰症：過剰症はほとんど知られていないが，悪性貧血のマスキングがある。

（7）パントテン酸
1）概　　要

　酵母の成育因子およびニワトリヒナの抗皮膚炎因子として発見されたパントテン酸（pantothenic acid）は，糖代謝や脂質代謝などで補酵素として機能するビタミンである。パントテン酸は，パントイン酸（pantoic acid）とβ-アラニン（β-alanine）が酸アミド結合したものである。パントテン酸の細胞内活性型を補酵素A（コエンザイムA, coenzyme A）とよび，CoAあるいはCoASHと書く（図7-15）。そのほか，生体内にはパンテテイン誘導体として細胞内に存在する。

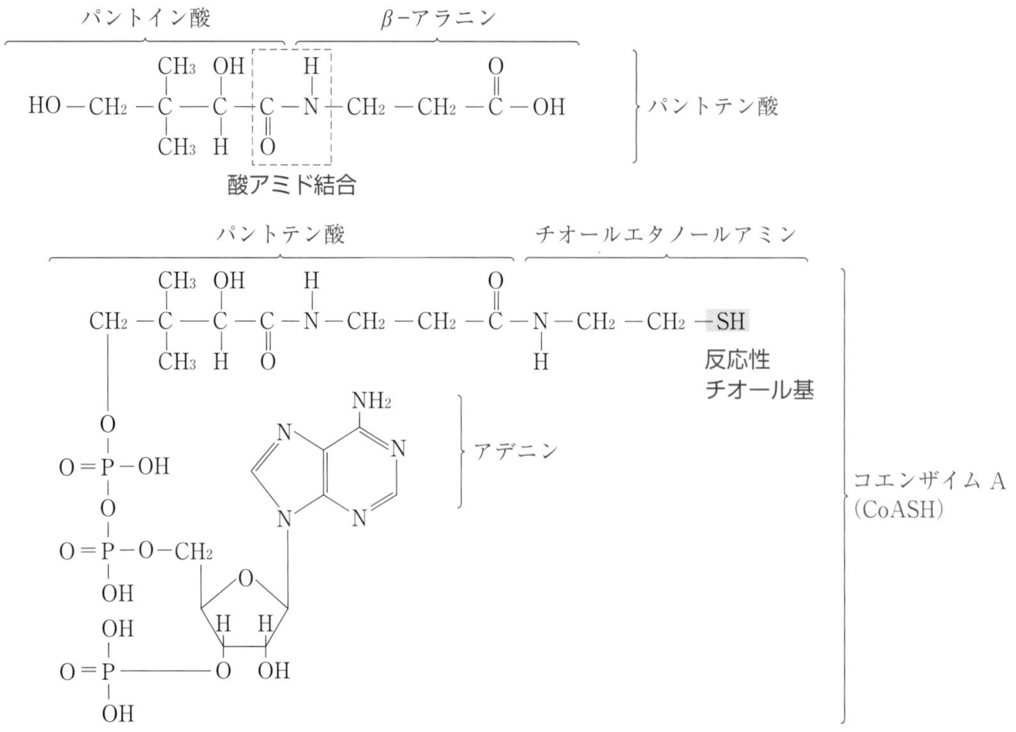

図7-15　パントテン酸とコエンザイムＡ（CoASH）

２）消化，吸収，代謝

　生体内のパントテン酸は，ほとんどが補酵素型のCoAとしてアセチルCoAやアシルCoAなどの形で，また一部は，脂肪酸合成酵素と結合したホスホパンテテインの状態で存在している。調理の過程で，食品中のCoAおよびホスホパンテテインは遊離し，消化管でパントテン酸に変換されたのち吸収される。体内で，パントテン酸は再びCoAなどに転換され機能を発揮する。

３）栄養学的機能：補酵素作用

　食品に広く分布するパントテン酸は，アシル基転移反応，加水分解反応や合成反応に不可欠で，糖代謝と脂肪酸代謝に深くかかわっている。

　食事摂取基準において，パントテン酸欠乏症を再現できないことから推定平均必要量ではなく目安量が算定されている。

パントテン酸

①　給　源：動物性・植物性食品に広く分布しており，また，腸内細菌が合成する。酵母，魚肉類，豆類，穀類，卵や葉菜類がよい給源である。

②　欠乏症：成長停止，食欲不振，抑うつ，皮膚障害などであるが，ヒトの欠乏症は起こりにくいとされる。動物では皮膚炎や成長障害などが知られている。

③　過剰症：過剰症はとくに知られていない。

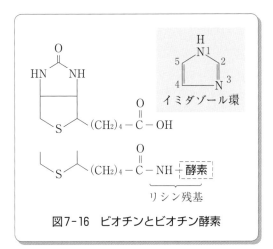

図7-16　ビオチンとビオチン酵素

（8）ビオチン

1）概　　要

酵母の成育に必須な因子として卵黄から単離されたビオチン（biotin）は，硫黄を含むイミダゾール誘導体で（図7-16），炭酸固定反応の補酵素として重要な役割を担っている。

2）消化，吸収，代謝

食品中のビオチンは，大半がたんぱく質のリシン残基と結合した状態で存在する。この結合は調理や食品の加工の過程で切断されることはない。しかし，消化管内でたんぱく質が分解されると，ビオチニルペプチドやビオシチンが生じ，これらがさらに加水分解されて遊離したビオチンが空腸から吸収される。

3）栄養学的機能：補酵素作用

生体内でのビオチンは，そのカルボキシ基がカルボキシラーゼ（カルボキシ基転移酵素）のリシン残基に結合したビオチン酵素として機能する。ビオチン酵素は，二酸化炭素を基質に転移させる炭酸固定反応を触媒する。ピルビン酸カルボキシラーゼ，アセチルCoAカルボキシラーゼなどの補酵素として，ビオチンは糖新生，アミノ酸代謝，脂肪酸合成にかかわる。食事摂取基準において，推定平均必要量を設定するに足る実験データがないことから，目安量が採用されている。

ビオチン

① 給　源：植物性食品に広く分布し，動物性のものでは肝臓，卵，牛乳などがある。また，腸内細菌によって合成される。
② 欠乏症：通常の食生活で欠乏症となることはほとんどない。大量の生卵白を摂取すると卵白中のアビジン（avidin）と結合したビオチンが不溶性となり，ビオチンの消化管からの吸収が阻害され，皮膚炎，体重低下などの卵白障害を起こす。加熱卵白にこのような作用はない。
③ 過剰症：過剰症はとくに明確ではない。

（9）ビタミンC

1）概　　要

抗壊血病因子として発見されたビタミンCは，L-アスコルビン酸（L-ascorbic acid）ともいい，γ-ラクトン環をもつ単糖誘導体でその水溶液は酸性を示す。ビタミンCは水溶性が高く，非常に酸化されやすい特徴を有する。ビタミンCは多くの動物で生合成されるが，ヒト，サル，モルモットなど一部の動物ではその合成酵素が発現しない。

還元型アスコルビン酸は，2,3位のエンジオール構造によって強い還元性を示す。この還元力がアスコルビン酸の生理的機能の1つでもあり，細胞の酸化障害を常に防御している。アスコルビン酸が還元能を発揮すると，自身は逆に酸化され，アスコル

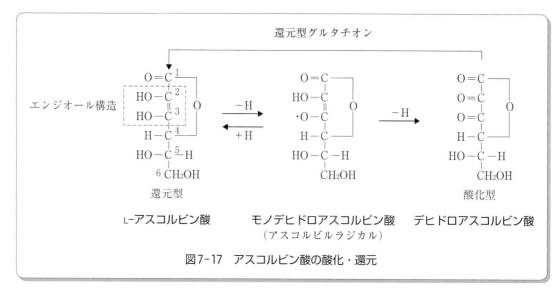

図7-17　アスコルビン酸の酸化・還元

ビルラジカル（ascorbyl radical）を経てデヒドロアスコルビン酸（dehydroascorbic acid, 酸化型）に変換される。生体内では，デヒドロアスコルビン酸は還元型グルタチオンにより還元型アスコルビン酸として再生される（図7-17）。

2）消化，吸収，代謝

ビタミンCの消化管吸収速度は速い。食品中には酸化型と還元型のアスコルビン酸が存在するが，生体内でデヒドロアスコルビン酸は容易に還元型に変換されるため，生体内においては，両者は同一の生理活性を有することになる。なお，ビタミンCの血漿濃度は約400 mg／日で飽和するとされている。

3）栄養学的機能：補酵素作用

ビタミンCは，その強い抗酸化活性のほか，コラーゲン合成の補助因子として重要である。さらに，肝臓の解毒代謝にかかわるシトクロムP-450の酵素活性の維持や副腎ホルモンの生合成に，またチロシン代謝にも不可欠である。そのほか，腸管からの鉄吸収に関与し，摂取食物由来の鉄を2価鉄状態に維持することにより鉄吸収率上昇に寄与している。コラーゲン合成の因子としてビタミンCが要求される場合においても，ビタミンCはプロリン水酸化酵素やリシン水酸化酵素の鉄を2価鉄状態に保ち，酵素活性を維持することにかかわっている。なお，ビタミンCが補酵素として酵素反応に直接関与することは知られていない。

細胞膜表面近傍に局在できるビタミンCは，細胞外のラジカルを消去するとともに，膜内に局在する脂溶性抗酸化物質のビタミンEの再生にも寄与する。つまり，ビタミンCはビタミンEと共役して生体防御にはたらいていることになる。したがって，十分な量のビタミンCを摂取することは，ビタミンEの再生ばかりでなく，活性酸素を直接消去して組織細胞を酸化障害から守るために重要である。なお，デヒドロアスコルビン酸は細胞膜を通過することができるため，細胞内においてもビタミンCは抗酸化作用を発揮している。

① 給　源：ビタミンCのよい給源には，かんきつ類，柿，いちごなどの果実，緑葉野菜，いも類，緑茶などがある。
② 欠乏症：壊血病（scurvy, scorbutic symptoms）がある。
③ 過剰症：過剰症はほとんど知られていない。

2．ビタミンと他の栄養素との関係

2.1　エネルギー代謝とビタミン

　生体の主要なエネルギー源は糖質と脂質であり，場合によってはアミノ酸も利用される。ところで，糖質代謝と脂質代謝に関与する多くの酵素は種々のビタミンをその補酵素として必要とする。したがって，エネルギー代謝を円滑に行うためには，これら熱量素の摂取量に見合った適切なビタミン摂取が重要となる。摂取食物の組成と量が異なれば，ビタミンの必要量は大きく変化するものと考える必要がある（図7-18）。

2.2　糖質代謝とビタミン

　食物として摂取した糖質は種々の代謝経路に入る。主たる経路は解糖系とそれにつづくクエン酸回路であり，エネルギー産生を主な目的とする。そのほかには，エネル

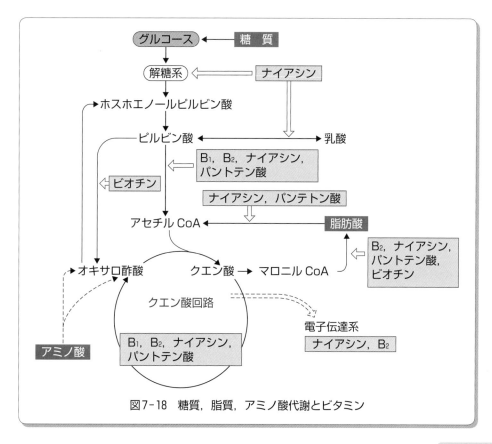

図7-18　糖質，脂質，アミノ酸代謝とビタミン

ギー貯蔵のためのグリコーゲンや脂肪酸の合成，糖たんぱく質や糖脂質など生体成分の合成，さらに核酸成分の五炭糖の合成や補酵素NADPHの供給など，糖質はさまざまな役割を担っている。糖質代謝では，ビタミンB_1，B_2，パントテン酸などが，ピルビン酸デヒドロゲナーゼ複合体によるピルビン酸からアセチルCoAの生成や，α-ケトグルタル酸デヒドロゲナーゼによるα-ケトグルタル酸からスクシニルCoAの生成にかかわる。

2.3　脂質代謝とビタミン

　パントテン酸は脂質代謝にも関連し，脂肪酸のβ酸化，脂肪酸合成，脂肪酸不飽和化反応などにかかわる。脂肪酸は比較的不活性なため，その酸化分解に際しては脂肪酸をあらかじめ活性化しておく必要がある。脂肪酸のβ酸化では，ATPのエネルギーを利用してアシル-CoAが最初に合成される。脂肪酸の不飽和化反応はデサチュラーゼで触媒され，二重結合をシス型の配置で付加する。これは，イコサノイド（icosanoid）の前駆体であるイコサペンタエン酸などの多価不飽和脂肪酸を誘導する重要な反応である。この不飽和化において，脂肪酸はCoAエステルの形で代謝を受ける。また，脂肪酸合成に必須なアシルキャリヤーたんぱく質の成分としてもパントテン酸は重要である。

2.4　アミノ酸代謝とビタミン

　パントテン酸はアミノ酸代謝における分枝（分岐鎖）アミノ酸の炭素骨格の運搬にはたらく。したがって，CoAすなわちパントテン酸はエネルギー代謝と密接にかかわるビタミンの1つといえる。ビオチンも栄養素の代謝には欠くことのできないビタミンで，前述のとおり，炭酸固定反応にかかわる。例えば，脂肪酸合成の初期反応で，アセチルCoAにCO_2が付加されてマロニルCoAが生成する。この反応を触媒するアセチルCoAカルボキシラーゼは補酵素としてビオチンを必須とする。

文　献

●参考文献
・今堀和友・山川民夫監修：『生化学辞典 第4版』，東京化学同人（2007）
・奥 恒行・柴田克己編集：『基礎栄養学 改訂第4版』（健康・栄養科学シリーズ），南江堂（2012）
・薗田 勝編：『栄養科学イラストレイテッド 生化学 第2版』，羊土社（2014）
・薗田 勝：『マンガでわかる栄養学』，オーム社（2013）
・田川邦夫：『からだの働きからみる 代謝の栄養学』，タカラバイオ（2003）
・林 典夫・廣野治子監修：『シンプル生化学 第6版』，南江堂（2014）
・日本人の食事摂取基準策定検討会：『日本人の食事摂取基準（2020年版）「日本人の食事摂取基準」策定検討会報告書』（2019）
・文部科学省科学技術・学術審議会資源調査分科会報告：『日本食品標準成分表2020年版（八訂）』（2020）

第 **8** 章

無機質（ミネラル）の栄養

1. 無機質（ミネラル）の分類および一般的機能

1.1 無機質（ミネラル）の分類

　人体の構成成分として存在する元素は，約60種類といわれ，このうち有機化合物（糖質，脂質，たんぱく質など）や水を形成している炭素（C），水素（H），酸素（O），窒素（N）は体重の約96％を占めている。これらの元素は主要元素（macro element）とよばれている。これらの元素を除いた残り約4％の元素を無機質（ミネラル，mineral）という。無機質は有機化合物と結合したり，遊離イオンとして存在している。とくに生体内で血液・体液中で電離してイオンになる物質（Na^+，K^+，Ca^{2+}，Mg^{2+}，Cl^-など）を電解質という。

表8-1　ヒト（標準）の化学組成（体重70kg）

元素	体内量 (g)	重量 (%)	元素	体内量 (g)	重量 (%)
O	43,000	61	Pb	0.12	0.00017
C	16,000	23	Cu	0.072	0.00010
H	7,000	10	Al	0.061	0.00009
N	1,800	1.6	Cd	0.050	0.00007
Ca	1,000	1.4	B	0.048	0.00007
P	720	1.0	Ba	0.022	0.00003
S	140	0.20	Sn	0.017	0.00002
K	140	0.20	Se	0.017	0.00002
Na	100	0.14	I	0.013	0.00001
Cl	95	0.12	Mn	0.012	0.00001
Mg	19	0.027	Ni	0.010	0.00001
Fe	4.2	0.006	Au	0.010	0.00001
F	2.6	0.0037	Mo	0.0093	0.00001
Zn	2.3	0.0033	Cr	0.0066	0.000009
Si	1.8	0.0026	Cs	0.0015	0.000002
Rb	0.32	0.00046	Co	0.0015	0.000002
Sr	0.32	0.00046	U	0.0007	0.000001
Br	0.20	0.00029	Be	0.000036	

注）赤字は必須ミネラル
出典）Oak Ridgeを一部改変

　カルシウム（Ca），リン（P），カリウム（K），硫黄（S），ナトリウム（Na），塩素（Cl），マグネシウム（Mg），この7種類の元素は量的に比較的多く存在することで多量ミネラル（macro minerals）という。また，鉄（Fe），マンガン（Mn），銅（Cu），ヨウ素（I），コバルト（Co），亜鉛（Zn），フッ素（F），モリブデン（Mo），セレン（Se），クロム（Cr）などの含量は，少量もしくは痕跡程度であるので微量ミネラル（micro minerals）という。なお，ホウ素（B），アルミニウム（Al），カドミウム（Cd），水銀（Hg），鉛（Pb）なども人体から検出されている。

　「日本人の食事摂取基準(2020年版)」では，K，Ca，Mg，P，Fe，Zn，Cu，Mn，I，Se，Cr，MoのほかNa（目標量として食塩相当量）の13元素につい

て摂取基準が定められている。表8-1に体重70kg当たりの標準人の化学組成と，現在，ヒトの栄養素として必須性が明らかになっている無機質（ミネラル）を示す。

1.2　無機質の一般的機能

　無機質は，一般に，消化の過程で遊離しイオン化して吸収されるとされており，細胞内の構成成分や酵素の成分として利用される。無機質の一般的機能として次に挙げるような生理作用がある。

（1）生体組織の構成成分

1）骨や歯などの硬組織の構成成分

　カルシウム（Ca），リン（P），マグネシウム（Mg）など。無機質が難溶性の塩（CaやMgのリン酸塩）となり，骨や歯の硬組織を形成し，それに硬さや，強さ，耐久性を与える。

2）生体内の有機化合物の構成成分

　リン脂質（P），ヘモグロビン（鉄：Fe），含硫アミノ酸（硫黄：S）など。脂質，たんぱく質，その他の有機化合物などと結合し複合成分となり重要な生理機能を営む。すなわち，核酸・リン脂質・アデノシン三リン酸（ATP）などを構成するリン（P），赤血球のヘモグロビン・筋肉のミオグロビン・シトクロムの成分である鉄（Fe），アミノ酸のシスチン・メチオニンの硫黄（S），甲状腺ホルモンのヨウ素（I），膵臓ホルモンであるインスリンの亜鉛（Zn），ビタミンB_{12}のコバルト（Co）などがある。

（2）生体機能の調節

1）体液中にイオンとして存在しpHや浸透圧の調整

　カリウム（K），ナトリウム（Na），カルシウム，マグネシウム，リンなど。

2）神経，筋肉，心臓の興奮性の調節

　カリウム，ナトリウム，カルシウム，マグネシウムなど。

　体液中にイオンとして存在し，体液や組織液の酸塩基平衡，浸透圧の調節，筋肉の収縮・弛緩，神経の興奮伝達，酵素の活性化など生理的に重要な機能を担っている。このような作用は個々の無機質単独の作用によるものだけでなく，多くのイオンが関与し相互濃度のバランスにより総合的に機能を発揮している。

3）酵素の賦活剤として作用

　マグネシウム，鉄，銅（Cu），亜鉛，セレン（Se），マンガン（Mn）など。酵素反応の賦活作用を有するものとして，酵素活性を現すために無機質を必要とする酵素が多数ある。例えばマグネシウムは生体内のほとんどの酵素の活性化に必要であり，触媒的作用をしている。活性酸素の消去にはたらく酵素には銅，亜鉛，マンガン，鉄，セレンが必要な構成成分として注目されている。また，酸化還元酵素には，鉄，銅，モリブデン（Mo），ヨウ素などを必要とするものが多くある。

2. 多量ミネラル (macro minerals)

2.1 カルシウム (Ca)

カルシウムは体重の1〜2%を占め，そのうちの99%は骨および歯に存在する。残り約1%が血液，体液，筋肉などに分布し，血液凝固，体液の酸塩基平衡，筋肉の収縮，神経の興奮の抑制，酵素の賦活作用などに重要な役割を果たしている。骨に存在するカルシウムはヒドロキシアパタイト $Ca_{10}(PO_4)_6(OH)_2$ として骨重量の約40%を占めている。骨は吸収（骨吸収：骨破壊または骨塩溶出）と形成（骨形成）を繰り返し活発に代謝している臓器であり，成長期には骨形成が骨吸収を上回り，成人では骨吸収と骨形成のバランスがとれた状態（リモデリング：再構築）にある。女性の閉経以降および高齢期ではカルシウムの摂取量の不足，その吸収率が低下，活動性の低下により，さらに女性ではエストロゲンの分泌減少も加わり骨吸収が骨形成を上回ることで骨量は減少する。骨は絶えず変化しており，骨量の維持には骨吸収と骨形成のバランス，動的平衡状態の維持が重要であり，その変化に対応した栄養摂取が求められる。

（1）カルシウムの吸収

カルシウムは上部消化管（主に小腸上部）では活性型ビタミンDに依存した能動輸送で吸収され，下部消化管（主に小腸下部）では濃度依存性の受動輸送により吸収される。したがって，カルシウム摂取量が増加するとそれだけ吸収される。なお，カルシウム摂取量が少なくなると吸収率は上昇する。カルシウムの吸収に影響を及ぼす因子は，① 同時に摂取する食物に由来する因子，すなわちリン，乳糖，たんぱく質およびペプチド，ビタミンD，食物繊維や，② さまざまな生体の因子，すなわち生体のカルシウムに対する要求度，栄養状態，健康状態，年齢，身体活動状況，服薬の有無などが関与する。また，カルシウム吸収を阻害する物質としてリン酸，シュウ酸，フィチン酸，食物繊維などがあるが，過剰摂取でなければ問題ないとされる。ナトリウム（食塩相当量）の過剰摂取では，尿中カルシウム排泄が促進される。

（2）血液中のカルシウム濃度

血液中のカルシウム濃度（約8.5〜10.4 mg/dL）は，副甲状腺ホルモン（PTH），甲状腺C細胞から分泌されるホルモンのカルシトニン，および活性型ビタミンDが相互に調節を行って維持されている。図8-1に生体内のカルシウム調節機構について示す。PTHの主な作用は，血中カルシウム濃度を一定に保つことである。すなわち，血液中のカルシウム濃度が低下するとPTHの分泌が増加する。PTHの標的臓器は骨と腎臓であり，PTHは骨からのカルシウム放出（骨吸収）およびリン放出を増加させる。また，腎臓においてcAMP（環状アデニル酸）の産生を介してビタミンDの水酸化酵素（1-α水酸化酵素）を活性化し活性型ビタミンDの産生を高める。これによって小腸からのカルシウムの吸収が促進される。さらに腎臓に作用してカルシウム再吸収を促

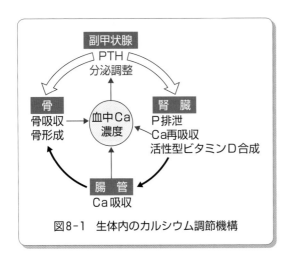

図8-1　生体内のカルシウム調節機構

進して血中カルシウム濃度を上昇させ，リン酸排泄を刺激する。PTHの分泌亢進状態が続くと骨量減少につながる。血液中カルシウム濃度が上昇すると甲状腺からカルシトニンが分泌して，骨からのカルシウム放出（骨吸収）を抑制し，腎臓におけるカルシウムの再吸収を抑え，血液中のカルシウム濃度の上昇を抑える。カルシトニンは，PTHと逆の作用を示し，血中カルシウム濃度を減少させる（増えない）ようにはたらく。このようにして血液中のカルシウム濃度はほぼ一定に保たれている。

（3）カルシウム必要量

　カルシウム摂取量の不足により骨量減少に伴う骨粗鬆症（こつ そ しょうしょう）発生率は増加傾向にあり，大腿骨近位部骨折も増加しており，ADL（activity of daily living，日常生活動作）およびQOL（quality of life，生活の質）の低下を招き，さらには要支援・要介護状態のリスクを引き起こしかねない。

　この骨粗鬆症性骨折は，遺伝素因，食生活，身体活動をも含めた環境因子などが，長期間複雑に絡み合って生じるものである。一方，カルシウムの過剰摂取によって起こる障害として，高カルシウム血症，高カルシウム尿症，軟組織の石灰化，泌尿器系結石，前立腺癌，鉄や亜鉛の吸収障害，便秘，カルシウムアルカリ症候群（旧：ミルクアルカリ症候群）などが挙げられる。

　なおカルシウム必要量は，1歳以上について要因加算法（カルシウム体内蓄積量，尿中排泄量，経皮的損失量，吸収率から算出）により推定平均必要量，推奨量を設定している。

　成人（18歳以上）の食事摂取基準
　推定平均必要量（EAR）：男性600〜650 mg/日，女性500〜550 mg/日
　推奨量（RDA）：男性700〜800 mg/日，女性600〜650 mg/日
　耐容上限量（UL）：男女とも2,500 mg/日

2.2　リ　　　ン（P）

　リンは，有機リンと無機リンに大別できるが，成人の生体内に最大850 g存在し，その約85％が骨組織に，約14％が軟組織や細胞膜に，約1％が細胞外液に存在する。生体内の生理機構の中で主役的な役割を果たしている元素の1つで，カルシウムと結合してヒドロキシアパタイトとして骨格などの硬組織を形成しているだけでなく，あらゆる細胞のエネルギー代謝のリン酸化反応，ATPの形成，核酸や細胞膜リン脂質の合成などに必須な成分である。無機リン酸（リン）は生体のエネルギー代謝を中心として，細胞機能維持に必須のイオンであり，体液中ではリン酸一ナトリウム，リン酸二ナトリウムとして体液をほぼ中性に保持する緩衝作用を行っている。

（1）リンの吸収，血中濃度

　血清中のリン濃度（約2.5〜4.5 mg/dL）と尿中リン排泄量は，副甲状腺ホルモン（PTH），繊維芽細胞増殖因子23（FGF23）*，活性型ビタミンDによって調整されている。

　血清リン濃度を規定する最も重要な機構は，腎臓での再吸収で，PTHとFGF23は，近位尿細管でのリン再吸収を抑制し，尿中リン排泄を増加させることで血清リン濃度を調節している。尿中リン排泄量は，消化管でのリン吸収量にほぼ等しい。

> ＊ 繊維芽細胞増殖因子23　FGF23はfibro blast growth factor 23の略である。骨で産生され，主に腎臓に作用し血清中リン濃度を低下させるホルモンである。過剰なFGF23活性により低リン血症性くる病/骨軟化症が生じる。

（2）リン必要量

　リンの過剰摂取は，腸管におけるカルシウムの吸収抑制を引き起こすとともに食後の急激な血清無機リン濃度の上昇により，血清カルシウムイオンの減少を引き起こし，血清副甲状腺ホルモン（PTH）濃度を上昇させることが指摘されている。一方，カルシウムの摂取量が少ない場合，リンの摂取は用量依存的に成人女性の血中副甲状腺ホルモン濃度を上昇させるという報告などから，リンとカルシムの摂取バランスを考慮することも必要であろう。なお，リンはさまざまな食品に含まれており，加工食品などでは食品添加物としてのリンの使用も多い。

　リン必要量は，推定平均必要量および推奨量を設定するための日本人に関する科学的根拠に乏しいため目安量を設定している。

成人（18歳以上）の食事摂取基準
目安量（AI）：男性1,000 mg/日，女性800 mg/日
耐容上限量（UL）：男女とも3,000 mg/日

2.3　マグネシウム（Mg）

　マグネシウムは，カルシウム，リンに次ぐ硬組織の構成成分であり，大部分骨格中（約60%）に存在し，筋肉（約20%），その他細胞などにも含まれている。マグネシウムはエネルギー代謝，神経の機能，筋肉の収縮，ホルモンの分泌，体温の調節など，生体内の物質代謝に重要な役割を担っている。骨に高濃度（約60%）で含まれていることから，骨はマグネシウムの貯蔵庫ともいわれている。

（1）マグネシウムの吸収，血中濃度

　マグネシウムの腸管からの吸収率は，成人で平均摂取量が約300〜350 mg/日の場合，約30〜50%を示し，摂取量が少ないと吸収率は上昇する。

　血清中のマグネシウム濃度は1.8〜2.3 mg/dLに維持されており，マグネシウムが欠乏すると腎臓からのマグネシウムの再吸収が亢進するとともに，骨からマグネシウムが遊離し利用される。したがって血清マグネシウム濃度は，よほど激しいマグネシ

121

ウム欠乏症にならないと低下しない。

（2）マグネシウム必要量

マグネシウムは通常は不足することはないとされるが，欠乏すると低マグネシウム血症となる。この症状には，吐き気，嘔吐，眠気，脱力感，筋肉の痙攣，ふるえ，食欲不振がある。一方，マグネシウムを大量に摂取しても腎臓から速やかに排泄されるために，マグネシウムの過剰症は起こりにくいが，初期症状として軽度の一過性下痢が起こることがある。

マグネシウム必要量は，出納試験により得られた結果を根拠として推定平均必要量と推奨量を設定している。なお，耐容上限量においては，サプリメント以外の通常の食品からのマグネシウムの過剰摂取により好ましくない健康影響が発生したとする報告が見当たらないことから，通常の食品からの摂取量の耐容上限量は設定していない。

成人（18歳以上）の食事摂取基準

推定平均必要量（EAR）：男性270～310 mg/日，女性220～240 mg/日

推奨量（RDA）：男性320～370 mg/日，女性260～290 mg/日

耐容上限量（UL）：食品以外からの摂取量の耐容上限量は，成人の場合350 mg/日，小児では5 mg/kg体重/日とする。

2.4　ナトリウム（Na）

ナトリウムは主に細胞外液に多く含まれており，血漿，組織液，リンパ液などの浸透圧の調節，酸塩基平衡に関与している。また，筋肉の収縮，神経の刺激伝達にも関与している。

ナトリウムは食塩として摂取される量が多く，体液の主要な陽イオンである。生体内のナトリウムイオン（Na^+）は細胞内外の電位差の維持，グルコースやアミノ酸の能動輸送（Na^+-K^+ポンプによる共輸送）にも関与している。生体内にナトリウムが蓄積すると浸透圧が高くなり水分が貯留し，細胞外液・血漿量が増え血圧が上昇する。また，浮腫を生じる。ナトリウムの過剰摂取は，高血圧や浮腫を伴う疾病ではその悪化をまねくため食事中の食塩制限が必要である。

生体内のナトリウム調節には，主にレニン・アンジオテンシン・アルドステロン系がその役割を果たしている。腎臓で生成される酵素であるレニンは，肝臓で合成されたアンジオテンシノーゲンから生成されるアンジオテンシンＩおよびＩＩの生成促進に関与する。とくにアンジオテンシンＩＩは血圧上昇作用をもつ。また副腎皮質ホルモンであるアルドステロンは血漿中ナトリウム濃度を介してナトリウムの再吸収に関与している。図8-2にレニン・アンジオテンシン・アルドステロン系とナトリムとの関係についての作用機序を示す。

副腎皮質ホルモンであるアルドステロンのはたらきは，① 血漿中ナトリウム濃度が低下すると，アルドステロンの分泌が亢進してナトリウムの再吸収を促進する。② ナトリウム濃度が高値を示したときはアルドステロン分泌が抑制され，ナトリウムの

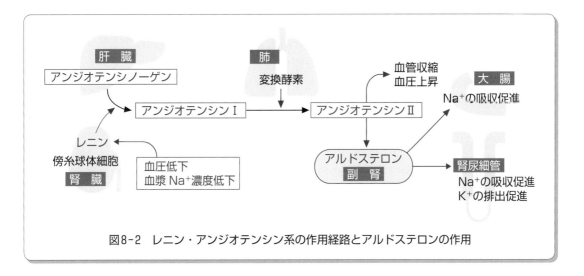

図8-2　レニン・アンジオテンシン系の作用経路とアルドステロンの作用

再吸収を抑制して尿中排泄量が増大する。カリウムの濃度に対してもアルドステロンが関与している。

　一方，レニン・アンジオテンシン系において，レニンが血液の浸透圧の低下により，糸球体近傍細胞から分泌されると，レニンによって，肝臓で合成されて血中に放出されたアンジオテンシノーゲンはアンジオテンシンⅠとなる。さらに，このアンジオテンシンⅠは，肺の血管壁に存在するアンジオテンシン変換酵素により血圧上昇作用をもつアンジオテンシンⅡになる。アンジオテンシンⅡは，副腎皮質からアルドステロンの血中への放出を促し，アルドステロンは尿細管におけるナトリウムイオンと塩素イオン（Cl⁻）の再吸収を促進する。なお，腎臓におけるナトリウムイオンや水の再吸収に関する因子は，交感神経系，抗利尿ホルモン（ADH：antidiuretic hormone）などがある。食塩の長期過剰摂取は，高血圧症の原因となり，体内のナトリウム貯留量が増大する。これにより，血液量が増加し，血圧を上昇させる。

（1）ナトリウムの吸収

　摂取されたナトリウムは，大部分は小腸で吸収されるが，小腸上部（空腸）では，中等度の濃度勾配に逆らい糖類の存在下で促進され，小腸下部（回腸）では高度の濃度勾配に逆らって能動輸送される。損失は，皮膚，便，尿を通して起こるが，便を通しての損失は少なく摂取量に依存しない。ナトリウム損失の90％以上は腎臓経由による尿中排泄である。ただし，高温環境での労働や運動時の高度発汗では相当量のナトリウムが発汗により喪失されることがある。

（2）ナトリウム必要量

　ナトリウムを食事摂取基準に含める意味は，過剰摂取による生活習慣病のリスク上昇および重症化を予防することにあることから，目標量を設定している。通常の食事

による主なナトリウムの摂取源は食塩（塩化ナトリウム，NaCl）および食塩を含有する調味料であるが，ナトリウムは食品中ではナトリウム塩またはナトリウムイオンの形で存在する。ヒトはその多くを塩化ナトリウムとして摂取している。食品中のナトリウム含有量から下記の式で食塩相当量が算出されている。

食塩相当量(g)＝ナトリウム(mg)×58.5/23×1/1000＝ナトリウム(mg)×2.54×1/1000

　日本高血圧学会の高血圧治療ガイドライン（JSH2019）では，減塩目標量は6g/日未満であり，2012年のWHOの一般向けガイドラインでは，成人には食塩5g/日未満の目標量を強く推奨している。しかし，日本人の食塩相当量の摂取状況からみて目標量を5〜6g/日未満とするのは実施可能性の観点から適切ではないとし，以下のような摂取基準を設定している。なお，高血圧およびCKD（慢性腎臓病）の重症化予防を目的とした量は，食塩相当量6g/日未満としている。

成人（18歳以上）の食事摂取基準
推定平均必要量（EAR）：男性女性ともに600mg/日（食塩相当量1.5g/日）
目標量（DG）：食塩相当量として男性7.5g/日未満，女性6.5g/日未満

2.5　カリウム (K)

　カリウムは生体の細胞内に最も多い陽イオンであり，その約98％が細胞内液に，約2％が細胞外液に存在している。細胞内から細胞外へ，あるいは細胞外から細胞内へ，細胞膜を超えて移動する特性をもつ。体液の浸透圧を決定する重要な因子であり，細胞内の酸塩基平衡の調節，神経や筋肉の興奮伝導，糖質代謝などの重要な役割を担っている。また，カリウムの恒常性は腎臓が主役となって維持されている。

　カリウムの栄養上の重要性は，主に血圧降圧効果によるところが大きく，それは，ナトリウム再吸収を抑制して尿中への排泄量を増加させることにより血圧を降下させるはたらきによるものである。また，カリウムの摂取不足は，高血圧を誘因するリスクの1つと考えられる。

（1）カリウムの吸収

　カリウムの吸収は受動的であるが，小腸下部（回腸）や大腸ではカリウムが能動的に放出される。カリウムは多くの食品中に含まれており，リン酸と結合，あるいはたんぱく質と結合して存在している。通常の食生活では欠乏症や過剰症は起こらないが，嘔吐の繰り返し，慢性的な下痢，緩下剤の乱用，利尿降圧剤の長期間使用などによりカリウム欠乏症を招くことがある。欠乏症の症状は，筋力減退，無表情，無関心，無気力，食欲不振，吐き気，嗜眠などである。

（2）カリウム必要量

　カリウムは多くの食品に含まれており，通常の食生活で不足になることはない。カ

リウムの不可避損失量を補い平衡を維持するために必要な値と，現在の摂取量から目安量を設定している。また，高血圧を中心として生活習慣病の発症予防および重症化予防の観点から目標量を設定している。なお，小児（3〜17歳）にも目標量の下限が設定されている。

成人（18歳以上）の摂取基準
目安量（AI）：男性 2,500 mg/ 日，女性 2,000 mg/ 日
目標量（DG）：男性 3,000 mg/ 日以上，女性 2,600 mg/ 日以上

3. 微量ミネラル (micro minerals)

微量ミネラルの中の主な必須微量ミネラルの機能ならびに欠乏症・過剰症について表8-2に簡単に示す。

表8-2　必須微量元素の機能

元素	機　　能	欠　乏　症	過　剰　症
Fe	ヘモグロビン・ヘム酵素合成	貧血	血色素症（ヘモクロマトーシス）
Zn	各種酵素補因子，細胞分裂，核酸代謝，プロスタグランジン代謝，インスリンの成分	生育・生殖能低下，味覚・嗅覚能低下	銅と拮抗，亜鉛中毒
Cu	中枢神経維持，結合組織代謝，ヘモグロビン・ヘム酵素合成	貧血，骨異常，脳障害	銅中毒
Se	生体抗酸化能，グルタチオンパーオキシダーゼ，水銀毒性拮抗	心筋症（克山病），肝壊死（ラット），砂嚢筋障害（ヒナ）	セレノーシス
Co	ビタミンB$_{12}$の合成，造血	悪性貧血，メチルマロン酸尿	甲状腺肥大
F	骨格維持	虫歯，骨多孔症	斑状歯
Mn	各種酵素補因子（ピルビン酸カルボキシラーゼ，スーパーオキシドジスムターゼ），脂質代謝	生殖能低下，中枢神経障害，骨発育不全	鉄と拮抗，マンガン中毒症
Cr	糖代謝（インスリンを介し），脂質代謝，たんぱく質代謝	耐糖能低下，アテローム動脈硬化，寿命短縮	クロム中毒，肺・上気道癌
I	甲状腺機能（チロキシン合成）	甲状腺腫，甲状腺機能障害	甲状腺腫（ヨウ素中毒）
Mo	各種酵素補因子（キサンチンオキシダーゼなど），尿酸代謝	生育障害，繁殖能低下，銅と拮抗	

出典）木村修一・左右田健次編：『微量元素と生体』，秀潤社，p.97（1987）

3.1　鉄（Fe）

体内に存在する鉄は，成人でもわずか3〜4gでその約70％は機能鉄として血液中の赤血球ヘモグロビンに存在する。ヘモグロビンは肺で酸素と結合し各組織に酸素を運搬する役目をしている。また，一部は筋肉中のミオグロビンの成分として筋肉中に存在し酸素の運搬に関与している。その他カタラーゼ，シトクロム，ペルオキシダー

ぜなどの酸化酵素の成分として酸化反応に寄与している。残りの約30％は，肝臓，骨髄，脾臓においてたんぱく質と結合したフェリチンの形で貯蔵鉄としても存在する。血液中において鉄が輸送される際は，トランスフェリン（transferrin）とよばれる鉄輸送たんぱく質として運搬される。吸収された鉄は血中をトランスフェリンとして移動し，大部分は骨髄中で赤血球ヘモグロビン生成に用いられる。

（1）鉄 の 吸 収

　食品中の鉄は，たんぱく質や有機酸と結合した動物性食品に多く含まれるヘム鉄（Fe^{2+}）と植物性食品や乳製品，貯蔵鉄に多く含まれる非ヘム鉄（Fe^{3+}）に分けられる。食品から摂取された鉄は，十二指腸から小腸上部（空腸）において吸収され，その吸収率は約15％前後とされるが，摂取した鉄の吸収は，ヘム鉄と非ヘム鉄で大きく異なり，ヘム鉄のほうが非ヘム鉄より吸収率が高い。ヘム鉄は，ヘモグロビンやミオグロビンに含まれる鉄とポルフィリンの錯体鉄として存在し，そのままの形で吸収されるが，非ヘム鉄は，胃酸（pH 4以下）の存在下でアスコルビン酸などの還元物質，または腸管上皮細胞刷子縁膜に存在する鉄還元酵素によって還元されて2価（Fe^{2+}）の鉄イオンとなって吸収される。動物性たんぱく質，クエン酸や乳酸なども鉄の吸収を促進する。一方，穀類に多く含まれるフィチン酸，茶のタンニン，シュウ酸などは鉄と不溶の塩を作り鉄の吸収を低下させる。なお，鉄の吸収率は，食事中のヘム鉄と非ヘム鉄の構成比，鉄の吸収促進や阻害要因となる栄養素や食品の摂取量および生体における鉄の必要状態によって異なる。

（2）鉄の生体内代謝

　図8-3に鉄の生体内代謝を示すが，腸管より吸収されて細胞に取り込まれて，貯蔵鉄のフェリチンとして蓄えられ，必要に応じて動員される。細胞に取り込まれたトラ

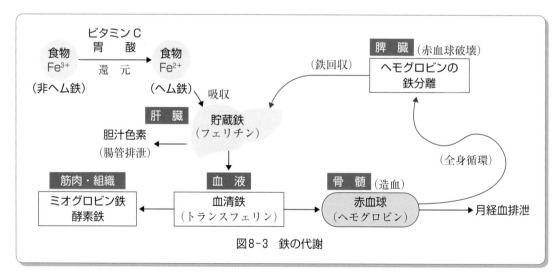

図8-3　鉄の代謝

ンスフェリンは鉄イオンを放出し，酵素などの成分に使われたり，フェリチンに取り込まれ貯蔵される。また，体内の鉄は再利用されるため，出血などにより体内の貯蔵鉄が枯渇するとヘモグロビン濃度が低下し貧血を呈する。

（3）鉄必要量

鉄の必要量は，要因加算法によって算出されている。とくに女性においては，月経血による損失と妊娠中の需要増大が鉄の必要量に及ぼす影響は大きい。

「日本人の食事摂取基準（2020年版）」において，女性は月経の有無により推定平均必要量および推奨量が異なる。鉄はレバー，魚肉，獣肉などの血液を多く含む部分や，卵黄などに多く含まれるが，緑黄色野菜も有力な供給源である。

成人（18歳以上）の食事摂取基準
推定平均必要量（EAR）：男性6.0〜6.5mg/日，女性5.0〜5.5mg/日（月経なし），8.5〜9.0mg/日（月経あり）

推奨量（RDA）：男性7.0〜7.5mg/日，女性6.0〜6.5mg/日（月経なし），10.5〜11.0mg/日（月経あり）

耐容上限量（UL）：男性50mg/日，女性40mg/日

3．2　銅（Cu）

銅は，成人の生体内に約80mg含まれており，このうち約50％は筋肉や骨に，約10％が肝臓に存在している。銅は約10種類の酵素の活性中心に結合しており，エネルギー生成や細胞外マトリックスの成熟，神経伝達物質の産生，活性酸素除去などに関与している。ヘモグロビン生成反応においては触媒的に作用し，シトクロムcオキシダーゼ，アスコルビン酸オキシダーゼなどに含まれている。表8-3に銅酵素とその機能および異常症を示した。

表8-3　主要な銅酵素とその機能および機能異常による異常症

一般名	機能	機能異常による異常症
セルロプラスミン	フェロキシダーゼ活性，銅輸送	貧血，銅欠乏
Cu，Zn-スーパーオキシドジスムターゼ	ラジカル消去	過酸化
リシルオキシダーゼ	エラスチン，コラーゲン架橋	動脈管異常，皮膚異常
チロシナーゼ	メラニン産生	脱色
シトクロムcオキシダーゼ	電荷移動	神経障害
ドーパミンβ-ヒドロキシダーゼ	カテコールアミン産生	神経障害

出典）山口正義編：『バイオメタル』，黒船出版（1998）

（1）銅の吸収

銅の吸収経路には，十二指腸において2価から1価に還元された銅イオンが，小腸粘膜上皮細胞の微絨毛の刷子縁膜に存在する銅輸送担体1（copper transporter 1）と特異的に結合して細胞内に取り込まれる経路などがある。門脈を経て肝臓に取り込まれた銅は，銅依存性酵素やアポセルロプラスミンなどへ渡され，生成したセルロプラ

スミンは血中に放出され，各組織に運ばれる。排泄は，主に肝臓から胆汁を介して糞便へ，一部は腎臓から尿中に排泄される。

　銅の吸収は，亜鉛やビタミンC，食物繊維によって阻害される。

（2）銅必要量

　銅の先天性代謝異常症として，欠乏症の伴性潜性（伴性劣性）遺伝疾患メンケス病，過剰症の潜性（劣性）遺伝子疾患ウイルソン病が知られている。メンケス病は，X染色体上の遺伝子の変異に起因する男性に起こる銅の欠乏症で，血液中の銅とセルロプラスミン濃度の減少，肝臓や脳の銅含量の低下が起こり，知能低下，発育遅延，中枢神経障害が生じる。ウイルソン病は常染色体上の遺伝子の変異に起因する銅の過剰症である。肝臓，脳，角膜に銅が蓄積し，肝機能障害，神経障害，精神障害，角膜のカイザー・フライシャー輪（輪状色素沈着）などの症状がみられる。

　銅が欠乏すると，鉄投与に反応しない貧血や，白血球減少，好中球減少，骨異常，成長障害，毛髪の色素脱失，筋緊張低下，易感染性，心血管系の異常，コレステロールや糖代謝の異常などが生じる。一方，通常の食品において過剰摂取が生じる可能性はない。

成人（18歳以上）の食事摂取基準
推定平均必要量（EAR）：男性 0.7 mg/ 日，女性 0.6 mg/ 日
推奨量（RDA）：男性 0.8 ～ 0.9 mg/ 日，女性 0.7 mg/ 日
耐容上限量（UL）：男女とも 7 mg/ 日

3.3　亜　　鉛 (Zn)

　亜鉛の成人の体内量は約 2 g であり，すべての細胞に存在し，その85～90％は筋肉や骨に，ついで数％肝臓に分布している。亜鉛は，たんぱく質との結合によってその生理機能が発揮され，触媒作用，構造機能維持作用，調節作用などがある。触媒作用としては，200種類以上の酵素の金属成分として重要で（表8-4），酵素類とゆるく結びついてその安定化，活性化に関与している。とくに核酸代謝では，DNA組成の一要素のチミジン（thymidine）を生成するキナーゼは亜鉛依存であり，DNA合成を支配している。構造機能維持作用としては細胞接着，細胞膜表面の受容体の活性などがある。亜鉛の恒常性は，亜鉛輸送体による亜鉛の細胞内外への輸送とメタロチオネイン*による貯蔵によって維持されている。

表8-4　主要な亜鉛酵素

一般名	機能
炭酸脱水酵素	$CO_2 + H_2O \rightleftharpoons H_2CO_3$
カルボキシペプチダーゼ	C末端ペプチダーゼ
アルカリホスファターゼ	リン酸エステル加水分解
アルコールデヒドロゲナーゼ	アルコール → アルデヒド
DNAポリメラーゼ	DNA合成
RNAポリメラーゼ	RNA合成
アミノペプチダーゼ	N末端ペプチダーゼ

*　**メタロチオネイン**　金属を含む含硫たんぱく質。生体内で重金属の解毒や中和を行っている。体内の亜鉛，銅の恒常性の維持に関与しているとされる。

（1）亜鉛の吸収

　亜鉛は，十二指腸および小腸下部（回腸）で吸収され，その吸収率は約30％とされ

ているが，摂取量によって変動する。亜鉛の吸収は，フィチン酸やシュウ酸，食物繊維，銅，カドミウム，鉄，ポリフェノールなどが阻害するとされている。

（2）亜鉛必要量

　亜鉛の欠乏は，食欲不振，成長遅延（体重低下），味蕾にある味孔が再生されないための味覚障害，免疫機能低下，湿疹などの皮膚障害などを引き起こす。一方，通常の食品において過剰症が生じる可能性はないとされるが，継続的な多量の亜鉛摂取は，銅の吸収阻害による銅欠乏，スーパーオキシドジスムターゼ（SOD）活性の低下，貧血（鉄の吸収阻害）などを引き起こす。亜鉛は肉類，魚介類，穀類など食品中に広く分布している。

成人（18歳以上）の食事摂取基準
推定平均必要量（EAR）：男性 9 mg/ 日，女性 6 〜 7 mg/ 日
推奨量（RDA）：男性 10 〜 11 mg/ 日，女性 8 mg/ 日
耐容上限量（UL）：男性 40 〜 45 mg/ 日，女性 30 〜 35 mg/ 日

3.4　セ　レ　ン (Se)

　生体内のセレンは，たんぱく質と結合した含セレンたんぱく質の形態で生理機能を発現し，抗酸化システムや甲状腺ホルモン代謝において重要である。ヒトでは25種類の含セレンたんぱく質の存在が明らかにされており，その代表的なものは，グルタチオンペルオキシダーゼ[*1]，ヨードチロニン脱ヨウ素酵素[*2]，チオレドキシンレダクターゼ[*3]などである。

> [*1] **グルタチオンペルオキシダーゼ**　過酸化水素や過酸化脂質を分解する酵素。
> [*2] **ヨードチロニン脱ヨウ素酵素**　T_4 および T_3 の賦活化を触媒するはたらきをもつ酵素。
> [*3] **チオレドキシンレダクターゼ**　酸化型チオレドキシン[*]を再還元する酵素。
> 　[*] **チオレドキシン**　酸化還元たんぱく質で，他のたんぱく質のシステイン残基が形成するジスルフィド結合の還元・切断を促進することで抗酸化物質として機能する。

（1）セレンの吸収

　食品中のセレンの多くは，セレノメチオニン，セレノシスチンなどの含セレンアミノ酸の形で存在する。遊離の含セレンアミノ酸は90％以上が吸収されることが知られており，食事中のセレンも同程度に吸収されると考えられている。

（2）セレン必要量

　セレン含有量の多い食品は魚介類で，植物性食品と畜産物のセレン含有量は，それぞれ土壌と飼料中のセレン含有量に依存して変動する。日本では主に魚介類や穀物からセレンを摂取しており不足することはほとんどない。
　セレンの欠乏と関連する疾患に，中国の一部の低セレン地域で発生した心臓疾患（克山病：Keshan disease）がある。うっ血性心不全，心臓突然死，不整脈などの症状がみられる。また，セレンの欠乏では，成長障害や筋肉萎縮，肝臓障害，免疫力低下

などの症状が出る。セレンの過剰症では，慢性セレン中毒の症状として，毛髪や爪の脆弱化・脱落，胃腸障害，皮疹，疲労感，神経系異常などがある。克山病のような欠乏症の予防という立場で推定平均必要量と推奨量の設定が行われている。

成人（18歳以上）の食事摂取基準
推定平均必要量（EAR）：男性25μg/日，女性20μg/日
推奨量（RDA）：男性30μg/日，女性25μg/日
耐容上限量（UL）：男性400〜450μg/日，女性350μg/日

3.5　マンガン（Mn）

　成人の体内には約12〜20mgのマンガンが存在し，生体内組織および臓器に一様に分布している。マンガンは，ピルビン酸カルボキシラーゼ，スーパーオキシドジスムターゼ（SOD）のマンガン含有酵素として機能している。また，多くの酵素の非特異的な補因子*（cofactor）として化学的反応に関与していることが知られている。

　　＊補因子　酵素の賦活化に重要なはたらきをする，酵素のたんぱく質以外の成分。

（1）マンガンの吸収

　マンガンは，小腸の全域において能動輸送によって吸収されると考えられている。その吸収率は3〜5％程度とされる。

（2）マンガン必要量

　通常の食生活では欠乏症は起こらないと考えられているが，ヒトにおける欠乏症として，完全静脈栄養施行患者において報告がある。欠乏すると，成長障害，骨形成異常，血液凝固能の異常，生殖能力の欠如，運動失調，脂質・糖質代謝異常などがある。

　マンガンの場合，厳密な菜食など特異な食事形態，およびサプリメントの不適切な利用によって過剰摂取が生じる可能性がある。過剰症には，疲労感や倦怠感，不眠，神経症状，歩行障害などがみられる。

　食品中のマンガンは，穀類，野菜類などの植物性食品が供給源であり，動物性食品には少ない。

成人（18歳以上）の食事摂取基準
目安量（AI）：男性4.0mg/日，女性3.5mg/日
耐容上限量（UL）：男女とも11mg/日

3.6　クロム（Cr）

　クロムは3価と6価のものが存在するが，6価クロムは，自然界にはほとんど存在しない。通常の食事から栄養素として摂取されるクロムは3価クロムと考えられる。摂取されたクロムは，肝臓や脾臓，軟組織，骨に蓄積しており，糖質・脂質代謝，結合組織の代謝等に関与している。種々の動物実験において，インスリン濃度が正常であ

りながらクロム欠乏により糖質代謝異常を伴う状態が誘導されることが知られている。

（1）クロムの吸収

クロムの吸収率はクロムの摂取形態や，さまざまな要因によって変動するが，約1％と考えられている。

（2）クロム必要量

長期の完全静脈栄養施行患者において発症したクロムの欠乏症では，耐糖能不全によるインスリン感受性の低下，体重減少，神経病変（末梢・中枢神経の神経症），高血糖などが観察されている。

6価クロムを過剰に摂取すると，腎臓，脾臓，肝臓，肺，骨に蓄積し毒性を発する。しかし，自然界にはほとんど存在しない。3価クロムの場合，通常の食事において過剰摂取を生じることは考えられない。

クロムの主な供給源は穀類，肉類，卵類である。

成人（18歳以上）の食事摂取基準
目安量（AI）：男女ともに10 μg/日
耐容上限量（UL）：男女ともに500 μg/日

3.7　ヨ　ウ　素（I）

成人の体内には約15〜20 mgのヨウ素が存在する。そのうち約70〜80％が甲状腺に分布しており，ヨウ素は，甲状腺ホルモン〔チロキシン（T_4），トリヨードチロニン（T_3）〕の構成要素として必須な栄養素である。甲状腺ホルモンは，生殖，成長，発達などの生理的プロセスを制御し，エネルギー代謝を亢進させる。慢性的なヨウ素欠乏は，甲状腺刺激ホルモン（TSH）の分泌亢進，甲状腺の異常肥大または過形成（いわゆる甲状腺腫）を生じ，甲状腺機能を低下させる。

（1）ヨウ素の吸収

食品中のヨウ素は，摂取したほぼ全量が胃および小腸上部（空腸）から吸収され，そのほとんどが尿中へ排泄される。

（2）ヨウ素必要量

ヨウ素の欠乏症には，甲状腺腫とクレチン病（ヨウ素とセレンの両元素が欠乏）が挙げられる。世界各地のヨウ素不足地帯（土壌にヨウ素が少なく海藻類が入手困難な地域）では，食塩にヨウ素を添加することによってヨウ素不足による甲状腺腫を予防する対策がとられている。日本人のヨウ素摂取量は，海藻類の摂取によって大きく左右され，1日1人当たりの平均摂取量を1〜3 mg/日と推定。3 mg/日をヨウ素摂取量の最大許容量と判断し，この値を耐容上限量設定の根拠としている。

　ヨウ素の過剰摂取では，軽度の場合，甲状腺機能低下，重度の場合，甲状腺腫が発生する。甲状腺腫は，ヨウ素の欠乏，過剰の両者でみられる。

成人（18歳以上）の食事摂取基準

推定平均必要量（EAR）：男女とも95μg/日
推奨量（RDA）：男女とも130μg/日
耐容上限量（UL）：男女とも3,000μg/日　ただし，妊婦および授乳婦の耐容上限量は
　　　　　　　　　　2,000μg/日とする。

3.8　モリブデン（Mo）

　モリブデンは，酵素構成成分であり，キサンチンオキシダーゼ，アルデヒドオキシダーゼ，亜硫酸オキシダーゼの補酵素（モリブデン補欠因子）として機能している。

　とくに亜硫酸オキシダーゼの生理的意義は大きく，先天性モリブデン補欠因子欠損や亜硫酸オキシダーゼ欠損の症例では，亜硫酸の蓄積によって脳の萎縮と機能障害，痙攣，精神遅滞，水晶体異常などが生じ，多くは新生児期に死に至る。

（1）モリブデンの吸収

　食品中のモリブデンは，モリブデン酸塩として，胃と小腸から受動輸送と能動輸送により吸収される。モリブデン酸塩の吸収率は高く，約90％程度と推察され，吸収後速やかに代謝されて腎臓から排泄される。

（2）モリブデン必要量

　ヒトにおけるモリブデン欠乏症としては，完全静脈栄養時のみに症例がみられ，昏睡に至る易刺激性，頻脈，呼吸数の増加，夜盲症などの臨床症状を認めている。モリブデン欠乏症は，モリブデンの投与で治癒される。

　モリブデンは穀類や豆類に多く含まれている。

成人（18歳以上）の食事摂取基準

推定平均必要量（EAR）：男性20〜25μg/日，女性20μg/日
推奨量（RDA）：男性25〜30μg/日，女性25μg/日
耐容上限量（UL）：男性600μg/日，女性500μg/日

文　　献

●参考文献
・林　淳三・高橋徹三：『栄養学総論』（Nブックス），建帛社（2002）
・江指隆年・中嶋洋子：『基礎栄養学』（ネオエスカ），同文書院（2002）
・鈴木継美・和田　攻編：『ミネラル・微量元素の栄養学』，第一出版（1994）
・吉田　勉編著：『基礎栄養学』，医歯薬出版（2003）
・飯塚美和子・奥野和子ほか：『基礎栄養学』，南山堂（2010）
・日本人の食事摂取基準策定検討会：『日本人の食事摂取基準（2020年版）「日本人の食事摂取基準」策定検討会報告書』（2019）

第 9 章

水，電解質の代謝，および異常

1. 水の機能

1.1 水の分布

　水は多くの生物体の構成成分の中で最も多く，ヒトの成人では体重の約60%を占め，その内のおよそ3分の2が細胞内液に，残りの3分の1が細胞外液に分布している。また，細胞外液のうち約15%が細胞間液として，残りは血液中の血漿成分として存在している。

1.2 水の機能

　水は単なる液体としてでなく，次のような特有の性質により生体を構成する重要な物質であり，生命を保つうえで酸素に次いで重要なものである。

① 水は物質を溶かす力が強く溶媒としてはたらいている。

　　物質の反応・輸送：生体内の反応の場所となり，消化・吸収作用の溶媒や物質の輸送を行う。

　　生体内の調節：物質の分泌と排泄の溶媒，体内電解質の平衡維持を行う。

② 水は体温の調節にはたらいている。

　　体温の保持：水はほかの物質に比べ比熱が大きく，熱の変動に対して温度変化が少ない。

　　体熱の放散：細胞内の代謝反応によって発生した熱は，水を介して体のすみずみまで運ばれ，体表面から放熱，対流，水の蒸発熱などによって放出し，体温調節を行っている。

1.3 体内の水分量

　体内の水分量は年齢，性別や体格によって変動がみられる。

表9-1　体重比で示す体内の水分量

体　格	小　児	成人(男)	成人(女)
やせ型	80%	65%	55%
標準型	70%	60%	50%
肥満型	65%	55%	45%

① 年齢差：年齢に応じて水分量が変化する。新生児では体重の70〜80%と多いが，10歳ごろまで徐々に減少し，約60%程度になる。

② 男女差：男性は体脂肪の割合が女性に比べて少ないため水分量の割合は多く，体重のおよそ60%，女性はおよそ

50％である。

③　体　格：体格に対する水分割合は，表9-1に示すようにやせ，肥満によって変
　　　動する。

1.4　水分バランス（水分出納）

　健常者では供給される水分量と体内から失われる水分量が平衡を保っているため体
内総水分量は常に一定に保たれている。

　成人での水分バランスは図9-1に示すように，摂取量はおよそ2,500 mL/日，排泄
量もおよそ2,500 mL/日でほぼ平衡が保たれている。

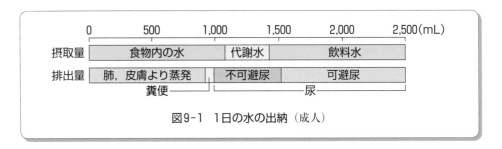

図9-1　1日の水の出納（成人）

（1）供給される水分

1）食物中の水と飲料水

　成人が飲料水として摂取する水は1日約1,100 mL，さらに食物から由来して摂取す
る水は約1,100 mLで，摂取する水分量は1日およそ2,200 mLである。

2）代　謝　水

　摂取した栄養素が体内で代謝されるときに生じる水を代謝水（metabolic water）と
いい，1 g当たりの栄養素が生じる水は，脂質が1.07 mL，糖質が0.56 mL，たんぱく
質が0.41 mLである。その総量は成人では約300 mL/日となる。摂取する食物中の水，
飲料水，代謝水をすべて加算すると，供給される水分量はおよそ2,500 mL/日となる。

（2）体から失われる水分量

1）尿　の　水

　1日の尿量は摂取した水の量に影響されるが，成人ではおよそ1,500 mLである。そ
のうち400 mL～500 mLの尿は体内で生成した老廃物を排泄させるために必要で，不
可避尿とよばれる。残りは可避尿という。

2）糞　便　の　水

　消化液として分泌される水分は，成人では1日に約8 Lであるが，栄養素の消化・
吸収とともに主に小腸（6～7 L）で，さらに糞便形成時に大腸（1～2 L）で再吸収
され，糞便中には約100 mL排泄される。

3）皮膚，肺からの水

皮膚，肺からは絶えず水が水蒸気として失われている。これを不感蒸泄（insensible perspiration）といい，その量は1日に呼気から約300 mL，皮膚面から約500 mLである。

1.5　水分調節と異常

成人では，水は摂取水と代謝水の総和と総排泄水量とのバランスが保たれている。しかし，水分の摂取不足，過剰排泄，塩類の摂取や体内の塩類の代謝調節異常などは，体液の浸透圧に極端な変化を起こす。このような状態は水分のアンバランスになる。

（1）水分の排泄調節

水分の主な排泄は，腎臓からの尿として行われている。塩分を過剰に摂取したときには細胞外液の浸透圧が細胞内液に比し高張となり，渇きを示す。この結果，飲水量を増やして尿量を増加させることにより，腎臓での水分の再吸収が抑制され浸透圧が調節される。調節に関与するホルモンとして，脳下垂体後葉から分泌される抗利尿ホルモンのバソプレッシン（VP：vasopressin）とアルドステロン（aldosterone）がある。

（2）運動と水分平衡

運動時には産熱により体温が上昇するので，皮膚から汗をかき水分を蒸発することにより熱を放散して体温を下げる。その結果，体温はほぼ一定に保たれる。高温下で激しい運動をすると，発汗量は1時間当たり1 L以上にもなる。また，肺からの呼気による水分損失も，運動による呼吸数の増加に伴い，通常の1時間当たり15 mL程度から130 mL以上にも及ぶ増加がある。一方，エネルギー発生の増大に伴い代謝水も増加するが，皮膚，肺からの損失が大きく，体水分の喪失が起こることにより放熱と産熱の平衡が崩れ，熱中症（heatstroke）などになる。激しい運動時には水分補給を十分に行う必要がある。

（3）水　分　欠　乏

排泄された水分量が摂取した水分量を上回ると生体は水分欠乏状態に陥り，渇きを感じて，積極的に水分の摂取行動が誘導され，平衡状態を取り戻す。しかし，損失した水分を補うことができないときに脱水症（dehydration）が生じる。体重の4〜6％の脱水により血漿量，唾液量，尿量は減少し，体温が上昇する。さらに脱水が進んで脱水率が20％に及ぶと生命が危険になる。

2.　電解質の代謝

2.1　電解質の分布

電解質とは，血液・体液中で電離してイオンになる物質であり，栄養素では無機質

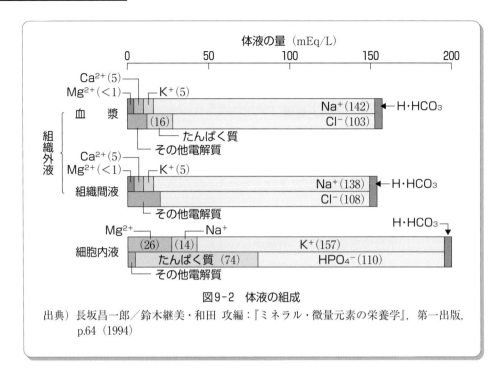

図9-2　体液の組成

出典）長坂昌一郎／鈴木継美・和田　攻編：『ミネラル・微量元素の栄養学』，第一出版，p.64（1994）

表9-2　細胞内外の主なイオン濃度

イオン	細胞内濃度 （mEq/L）	細胞外濃度 （mEq/L）
Na^+	10	142
K^+	140	4
Ca^{2+}	0.0001	2.4
Mg^{2+}	58	1.2
HCO_3^-	10	28
Cl^-	4	103
リン酸	75	4

出典）田川邦夫：『からだの働きからみた代謝の栄養学』，タカラバイオ，p.26（2003）

（ミネラル）を指す。

　細胞内液・外液の電解質の分布を図9-2，表9-2に示す。それによると，細胞外液にはナトリウム，カルシウム，塩素が多く，細胞内液には少ない。カリウムやマグネシウムは細胞内液に多く存在し，体液の容量調節系や浸透圧調節系に介して体内の水分量を調節している。この調節機構が破綻すると電解質バランスが崩れ，電解質異常を呈する。

2.2　体液と浸透圧

　浸透圧とは，細胞膜を境にして細胞内液と細胞外液の圧のことである。この恒常性の維持には，Naイオン（Na^+）などの電解質，糖質，アミノ酸などの低分子物質やアルブミンなどの高分子物質と水分がはたらいている。細胞膜は，電解質などの低分子物質ならびに高分子物質の自由な移動が制限されている。そこで細胞内液・外液の浸透圧を等しくするには自由に移動できる水の移動が生じ，浸透圧が維持される。

　体液の循環は，血液と組織間液での移動により起こることになる。移動は毛細血管で行われ，血液と組織間液の物質交換の場となっている。すなわち正常時には動脈側から出ていた水が静脈側に戻ってきて体液のバランスが保たれる。

　血圧と細胞外液との関係は，食塩を多く摂取すると血圧が上昇する現象がいわれている。この現象は，高食塩摂取では，細胞外液にNaが増加すると同時に水の摂取も

増加し，細胞外液量が増加する。その結果，レニン・アンジオテンシン・アルドステロン系が働き，Naと水が腎臓から排泄される。この際に血圧も上昇する。

２．３　酸塩基平衡の調節

　体液および血液のpHは7.35～7.45の範囲で巧みに調節されており，酸および塩基が負荷された場合には細胞外液・内液，肺，腎臓など，狭い範囲で一定に維持されている。このpHの維持は，酸塩基平衡を調節する4つの緩衝調節系で行われている（表9-3）。

表9-3　酸塩基平衡の調節

H⁺の過剰の時			
細胞外液緩衝	細胞内液緩衝	呼吸性調節	腎性調節
短時間 $H^+ + Buffer \rightleftarrows H \cdot Buffer$	2～4時間 細胞内への移行	10～20分 $H^+ + HCO_3^- \rightleftarrows CO_2 + H_2O$ ↕ 肺	数時間～数日 腎臓の酸排泄

出典）飯田善俊：『図解 水と電解質』，中外医学社，p.37（1984）

（1）細胞外液による緩衝作用
1）重炭酸-炭酸緩衝作用
　血液のpHが正常のときは，炭酸水素イオン（HCO_3^-）と炭酸（H_2CO_3）における濃度比〔HCO_3^-〕/〔H_2CO_3〕は20に保たれるように緩衝作用がはたらく。
2）リン酸塩の緩衝作用
　リン酸塩にはHPO_4^{2-}と$H_2PO_4^-$とがある。H^+が増加する（酸性液）とHPO_4^{2-}がH^+と結合して$H_2PO_4^-$となることでpHを調節し，H^+が減少する（アルカリ性液）と$H_2PO_4^-$がHPO_4^{2-}となってH^+を解離することによってpHを調節している。
3）たんぱく質の緩衝作用
　血漿たんぱく質は血液pHとして一部弱酸に解離し作用する。血色素は炭酸に対して緩衝作用を示す。

（2）細胞内における緩衝作用
　細胞内の多量のリン酸塩，Na^+，K^+，Mg^{2+}，たんぱく質，HCO_3^-などが緩衝剤の役割を果たし，pHの異常に対し細胞内液・外液でK^+とNa^+，H^+の交換が起こる。

（3）肺による緩衝作用
　体内にH^+が増加するとHCO_3^-が減少し，〔HCO_3^-〕/〔H_2CO_3〕が20以下になりpHが低下する。このときは呼吸が速くなり肺からCO_2が排泄されることによりpHが正常に戻る。逆に血中のHCO_3^-が増加すると，〔HCO_3^-〕/〔H_2CO_3〕＞20となり，血液の

pHが上昇する。このときは呼吸が抑制されCO_2が蓄積するためH_2CO_3が増加し，$[HCO_3^-]/[H_2CO_3] = 20$となりpHが正常に戻る。

（4）腎臓による調節作用

腎臓での調節系はほかの系に比べて速効性は劣るが，体液のpH維持には強力な能力をもっている。過剰なH^+の排除には尿細管でのNa^+とH^+との交換が起き，H^+が排泄されHCO_3^-が保持される。HCO_3^-が過剰な場合にはHCO_3^-の排泄が促進され，H^+イオンの保持が行われて，体液のpHが維持される。

2.4　酸塩基平衡の異常

体内では前述の調節作用で酸塩基平衡は正常に維持される。しかし，酸あるいは塩基が蓄積したり喪失したりすると，表9-4に示すような疾患を生じる。

表9-4　酸塩基平衡の異常をきたす疾患

	疾　　　患
代謝性アシドーシス	糖尿病，飢餓，発熱，ショック，腎不全，下痢，アジソン病，心不全，腎尿細管性アシドーシス
代謝性アルカローシス	嘔吐，胃液吸引，カリウム欠乏（摂取不足・利尿薬投与など）
呼吸性アシドーシス	肺疾患（肺気腫・気管支喘息），薬物による影響（麻薬・催眠薬・麻酔などによる呼吸抑制），呼吸筋麻痺
呼吸性アルカローシス	過換気症候群，代謝亢進状態（甲状腺機能亢進・発熱），肝性昏睡，サリチル酸中毒，低酸素症，中枢神経障害，妊娠など

出典）飯田善俊：『図解 水と電解質』，中外医学社，p.107（1984）

（1）アシドーシス（acidosis）とアルカローシス（alkalosis）

体液，血液の酸塩基平衡（またはpH）が調節範囲を超えて酸性側に偏る状態をアシドーシス，アルカリ性側に偏る状態をアルカローシスという。

呼吸性アシドーシスは肺のガス交換能力の低下によってH_2CO_3濃度が増大している状態，代謝性アシドーシスは体内のH^+の増加によりHCO_3^-濃度が減少している状態である。また，呼吸性アルカローシスは肺のガス交換能力の上昇によってH_2CO_3濃度が減少している状態，代謝性アルカローシスは体内の塩基の増加よりHCO_3^-濃度が増加している状態をいう。

第 10 章

エネルギー代謝

1. エネルギー変換

　　エネルギー（energy）とは，「仕事をなしうる量・能力」と定義され，光エネルギー，電気エネルギー，化学エネルギー，熱エネルギー，位置エネルギーなど，さまざまな形態で存在し，その大きさはそれぞれの単位で表されている。食物に含まれる栄養素は，植物体が光合成によって，太陽の光エネルギーを化学エネルギーに変換し蓄えたものである。動物体は，植物体が産生した化学エネルギーを摂取し，体内において，生体の構成成分を合成するため化学エネルギーとして利用されるが，体温の維持のため熱エネルギーに，神経の伝達のため電気エネルギーに，筋肉運動や物質の輸送などのため機械エネルギーに変換し利用され，最終的には熱エネルギーとして体外に放散される（図10-1）。そのため，食物や活動のエネルギーは熱エネルギーの単位であるcal（カロリー）を用いる。1 cal とは，1 気圧のもとで水 1 g の温度を14.5℃から15.5℃に上昇させるのに必要なエネルギーで，栄養学では 1 cal を1,000倍した 1 kcal（キロカロリー）を用いる。本来，エネルギーの量の単位はkJ（キロジュール）で，国際的には，将来，kJに統一されることになっているが，現在の「日本食品標準成分表」では，両方の単位が併記されている。なお，1 kcalは4.18 kJである。

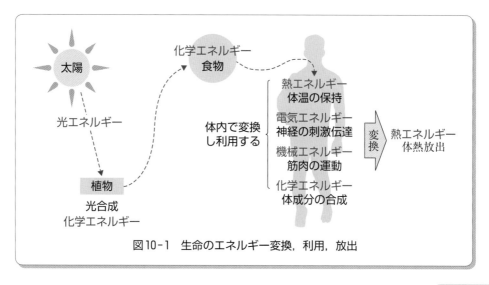

図10-1　生命のエネルギー変換，利用，放出

2．食品のエネルギー

食品に含まれる糖質，脂質，たんぱく質それぞれ１g当たりのエネルギー量を表10-1に示した。物理的燃焼価は，ボンベ熱量計を用いて生体外で燃焼した値である。ルブナー係数は，生体内で燃焼した値である。アトウォーター係数は，ルブナー係数を消化吸収率で補正した概数値である。しかし，食品ごと栄養素の質は異なること，消化吸収率は民族によって異なることから，個々の食品について栄養素ごと１g当たりのエネルギー量を，「日本食品標準成分表2020年版（八訂）」ではFAO/INFOODSの指針（2012年）に基づいたエネルギー換算係数で算定している。

表10-1　糖質，脂質，たんぱく質１g当たりのエネルギー量　　　　　　　　　（kcal/g）

	糖　質	脂　質	たんぱく質
物理的燃焼価	4.1	9.45	5.65
ルブナー係数	4.1	9.45	4.35
アトウォーター係数	4.0	9.0	4.0

3．エネルギー代謝

体内で行われている代謝のうち，エネルギー消費に関する代謝をエネルギー代謝という。エネルギー代謝には，基礎代謝，安静時代謝，活動代謝，食事誘発性熱産生，睡眠時代謝がある。

3．1　エネルギー代謝量の測定方法

エネルギー代謝量の測定方法には，直接法，二重標識水法，生活時間調査法，間接法がある。

（1）直　接　法

24時間以上のエネルギー代謝量を求めることができる。ヒトが発散した熱エネルギーを直接測定して消費エネルギー量を求める。熱や気体を通さない密閉した部屋（アトウォーター・ベネディクト呼吸熱量計）でヒトに生活活動をさせ，部屋のまわりを循環する水の温度上昇と流量の積からヒトが発生したエネルギー量を測定する。なお，飲食物の提供や排泄物の処理は小窓を通して行い，消費する酸素は酸素ボンベから供給し，発生した二酸化炭素はソーダライムに，水蒸気は濃硫酸に吸収して室内環境は一定に保たれている。

（2）二重標識水法

同位元素で標識した２種類の水$H_2^{18}O$と^2H_2Oを摂取させ，^2Hと^{18}Oの体内での反応の違いから，尿中の^2Hと^{18}Oを定量することにより，エネルギー消費量を求める方法である（表10-2）。

表10-2　二重標識水法の特徴（一般と小児における利点と欠点）

	利　点	欠　点
一般	・非侵襲的 ・極めて精度が高い（誤差1%以下） ・全エネルギー消費が測定できる	・測定機器が高価 　二重標識水が極めて入手困難 ・測定に日数を要する
小児	・少量の同位元素ですむ ・体内の全水分量を測定できる ・低出生体重児にも使用できる	

出典）細谷憲政編：『今なぜエネルギー代謝か―生活習慣病予防のために』，第一出版，
　　　p.29（2000）

（3）生活時間調査法

　1日のエネルギー代謝量を簡便に求めることができる。24時間の生活活動を分または秒単位で記録し，各々の動作の消費エネルギーをメッツ（METs），または動作強度（Af）を用いて算出し合計して求める。

（4）間　接　法

　種々の身体活動のエネルギー代謝量を求めることができる。体内で糖質，脂質，たんぱく質が燃焼する際，酸素を消費し，二酸化炭素を排出する。そこで，間接法の理論は，身体活動時に消費した酸素量と排出した二酸化炭素量より，酸素消費量に対する二酸化炭素排泄量の比，呼吸商（RQ：respiratory quotient）を算出することで，燃焼した各熱量素の量や消費エネルギー量を求めるというものである。

$$RQ = CO_2排出量/O_2消費量$$

各熱量素の燃焼とRQの理論は以下のとおりである。
糖質（グルコース）のみが燃焼した場合，

$$C_6H_{12}O_6 + 6O_2 \rightarrow 6CO_2 + 6H_2O$$
$$RQ = 6CO_2/6O_2 = 1.0$$

脂質（パルミチン酸）のみが燃焼した場合

$$C_{16}H_{32}O_2 + 23O_2 \rightarrow 16CO_2 + 16H_2O$$
$$RQ = 16CO_2/23O_2 \fallingdotseq 0.7$$

たんぱく質（アルブミン）のみが燃焼した場合

$$C_{72}H_{112}N_2O_{22}S + 77O_2 \rightarrow 63CO_2 + 38H_2O + SO_3 + 9CO(NH_2)_2$$
$$RQ = 63CO_2/77O_2 \fallingdotseq 0.8$$

間接法の実際は以下のとおりである。
①　呼気の採取：ダグラスバッグ法，またはクニッピング法によって身体活動時の

呼気を採取する。ダグラスバッグ法は，外気を呼吸させて測定する開放式測定法，クニッピング法は，循環回路内で呼吸させる閉鎖式測定法である。

② **呼気分析**：採取した呼気の分析を行い，糖質，脂質，たんぱく質の燃焼由来の酸素消費量，二酸化炭素排出量を求める。

③ **尿中窒素排泄量の測定**：たんぱく質の燃焼量を尿中窒素排泄量より求める。たんぱく質は燃焼すると，構成成分である窒素が含窒素化合物として尿中に排泄される。そのため，尿中窒素排泄量に6.25を乗じて，たんぱく質の燃焼量を求める。

また，たんぱく質は窒素1g当たり酸素消費量が5.923L，二酸化炭素排出量が4.754Lであることから，各々に尿中窒素排泄量を乗じると，その身体活動時のたんぱく質燃焼由来の酸素消費量，二酸化炭素排出量を求めることができる。

④ **非たんぱく質呼吸商**（NPRQ：non-protein respiratory quotient）**の算出**：②で測定した酸素消費量，二酸化炭素排出量より，③で求めたたんぱく質燃焼由来の酸素消費量，二酸化炭素排出量を各々差し引いて，糖質，脂質燃焼由来の酸素消費量，二酸化炭素排出量を求める。糖質，脂質の燃焼由来の酸素消費量に対する糖質・脂質燃焼由来の二酸化炭素排出量の比を非たんぱく質呼吸商（NPRQ）という。

$$NPRQ = \frac{呼気分析によるCO_2排出量 - 尿中窒素より算出したCO_2排出量}{呼気分析によるO_2消費量 - 尿中窒素より算出したO_2消費量}$$

表10-3は，NPRQと消費酸素量1L当たりの糖質・脂質燃焼量，消費エネルギー量を示したものである。

表10-3　消費酸素量1L当たりの非たんぱく質呼吸商（NPRQ），糖質・脂質燃焼量，消費エネルギー量

NPRQ	糖質（g）	脂質（g）	エネルギー(kcal)	NPRQ	糖質（g）	脂質（g）	エネルギー(kcal)
0.707	0.000	0.502	4.686	0.86	0.622	0.249	4.875
0.71	0.016	0.497	4.690	0.87	0.666	0.232	4.887
0.72	0.055	0.482	4.702	0.88	0.708	0.215	4.899
0.73	0.094	0.465	4.714	0.89	0.741	0.197	4.911
0.74	0.134	0.450	4.727	0.90	0.793	0.180	4.924
0.75	0.173	0.433	4.739	0.91	0.836	0.162	4.936
0.76	0.213	0.417	4.751	0.92	0.878	0.145	4.948
0.77	0.254	0.400	4.764	0.93	0.922	0.127	4.961
0.78	0.294	0.384	4.776	0.94	0.966	0.109	4.973
0.79	0.334	0.368	4.788	0.95	1.010	0.091	4.985
0.80	0.375	0.350	4.801	0.96	1.063	0.073	4.998
0.81	0.415	0.334	4.813	0.97	1.098	0.055	5.010
0.82	0.456	0.317	4.825	0.98	1.142	0.036	5.022
0.83	0.498	0.301	4.838	0.99	1.185	0.018	5.035
0.84	0.539	0.284	4.850	1.00	1.232	0.000	5.047
0.85	0.580	0.267	4.862				

⑤ 身体活動時の呼気分析，尿中窒素分析から求めたNPRQより，消費酸素量1L当たりの糖質燃焼量，脂質燃焼量，消費エネルギー量各々に身体活動時の酸素消費量を乗じることで，その身体活動時の糖質燃焼量，脂質燃焼量，消費エネルギー量を求めることができる。

3．2　基礎代謝（BM：basal metabolism）

基礎代謝は，「身体的，精神的に安静な状態で代謝される最小のエネルギー代謝量であって，生きていくために必要な最小のエネルギー代謝量である」と定義されている（第六次改定日本人の栄養所要量）。

（1）基礎代謝量（BEE：basal energy expenditure）の測定

前日，夕食摂取後12～15時間以上経過し，摂取した食物が完全に消化・吸収した状態の早朝空腹時に，快適な室温環境下（20℃～25℃）において，心身共に安静で眠らずに横になった状態で測定する。

（2）基礎代謝量の求め方

基礎代謝量は，推定式を用いて求めることもできる。

1）基礎代謝基準値を用いて

年齢別，男女別に体重1kg当たりの基礎代謝量を基礎代謝基準値（kcal/kg体重/日）という。1日当たりの基礎代謝量は，基礎代謝基準値に体重を乗じて求める。基礎代謝基準値は「日本人の食事摂取基準（2020年版）」参照のこと。

2）Harris-Benedictの式を用いて

男女別のHarris-Benedictの式に身長，体重，年齢を当てはめて1日当たりの基礎代謝量を求める。臨床の場ではよく利用されるが，欧米人のデータをもとに作られた推定式なので，日本人の基礎代謝量をこの推定式で求めると高めの値となる世代もある。

> Harris-Benedictの式
> 男性：66.5 ＋ 13.8×体重（kg）＋ 5.0 ×身長（cm）－ 6.8×年齢
> 女性：655.1 ＋ 9.6×体重（kg）＋ 1.8 ×身長（cm）－ 4.7×年齢

（3）基礎代謝に影響する因子

基礎代謝は，さまざまな要因によって変動する（表10-4）。

3．3　安静時代謝

安静時代謝は，安楽な姿勢で椅子に腰かけ，覚醒状態でのエネルギー代謝である。食後2時間以上の空腹状態で，静寂を保った20℃前後の室内で測定する。椅子に腰

表10-4　基礎代謝量に影響する因子

影響因子	基礎代謝の状態
体　　　格	体重および体表面積に比例する
体　　　質	筋肉質のものは脂肪質のものより高い
性　　　別	同体重では女性は男性の10%減
年　　　齢	体重または体表面積当たりで2歳が最高，以降加齢とともに漸減
内分泌機能	甲状腺機能亢進時は高い
環境温度条件	外気温が10℃高くなると基礎代謝量が2%低下（冬＞夏）
栄養状態	高たんぱく食時高く，低栄養時低い
体　　　温	体温1℃上昇ごとに基礎代謝量が13%上昇
労作状態	筋肉労働時は高い
月　経　時	月経2～3日前最高，月経時最低
妊　　　娠	妊娠時期は高くなる
睡　眠　時	約10%減少

出典）林　淳三・高橋徹三：『栄養学総論』（Nブックス），建帛社，p.118（2002）

かけた状態で測定するため，姿勢を維持するための筋肉活動や精神の緊張，摂食した栄養素の消化・吸収などでエネルギー消費量が増す。安静時代謝量（REE：resting energy expenditure）は，基礎代謝量の1.2倍である。

3.4　活動代謝

　活動代謝は，種々の身体活動時のエネルギー代謝である。身体活動の強さを表す指標であるメッツ（METs），動作強度（Af），身体活動レベル（PAL）を用いて活動代謝量（AEE：activity energy expenditure）を求めることができる。

（1）メ　ッ　ツ（METs：metabolic equivalents）

　各身体活動時の代謝量が，安静時代謝量の何倍かを示したものである。

　　　METs＝活動代謝量／安静時代謝量

　身体活動時の代謝量は，以下の式で求めることができる。

　　　活動代謝量＝METs×安静時代謝量

（2）動　作　強　度（Af：activity factor）

　各身体活動時の代謝量が，基礎代謝量の何倍かを示したものである。

　　　Af＝活動代謝量／基礎代謝量

　身体活動時の代謝量は，次頁の式で求めることができる。

活動代謝量 = Af × 基礎代謝量

（3）身体活動レベル（PAL：physical activity level）

1日のエネルギー消費量が，1日の基礎代謝の何倍かを示したものである。

PAL ＝ 1日のエネルギー消費量 / 1日の基礎代謝量

1日のエネルギー消費量は，1日のエネルギー必要量と等しいことから，「日本人の食事摂取基準（2020年版）」では，1日の推定エネルギー必要量＝基礎代謝量×PALで算定している。成人期（18～64歳）では，身体活動の強度をⅠ，Ⅱ，Ⅲと3区分し，各々のPALは，Ⅰ：1.50，Ⅱ：1.75，Ⅲ：2.00である。このPALは，二重標識水法で測定した1日の総消費エネルギー量を1日の基礎代謝量の実測値で割って求めた代表値である。

3.5　食事誘発性熱産生（DIT：diet induced thermogenesis）

食事を摂取すると，2～3時間後にエネルギー代謝が亢進し，エネルギーが産生される。これは，摂取した食物が消化管を刺激し，大脳に伝達され，交感神経系を介し，ノルアドレナリンの分泌が増すことによって，肝臓の代謝が亢進するためである。産生されたエネルギーは，身体活動には利用されず，熱エネルギーとして体温維持に利用される。また，エネルギー産生量は，摂取した栄養素の割合によって異なる。たんぱく質のみを摂取した場合は摂取エネルギー量の30％，脂質のみ摂取した場合は摂取エネルギーの4％，炭水化物のみ摂取した場合は摂取エネルギーの6％で，日本人の日常食の栄養素摂取割合では摂取エネルギーの10％である。

3.6　睡眠時代謝

睡眠時代謝量（SEE：sleeping energy expenditure）は，基礎代謝量の90％である。

4．臓器別エネルギー代謝

生体全体としてのエネルギー代謝は，エネルギーの生産と消費は保たれているが，臓器別では，各臓器特有のエネルギー代謝の特徴を有する（表10-5）。

表10-5　臓器別エネルギー消費量

臓　器	肝　臓	脳	筋　肉	心　臓	腎　臓	脂肪組織	合　計
％REE	29	19	18	10	7	4	87
％重量	2	2	40	0.4	0.4	21	65.8
％REE/％重量	14.5	9.5	0.45	25	17.5	0.19	67.14

4.1　筋　　肉

　骨格筋の安静時代謝量は，単位重量当たりでは低いが，身体に占める骨格筋量の割合が約40％であることから，1つの臓器としては肝臓に次いで，脳とほぼ同じ値である。運動時は，運動強度にもよるが，安静時の10〜20倍のエネルギー代謝量に増大する。エネルギー需要の増加に対応するため，筋肉では，筋肉内への血流を増し，筋細胞に取り込まれるグルコース量を増加させエネルギー供給能を上昇させている。

4.2　肝　　臓

　肝臓の安静時代謝量は，1つの臓器としては最も高い。安静時代謝量の約3分の1を肝臓が消費している。肝臓は，代謝の中心的臓器であり，糖質・脂質・たんぱく質の代謝，解毒などで多くのエネルギーを消費しているためである。

4.3　脂肪組織

　脂肪組織の安静時代謝量は，単位重量当たりでは最も低い。身体に占める体脂肪量の割合は骨格筋に次いで多いが，1つの臓器としても最も低い。

4.4　脳

　脳の安静時代謝量は，1つの臓器としては肝臓に次いで高く，単位重量当たりでは心臓，腎臓，肝臓に次いで高い。脳血管と脳神経細胞との間に存在する血液脳関門は脂質を通すことができない。そのため，脳神経細胞のエネルギー源はグルコースのみである。ほかの臓器は，血糖値に依存してグルコースを細胞に取り込むが，脳神経細胞には，脳細胞のみに存在するグルコースの取り込み装置であるGLUT 3（glucose transporter 3）によって，血糖値に依存せずにグルコースを取り込み，脳細胞の唯一のエネルギー源であるグルコースの安定供給をはかっている。

文　　献

●参考文献
　・香川靖雄：『香川靖雄教授のやさしい栄養学 第2版』，女子栄養大学出版部（2012）
　・五明紀春・渡邉早苗・小原郁夫・山田哲雄編：『基礎栄養学』，朝倉書店（2005）
　・細川 優・鈴木和春編：『基礎栄養学』，光生館（2012）
　・吉田 勉編：『基礎栄養学 第6版』，医歯薬出版（2006）
　・吉田 勉・石井孝彦・篠田粧子編：『新基礎栄養学 第8版』，医歯薬出版（2013）

第 11 章

栄養と遺伝子

1. 遺伝病とは

1.1　遺伝病の分類

　栄養と遺伝子のかかわりを理解するためには，遺伝病（遺伝子病ともいう。hereditary disease, genetic disease）とは何かを理解する必要がある。そこで，遺伝病といわれるものの一部を次ページに示した。遺伝病にはさまざまなタイプが存在しているが，栄養とのかかわりの強い遺伝病も数多く存在する。

1.2　栄養素と遺伝子とのかかわり

（1）心血管疾患

　心血管疾患の進行は，食事や運動などの環境因子や，遺伝因子，加齢などと強い相関が認められる。栄養過多は，脂質に富んだ血栓の形成を引き起こし，心血管疾患を起こす傾向にあるが，栄養過多であれば必ず心血管疾患を患うわけではない。これは，栄養過多という1つの環境因子だけが心血管疾患を起こすわけではなく，栄養過多である者のうち，心血管疾患に関連する遺伝因子を有する者において心血管疾患の発症リスクが増大するということを示唆していると考えられる。

　とくに，血清コレステロールとトリグリセリド濃度が高い状態で維持されることは，心血管疾患の危険因子となりうる。血清脂質濃度は，食習慣のみならず生体中での脂質の合成，分解，輸送，貯蔵などの連関により調節される。実際，キロミクロン（chylomicron）形成の遺伝子的欠損は，血清コレステロールとトリグリセリド濃度の上昇を引き起こす。しかし，これは心血管疾患とつながっていない。

　一方，脂肪を輸送する各種リポたんぱく質（lipoprotein）中のアポリポたんぱく質（apolipoprotein）（アポB，アポE，アポA-Ⅰ，アポA-Ⅱなど）と細胞表面のその受容体の遺伝子異常は，心血管疾患発症の危険性をより増大させているようである。そのほかにも，血管や心臓の形態異常や構造維持を調節する遺伝子が心血管疾患にかかわっており，それは血清脂質濃度とは独立して作用するようである。さらに，単純に血中に蓄積される脂質の量だけでなく，その質も心血管疾患発症にかかわることが明らかになりつつある。

●遺伝病（遺伝子病）の分類

A．単一遺伝病

１個の遺伝子により発症するため，メンデルの遺伝様式に従う（メンデル遺伝病）。

（1）常染色体顕性（優性）遺伝病

原因遺伝子が常染色体上にあり，さらに両親から由来する２個の遺伝子のうち一方に異常があるため発病する。相対する２個の対立遺伝子をそれぞれ対立アレルともいう。対立アレルにはヘテロ接合体とホモ接合体がある。

- 家族性アミロイドニューロパチーやハンチントン舞踏病，骨形成不全症など，ヘテロ接合体での発症例が相当する。
- 家族性高コレステロール血症：LDL受容体遺伝子の突然変異でホモ接合体では血清コレステロール値は600～1,200 mg/dL，ヘテロ接合体では250～550 mg/dL程度になる。

（2）常染色体潜性（劣性）遺伝病

原因遺伝子は常染色体上で両アレルに異常がある場合で，ホモ接合体で発症しヘテロ接合体では発症しない保因者である。

- 鎌状赤血球貧血症：グロビンβ-サブユニット 6 Glu→Val突然変異
- フェニルケトン尿症：フェニルアラニンヒドロキシフェラーゼ遺伝子変異によるフェニルアラニン代謝異常
- ウイルソン病：銅の蓄積による銅中毒症

（3）X連鎖顕性（優性）遺伝病

男性はXY染色体上なので単独であり対立遺伝子は1個でヘミ接合体で，一方女性はXX染色体上なのでヘテロ接合体で発症する。

- ビタミンD抵抗性くる病などがある。
- 筋ジストロフィー症：ジストロフィン遺伝子異常

（4）X連鎖潜性（劣性）遺伝病

男性では発症し，女性ではホモ接合体で発症する。

- 血友病：血友病／血液凝固Ⅷ因子（AHG）合成異常
- メンケス症候群：縮毛・銅毛銅代謝異常

B．多因子病

複数の遺伝子と環境因子が複雑に絡み合って発症する疾患である。単一遺伝子病のように発症の有無が明確でなく，条件がそろった場合，ないしはある範囲（閾値）を超えた場合などに発症するとみられている。メンデルの遺伝様式によらないで，単一遺伝子病よりも頻度は高く，人口当たり0.1％以上，同類系では１～５％になる。生活習慣病の多くはこれに相当し，その病気にかかりやすさを意味することから感受性遺伝子ともよばれる。

- 虚血性心疾患：リポたんぱく質のDNA多型
- 本態性高血圧：複数の高血圧発症因子の遺伝子異常に加えて環境因子。ただし一遺伝子因子との見方もある。
- ２型糖尿病：環境と複数の遺伝子がかかわることによる多遺伝子疾患とみられている。

C．染色体異常

21番目の染色体が１本多い三染色体性（トリソミー）であるダウン症，染色体の数や構造の異常による慢性骨髄性白血病などがある。

D．ミトコンドリア病

ミトコンドリアの16,569個の塩基対のゲノムが明らかになっており，その異常による遺伝病である。ミトコンドリアは，核外にDNA（deoxyribonucleic acid，デオキシリボ核酸）をもつ唯一の細胞内小器官であり，自身のたんぱく質（呼吸鎖系の13個の酵素）やミトコンドリアrRNA（ribosomal ribonucleic acid，リボソームリボ核酸），tRNA（transfer RNA，転移RNA）などをコードしている。

- 異常は神経疾患，ミオパチー（筋障害），糖尿病といった多様な疾患の原因となる。ミトコンドリア疾患は母系遺伝する。

E．体細胞遺伝病

癌は体細胞の遺伝子に変化が起きたために発症する病気で，病気が子孫に伝えられることはない。

（2）栄養素と転写調節因子

　生体における多くの生理機能は，たんぱく質の発現を介して調節されており，栄養素を含む生体内の分子には，遺伝子の転写（transcription）を調節することでその生理機能を発揮するものがある（図11-1）。それらは，転写因子として機能するものの例としてステロイドホルモン受容体，ビタミン受容体複合体，ミネラル受容体複合体などが存在し，栄養成分はこれらを介して転写調節を行っている。

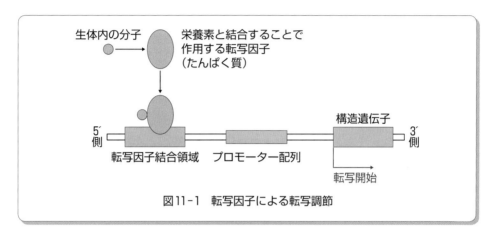

図11-1　転写因子による転写調節

　細胞には転写の制御にかかわると推定されるDNA結合たんぱく質が存在する。これらは，それぞれに特異的な塩基配列を認識し結合する。いくつかの結合たんぱく質は，栄養素と結合することにより，転写を促進したり，抑制したりする。すべての細胞に同じ遺伝子が存在しているにもかかわらず，必要とされる場所（器官，臓器）でのみ選択的に遺伝子部分が発現するのは，この転写因子の発現および活性の調節や遺伝子の修飾によるものである。例えば，肝細胞が特異的に糖新生するのは，他の細胞とは異なり肝細胞が糖新生に特異的な転写因子を発現するためである。

1.3　疾患と遺伝学研究

（1）遺伝学研究

　疾患のいくつかは，さまざまな遺伝子の変異により発症するものがある。たんぱく質はその遺伝子の塩基配列に従って合成されるため，たんぱく質のアミノ酸配列の違いから遺伝子の塩基配列の変異を同定することができる。これまでにこの方法により，多くの疾患の原因遺伝子が特定されてきた。

　近年になると，たとえ原因となるたんぱく質が明らかではない疾患においても，同一の疾患を発症する集団（家族）を解析することで，疾患発症の原因と推定される遺伝子変異が同定できるようになってきた。それは遺伝子多型という連鎖解析理論の確立とその手法の進歩に加えて，コンピュータテクノロジーの貢献（次世代シークエンサーによる塩基配列の解読）も大きい。一方で，近年では遺伝子疾患＝アミノ酸・たんぱく質異常ということが必ずしも成り立つとは限らない。それは，遺伝子から転写さ

れたRNAは，たんぱく質に翻訳されなくてもRNAとして生理機能を発揮することが明らかになってきた。実際，たんぱく質に翻訳されないRNAが転写されるDNA領域の塩基配列に異常が見いだされ，それが疾患発症にかかわっているという場合が数多く報告されている。

（2）遺伝子のはたらき

当初，ヒトのたんぱく質をコードする遺伝子の数は約10万個と予想されていたが，実際には2～3万個程度と予想よりも少ないことがわかってきた。予想の半分以下というのは，1つの遺伝子からは1つのたんぱく質しか作れないという従来の考えでは説明できないことである。おそらくたんぱく質の種類は遺伝子よりも多く，遺伝子から転写される未成熟なmRNA[*1]から複数の成熟mRNAが作られるのではないかと予想されている。

ヒトの身体にはさまざまな特化した機能をもつ臓器が存在し，その最小の構成単位は細胞である。同一個体においては，すべての細胞が同じ遺伝子をもっているが，その細胞の生理的機能はさまざまである。これは，存在する臓器や部位に応じて，細胞が遺伝子からたんぱく質を選択的に発現することを示している。

ヒトがもつ約2～3万個の遺伝子が存在する染色体は，すべてのヒトにおいて共通である。さらに，その塩基配列もあらゆるヒトのDNAを調べても99.9％が一致する。しかし，残りの0.1％がそれぞれのヒトで異なる。この配列の個人差をもたらす原因として，置換，欠失，挿入などがあるが，最も代表的なものは一塩基の置換であるSNP[*2]とよばれる変異である。SNPにより個人差や疾病のかかりやすさを説明できる場合がある。

* 1 **mRNA**　messenger RNA。伝令RNAまたはメッセンジャーRNA。
* 2 **SNP**　single nucleotide polymorphismの略号。一塩基多型と訳され，スニップと発音される。個人間における一塩基の違いを意味する。

2．栄養と遺伝子

2．1　遺伝子に直接作用する栄養素

栄養素がその生理機能を発揮するためにたんぱく質の発現を伴うには，たんぱく質である転写因子との直接的な結合を必要とする場合がある。栄養素それぞれが特異的な転写因子と相互作用することにより，それぞれに異なった生理機能を発揮できる。

遺伝子の転写は，転写される遺伝子領域の上流近傍にある**プロモーター**（promoter，RNAポリメラーゼが結合して転写を開始する部位）と，さらに離れたところにある転写を促進する塩基配列である**エンハンサー**（enhancer）によって制御される。このエンハンサーにはさまざまなたんぱく質が結合することで転写が制御されている。例えばステロイドホルモン受容体（SR：steroid hormone receptor）が，DNA上の特異的なス

テロイドホルモン応答配列（SRE：steroid hormone responsive element）の塩基配列に結合することにより転写の促進または抑制がかかり，たんぱく質の発現量を介してホルモン作用を発揮するシステムである。中でも脂質代謝に重要であるステロイドホルモン応答配列結合たんぱく質（SREBP：SRE-1 binding protein）はよく研究されており，DNAと結合する亜鉛フィンガーとよばれるアミノ酸配列をもつ。その他の栄養素により調節される転写因子も亜鉛フィンガーをもつものが多く，栄養素と関連の深い転写因子のDNA結合モチーフである。

（1）ビタミンA

　脂溶性であるビタミンAは，上皮組織の機能維持，成長，生殖機能，視覚機能などに必要な栄養素である。ビタミンAの生理機能が十分に発揮されるためには，転写因子として機能しうるビタミンA核内受容体との結合が必要である。ビタミンAそのものはレチノールであるが，腸管から吸収されたのちに生体内でレチナール，レチノイン酸へと変換される。緑黄色野菜からはβ-カロテンとして，肉類やレバーなどからは脂肪酸と結合したエステル型レチノールとして小腸から吸収される。ビタミンAは肝臓に貯蔵され，必要に応じてレチノール結合たんぱく質と結合し血液中に放出され，標的臓器（細胞）に運ばれる。

　細胞内では細胞質ビタミンA結合たんぱく質と結合して存在する。その後核内へと移行した細胞質ビタミンA結合たんぱく質とビタミンAの複合体は，核内に局在するビタミンA核内受容体と結合する。つまり，ビタミンA核内受容体はリガンド（特定のたんぱく質と特異的に結合する物質）であるレチノイン酸との結合により活性が調節される転写因子である（図11-2）。レチノイン酸が結合した核内受容体は，ビタミンAの標的遺伝子の上流にあるレチノイン酸応答配列へ結合する。この結合により，

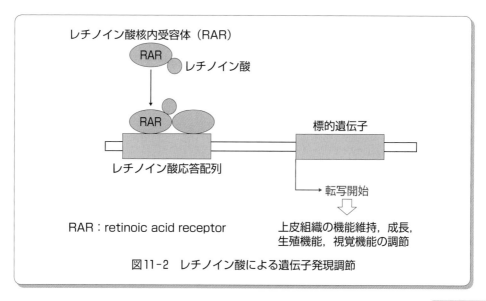

図11-2　レチノイン酸による遺伝子発現調節

標的遺伝子の転写が開始される。

（2）ビタミンD

　ビタミンAと同じく脂溶性であるビタミンDは，カルシウム代謝調節に加えて細胞の増殖・分化，免疫応答など多彩な生理作用を有している。ビタミンDは細胞内で核内受容体（VDR：vitamin D receptor）と結合し標的遺伝子の転写を調節する。活性型ビタミンDである$1\alpha,25$-ジヒドロキシビタミンD_3（$1\alpha,25(OH)_2D_3$）をリガンドとするVDRは，腎近位尿細管細胞，小腸上皮細胞，骨芽細胞，副甲状腺細胞など従来のビタミンD標的細胞のほかに免疫系細胞，皮膚，骨格筋，膵臓，心筋，下垂体，卵巣，精巣など広範にわたって存在している。このVDRを欠損させたマウスは，脱毛，低カルシウム血症，低リン血症と顕著な成長障害といった症状を呈することから，ビタミンDが生理機能を発揮するためには，VDRが必要であることが見いだされた。

　主要なビタミンD欠乏症として知られるのは骨形成不全を伴うくる病であり，食事欠乏性くる病，ビタミンD依存性くる病I型と家族性の遺伝病であるビタミンD依存性くる病II型（家族性ビタミンD抵抗性くる病）が存在する。II型はVDRの遺伝子の変異によるものである。

（3）鉄

　小腸で吸収された鉄は，血液中でトランスフェリンと結合して運ばれ，肝臓にフェリチンやヘモジデリンとして貯蔵される。このとき，細胞膜上のトランスフェリン受容体がトランスフェリンと結合し，エンドサイトーシスにより細胞内に取り込まれてフェリチンに鉄を与える。

　フェリチンは，鉄の濃度に応じてたんぱく質量が制御されている。鉄濃度が低いときには，フェリチンmRNAに存在する鉄応答配列（IRE：iron-responsive element）にIRE結合たんぱく質が結合することでフェリチンの翻訳が抑制される。鉄濃度が増大したときは，IRE結合たんぱく質に鉄が結合することによりmRNAのIREからはずれ，フェリチンの翻訳が始まり，鉄を蓄えることができるようになる。

　一方で，トランスフェリン受容体の合成は細胞内の鉄の濃度増大によって抑制される。鉄の濃度が増大すると，IRE結合たんぱく質に鉄が結合するため，トランスフェリン受容体のmRNAにあるIREからIRE結合たんぱく質が離れる。その結果として，トランスフェリン受容体のmRNAが不安定になりトランスフェリ

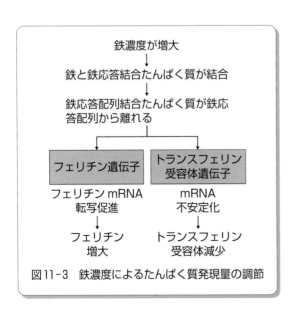

図11-3　鉄濃度によるたんぱく質発現量の調節

ン受容体のたんぱく質量が減少する。鉄の濃度が低下したときには，IRE結合たんぱく質から鉄が遊離し，IRE結合たんぱく質はトランスフェリン受容体mRNAに結合することでmRNAが安定となり，受容体のたんぱく質量が増える。これらは生体内における鉄代謝を調節する過程において重要である（図11-3）。

２．２　その他の遺伝子と栄養

（１）肥満遺伝子

　肥満遺伝子として今までに６種（*Ay, fat, ob, tub, db, fto*）が発見され，ヒト染色体上の位置も報告されている。中でも*ob*遺伝子の異常と，この遺伝子から合成されるレプチン，そしてレプチン受容体とその遺伝子*db*遺伝子についてはよく調べられている。レプチンは脂肪細胞において発現し，たんぱく質へと翻訳されたレプチンは血中へ分泌される。レプチンは視床下部にあるレプチン受容体（*db*遺伝子による）と結合することで，神経ペプチドＹ（NY：neuropeptide Y）の分泌抑制と，副腎皮質刺激ホルモン放出因子（コルチコトロピン放出因子，CRF：corticotropin-releasing factor）*の作用を助長する。NYは強力な摂食亢進作用を有するペプチドである。一方，CRFは食欲抑制にはたらく。これらの作用を通して血中レプチン濃度の上昇は摂食量を抑え，肥満になるのを抑制している。しかしながら，肥満になると血中レプチン濃度が高いにもかかわらず，摂食抑制がほとんど認められない場合も多い。これは受容体の欠損（*db*遺伝子異常）や肥満に伴いレプチンに対する感受性が低下した状態である，レプチン抵抗性によると考えられている。肥満によるレプチン抵抗性が発症するメカニズムについては，未だに不明な点が多い。

　　＊　副腎皮質刺激ホルモン放出ホルモン，コルチコトロピン放出ホルモン（CRH：corticotropin-releasing hormone）ともいう。

（２）脂肪合成と不飽和脂肪酸

　インスリン（insulin）はインスリン感受性組織のグルコース取り込みを促進するだけでなく，取り込んだグルコースをトリグリセリド（中性脂肪）へと合成させ，貯蔵させる作用も有している。インスリンによる脂肪合成は，脂肪合成に関連する遺伝子の発現量を増大させることで調節されている。インスリン受容体にインスリンが結合した細胞において，リン酸化によるシグナル伝達が活性化され，転写因子であるSREBP-1c（ステロール調節配列結合たんぱく質）の活性化を引き

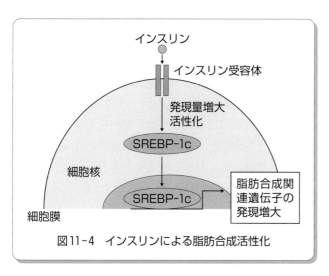

図11-4　インスリンによる脂肪合成活性化

起こす。活性化されたSREBP-1cは，核内へと移行して脂肪合成に関連する遺伝子（脂肪酸合成酵素，ステアロイル-コエンザイムAデサチュラーゼ，アセチルCoAカルボキシラーゼなど）の発現量を増大させ，脂肪合成量を高める（図11-4）。この脂肪合成系は肥満や脂肪肝のようなインスリン抵抗性を発症するような状態において亢進し，さらに過剰な脂質の蓄積を引き起こすことも知られている。

　多価不飽和脂肪酸は肝臓での脂肪合成を抑制することが知られている。とくに，ドコサヘキサエン酸やイコサペンタエン酸はSREBP-1cの活性化を抑制することにより，過剰なトリグリセリドの蓄積を抑制することも明らかになっている。

（3）小腸における一群のたんぱく質・酵素の遺伝子

　小腸において発現がみられるたんぱく質・酵素の中には，摂取した栄養素を感知してそれらの発現量を変化させる遺伝子がみられる。例えば，スクロース（ショ糖）添加食を与えると3時間以内に小腸絨毛基部に局在するスクロースの消化酵素であるスクラーゼの活性が増大し，そのmRNA発現量が増加した。水溶性の栄養素と異なり，脂質などの脂溶性の栄養素は吸収の過程で特異的な結合たんぱく質による輸送を必要とする場合がある。脂肪酸については，肝臓型L型と小腸型I型の脂肪酸結合たんぱく質が発現し，吸収や運搬にはたらく。レチノールの吸収には細胞質レチノール結合たんぱく質が必要であり，これは多価不飽和脂肪酸によって発現量が増大する。多価不飽和脂肪酸によるmRNAの転写調節は，転写因子として働く核内受容体PPAR*（peroxisome proliferatoractivated receptor，ペルオキシソーム増殖剤応答性受容体）を介して行われる。PPARのリガンドとして強く結合できる脂肪酸の特徴は，二重結合を有していることと炭素鎖が長いことである。

　　＊　PPAR　細胞内のペルオキシソーム増殖を誘導する受容体として発見された。糖質・脂質の細胞内代謝に関与する転写因子群とみなされている。PPARαとPPARβ/δ，PPARγがある。

（4）インスリン抵抗性

　肥満になるとインスリン（insulin）の効きが悪くなるが，その一因として考えられているのは大型の脂肪細胞である。小型の脂肪細胞と大型の脂肪細胞では分泌する生理活性物質が異なることが知られている。栄養過多などによって余剰となったグルコースやトリグリセリドを取り込み，肥大化した脂肪細胞は炎症性サイトカインやレジスチンといった悪玉のアディポカインを分泌し，肝臓や筋肉が糖質を取り込むのを妨害する。また，肥満になると肝臓や筋肉にもトリグリセリドが蓄積し，インスリンに対する感受性を低下させる。これがインスリン抵抗性とよばれる症状で，心血管疾患や動脈硬化などといった深刻な疾患の発症因子となる。近年，このインスリン抵抗性治療の分子標的の1つとしてPPARγが注目されている。PPARγを活性化させるチアゾリジン薬の1つの作用として，脂肪細胞に作用し悪玉のアディポカイン分泌を

減少させ，善玉のアディポカインであるアディポネクチンの分泌を増やす作用がある。他のPPARであるPPARαやPPARβ/δも脂質代謝や糖質代謝に重要であり，肥満によるインスリン抵抗性治療において注目されている。

3. 遺伝子多型

3.1 塩基配列と遺伝子多型

（1）塩基配列と多型

遺伝子はその塩基配列によりアミノ酸の配列を規定することでたんぱく質の情報をもつが，この塩基配列を遺伝暗号（コドン）といい，この塩基配列にはさまざまな変異が入ることがある。変異の種類については，以下のとおりである。

① 一塩基が置換されたSNPは数100〜1,000個の塩基対に1か所の頻度で出現し，ゲノム中には300万〜1,000万個のSNPがあるといわれる。SNPは数が多く，10 ng（10×10^{-9} g）から複製連鎖反応（PCR：polymerase chain reaction）による判定が可能であり，情報処理も容易で，実験とそれに続く一連の流れもオートメーション化が可能となってきている。個々人のSNPを明らかにすることで，ある疾患のかかりやすさや，薬物治療の効果，運動や食事療法に対する感受性などを判定することができ，テーラーメイド医療（個別化医療）への応用につながる。

② 1〜数10個の塩基（数1,000個の場合もある）が連続して欠失や挿入しているもの。

③ 2〜数10個の塩基の配列単位が繰り返し存在する部位において，その繰り返し回数が個人間で異なるものがある。繰り返し単位が数個から数10個の塩基のものをVNTR（variable number tandem repeat），繰り返し単位が2〜4個の塩基の組をマイクロサテライト多型という。

ヒトゲノム（全遺伝子情報）は約31億塩基対のDNAからなり，その約0.1％が一人ひとりで異なる。たんぱく質の情報をもつ塩基配列の中のSNPはたんぱく質のアミノ酸を変化させうる。一方で，たんぱく質の情報をもたない塩基配列のSNPは，たんぱく質の転写調節にかかわっていたり，mRNAとして生理機能を発揮する場合に影響がある。このSNPにより顔や体型の個人差が生じ，また人種や地域によっても特有のSNPがあることがわかってきた。

ヒトゲノム解読で明らかになったDNAの塩基配列をそのまま個人に適用することができないのはSNPのためである。近年では，個人のゲノム情報を解読することが可能となりつつある。前述したようにSNPなど自分のゲノム情報を明らかにすることは，医療において非常に有益である。これまでは，ある遺伝子の何らかの異常が病気の原因となっている場合において，それを「遺伝病」として考えてきた。現在では，いわゆる「遺伝病」に限らずその他の疾患においても何らかの形で遺伝子がかかわっており，それに生活習慣や生活環境といった環境因子とが複雑に絡み合った結果，疾患の罹患率が極めて高くなると判断される場合が多くなりつつある。

（2）生活習慣病

　生活習慣病である高血圧，動脈硬化，心血管疾患，糖尿病などは遺伝的要因と環境要因が複雑に絡み合って発症・進行する疾患であると考えられている。そのために，同じような食事と運動をし，似たような生活をしていても，生活習慣病になる者とならない者とが現れる。その原因はおそらく遺伝子多型にあると推定でき，とくにSNPによって説明できるように研究が進められている。SNPは一人ひとりの個人差を説明するために重要な指標になると考えられている。以前に比べ，ヒトの全遺伝子情報を解読することが容易となった近年では，ヒトのSNP解析を通じて糖尿病，高血圧，脂質異常症，高コレステロール血症，動脈硬化，心血管系疾患，肥満，アレルギーなどの原因が必ずしも1つであると限らない生活習慣病の解明ないしは診断のためのマーカー探索と予防に重要な知見をもたらしつつある。同定されたSNPと疾患の発症や重症度との関連について，多くの研究がなされている。

　SNPに関するプロジェクトは日本においても盛んに行われてきた。例えば文部科学省が2003（平成15）年度から，3年間で30万人を対象としてSNPと疾患の種類と投薬した場合の効果・副作用の影響などとの関連を調べることとした。厚生労働省が行ったミレニアムプロジェクトは，2001（平成13）年度から「遺伝子解析による疾病対策・創薬の実施」として5大疾患である糖尿病，高血圧，喘息・アレルギー，癌，認知症について，疾患の原因遺伝子や薬剤に対する感受性遺伝子を調べた。疾患の発症にかかわるような遺伝子の同定を目指し，SNPやマイクロサテライトをマーカーとして疾患の感受性遺伝子を同定しようとしている。

3.2　高　血　圧

　高血圧の発症にかかわる遺伝子としてアンジオテンシノーゲンが知られている。アンジオテンシノーゲンの235番目のスレオニンがメチオニンに置換されるSNPが見いだされている。メチオニン型のSNPは，スレオニン型に比べて高血圧を起こしにくいが，日本人の高血圧者の60％はスレオニン型のSNPを有していた。しかし，スレオニン型のSNPだけで高血圧を必ずしも発症するということではなく，環境因子を見直すことで発症を防ぐことができる。

3.3　糖　尿　病

　先天的に発症する1型糖尿病と異なり，2型糖尿病は遺伝因子と環境因子の両者によって発症する。遺伝因子として同定された遺伝子変異はインスリン，HNF-4α（hepatoma nucleous factor 4α，肝細胞核成長因子）などいくつか挙げられているが，これらの遺伝子変異が原因となっているのは糖尿病を発症した者のうちの数％程度と推定されている。多くの場合は，複数の環境因子と遺伝因子が絡み合った結果として糖尿病を発症する糖尿病疾患感受性遺伝子によるものである。2型糖尿病はインスリン分泌不全やインスリン抵抗性あるいは両者により発症する多因子病で，2019（令和元）

年国民健康・栄養調査では糖尿病が強く疑われている者が約1,196万人，糖尿病の可能性を否定できない者（糖尿病予備群）は約1,055万人，合わせて約2,250万人の耐糖能異常者[*1]がいると推測している。

1991（平成3）年，糖尿病に罹患している大家族を用いて連鎖解析[*2]を行ったところ糖尿病疾患感受性遺伝子として*MODY1*（maturity-onset diabetes of the young）（HNF-4α遺伝子），*MODY2*（グルコキナーゼ遺伝子），*MODY3*（HNF-1α遺伝子），*MODY4*（IPE-1遺伝子）などが見いだされている。その後の研究により単一遺伝病と考えられていた*MODY*についても，これら数種類の遺伝子の変異によって発症することが明らかにされた。それでも糖尿病の5％以下であるとされている。

ミレニアムプロジェクトにより2型糖尿病患者200例についてSNPの正常対象者との比較を行い，また，3万個のマイクロサテライトを用いた相関分析もなされ，多因子病である2型糖尿病との関連が強い遺伝子変異の同定が期待されている。高血糖状態，脂質代謝異常や脂肪細胞の機能低下も2型糖尿病の発症に強くかかわる。高血糖は，腸管におけるコレステロール吸収を促進し，一方では肝臓でのコレステロールを代謝する能力を低下させる。また，インスリン抵抗性は脂肪細胞における脂肪分解抑制がかからず，血中への脂肪の放出が増加することで高脂血症を惹起する。高脂血症では脂質が血中に停滞する間に糖化や酸化といった変性を受け，また血管に取り込まれやすいレムナントの形へ変換されやすくなるため，アテローム性動脈硬化症の発症率が高まる。

早期の2型糖尿病においては，膵臓β細胞から分泌されるインスリン量はそれほど低下していないが，食事により促進されるインスリンの追加分泌だけが不足することにより，食後高血糖を呈するようになる。このように慢性的に高血糖状態が続くと，膵臓β細胞もインスリンを分泌し続けなければならない（追加分泌ではない）ため，やがて膵臓β細胞が疲弊してしまい分泌量が低下する。さらには，食後高血糖によるインスリン抵抗性は，網膜症，腎症，神経障害などといった糖尿病の三大合併症を進展させ，食後高血糖によって刺激された高インスリン血症は肥満を助長し，脂質異常症・高血圧とともに動脈硬化の危険因子となる。

＊1 **耐糖能異常** 糖尿病にはなっていないが，血糖値が高い状態。
＊2 **連鎖解析** 純粋な遺伝学的理論により，同一家系内での糖尿病発症と染色体上の遺伝子マーカーとの解析に基づいて機能の未知な遺伝子を疾患感受性遺伝子として追跡する方法。

4. 倹約遺伝子

生物は生活環境に応じて遺伝子を調節することで環境に適応してきた。ヒトにおいても過去の飢餓の時代には少ない栄養を効率的に利用することで生きるために，あるいは体内にエネルギーを少しでも多く蓄えられるように進化させてきた遺伝子（倹約

遺伝子という）が，飽食の時代といわれる現代においては肥満や糖尿病を起こす原因となっている。オセアニアやアメリカの先住民に肥満や2型糖尿病が急増したことから，倹約遺伝子仮説は，ジェームス・ニールによって1962（昭和37）年に提唱された。これまでにアドレナリンβ_3受容体やペルオキシソーム増殖剤応答性受容体（PPARγ）遺伝子など多くの遺伝子が報告されている。

4.1　アドレナリンβ_3受容体

　代表的な倹約遺伝子であるアドレナリン受容体（adrenergic receptor）はアドレナリンとノルアドレナリンの受容体として作用する，Gたんぱく質と共役した膜受容体である。受容体の種類にはアドレナリンの血圧上昇作用を示すα受容体，血圧降下作用を有するβ受容体の大きく分けて2種類がある。β受容体のうちβ_1受容体は心筋や脂肪細胞に発現しており，心拍増大や脂肪分解を促進させる。β_2受容体は動脈や肝臓に多く発現し，動脈の弛緩やグリコーゲンの分解を促進させる。β_3受容体は消化管弛緩，脂肪組織における熱産生，骨格筋におけるグリコーゲン生合成にかかわっている。アドレナリンよりもノルアドレナリンに対する感受性が高く，交感神経系を介してストレス，高エネルギー摂取，寒冷地適応などによる調節を行うことが知られている。

　β_3受容体は，64番目のトリプトファンがアルギニンに置換される変異（TGGからCGGへの一塩基置換）が倹約遺伝子としてはたらくことがわかっており，アメリカのアリゾナ州に住み2型糖尿病有病率の高いピマインディアンにおいてその出現頻度が高い。つまり，この変異をもつヒトは肥満や糖尿病になりやすいことが明らかとなっている。欧米人では10人に1人が，日本人では3人に1人がこの変異をもっていると考えられている。変異があるヒトは，変異をもたないヒトよりも基礎代謝量が200 kcal程度少ない。また，この変異をホモ接合でもつ患者は2型糖尿病発病年齢が有意に低く，安静時代謝も低い。

4.2　PPARγ遺伝子

　ペルオキシソーム増殖剤応答性受容体（PPARγ）遺伝子は脂肪細胞に多く発現し，前駆脂肪細胞が成熟脂肪細胞に分化するために必須であり，また一つひとつの脂肪細胞を肥大化させることで，より多くの脂肪を蓄積できるように作用する。これは，摂取した栄養成分を効率よく脂肪に変換して身体に蓄えるために行われ，倹約遺伝子として，かつて飢餓の時代のヒトの生存において重要な役割を担っていたと推定される。しかし，現在では成人において，余剰となった栄養素を脂肪細胞に蓄えさせることによって肥満を引き起こし，インスリン抵抗性を出現させる原因の1つとなっている。アメリカの白人の2割程度にはPPARγ遺伝子の変異がみとめられ，糖尿病の発症を抑制していると考えられている。

5. 栄養と癌

5.1 発癌の多段階説

　癌遺伝子とよばれるものはどのヒトももっている。癌細胞は，普通の状態ではその働きが抑制されている癌遺伝子が作用できるようになることで出現する。正常細胞に対してDNAに障害を与えて，前癌細胞になるようにはたらく物質を発癌イニシエーターという。この段階では癌細胞にはなっていない。前癌細胞の細胞膜を変化させることで，前癌細胞が無限に分裂できるようにする物質を発癌プロモーター（発癌促進物質）という。最初に遺伝子に変異が起こるが，通常であれば小さな変化は修復機構により修復される。修復されなかった遺伝子は細胞分裂によってできた娘細胞にも引き継がれていく。この前癌細胞にさらに発癌プロモーターが作用すると今度は限りなく増殖する癌細胞となる。このように複数の過程によって正常な細胞が癌細胞化するという考えを発癌の多段階説という（図11-5）。

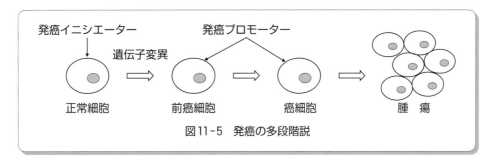

図11-5　発癌の多段階説

5.2 発癌イニシエーターと発癌プロモーター

　代表的な発癌イニシエーターとしては放射線，タール，タバコ中のベンツピレンがあり，そのほかにも紫外線やB型肝炎ウイルスといったウイルスなどもある。発癌プロモーターとしては，サッカリン，PCB（polychlorinated biphenyl，ポリ塩化ビフェニル），フェノバルビタール（催眠薬），アフラトキシン（かび毒素）などがいわれている。しかし，ホルモンなども内因性の発癌プロモーターになる可能性はあるとみられている。
　発癌イニシエーターは多くの場合，酸化されたり細胞内の酸化ストレスを増大させることで遺伝子に変異を起こすので，それを防ぐには抗酸化物質がよいといわれている。抗酸化作用をもつポリフェノール，ビタミンE，ビタミンCなどは，酸化ストレスによる癌遺伝子の損傷を防ぐ。しかしながら，大規模介入研究においては抗酸化物質による発癌抑制作用がみとめられなかった場合もあり，結論を出すためにはより詳細な研究が必要である。

5.3 癌遺伝子の発生と癌細胞の増殖

　癌遺伝子とよばれる遺伝子の特徴を次ページに挙げる。

① 本来，正常細胞の増殖にはたらく遺伝子の中で，塩基配列がほとんど変わらず癌遺伝子の増殖にもはたらくものを原型癌遺伝子とよび，これが損傷されたが，その修復過程でミスを起こし癌遺伝子となったもの。

② B型肝炎ウイルスや成人T細胞白血病ウイルスなどのように，感染したウイルス由来のDNAが癌遺伝子として増殖した場合。

③ 細胞分裂を抑制する*Rb*遺伝子[*1]，*p53*遺伝子[*2]など約20種余りが見つかっている癌抑制遺伝子に変異が起こり，正常なたんぱく質としての抑制機能を失ってしまった場合。

＊1 *Rb*遺伝子　細胞周期を停止させることで癌細胞の増殖を抑制する。

＊2 *p53*遺伝子　転写因子としてはたらき，細胞の癌化を抑制している。ヒトの癌において，最も高頻度に変異が認められる遺伝子である。

6．酸化ストレスと抗酸化作用をもつ栄養素

酸化ストレスは正常な細胞においても常に産生されている。例えば活性酸素は体内に侵入してきた病原菌やウイルスを殺すために，白血球やマクロファージ（大食細胞）において積極的に産生されている。過剰に生じた活性酸素は正常な細胞も傷害してしまうために，抗酸化的な防御機構（スーパーオキシドジスムターゼ，カタラーゼ，グルタチオンペルオキシダーゼ，ビタミンE，カロテン，尿素など）によって無毒化される。しかし，老化や，疾患や感染症などにより身体が不健康になると，活性酸素を生体が十分に消去できなくなったり，局所的に活性酸素が増大して不飽和脂肪酸のみならず，糖，たんぱく質，および遺伝子といった細胞の構成成分を過酸化することによって障害をもたらし，生体にとって悪影響を及ぼす場合を酸化ストレスという。酸化ストレスが増大した状態になると生体膜や遺伝子などを傷つけ，癌や生活習慣病といったさまざまな疾病を発症させる（図11-6）。

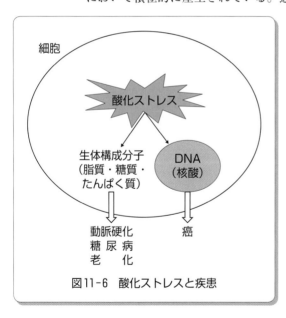

図11-6　酸化ストレスと疾患

6.1　DNA損傷と癌

DNA中のデオキシグアノシンは，過剰の活性酸素と反応することによって8-ヒドロキシデオキシグアノシンへと変換される。通常であれば8-ヒドロキシデオキシグアノシンは修復酵素によって切り取られて尿中に排泄され，健康を維持できるよう抗酸化的防御機構を維持する。つまり，酸化ストレスが増大した際には，尿中に排泄さ

れる8-ヒドロキシデオキシグアノシンが増えるため，尿中8-ヒドロキシデオキシグアノシン測定は生体における酸化ストレス量の指標として用いられる。また，脂質が酸化ストレスと反応して生成される脂質ヒドロペルオキシドもDNAのデオキシグアノシンと反応するし，DNAが損傷される。

　高血糖においては血中のグルコースなどの還元糖がアミノ基と反応しやすくなりメイラード反応（Maillard reaction）が起きる。メイラード反応生成物は遷移金属が存在すると活性酸素を生じDNAなどに損傷を与えることが知られている。

6.2　抗酸化食品

　生体内に生じた活性酸素の作用を消去または減弱させる作用を含む食品を抗酸化食品とよび，例として穀類・種子類表面のアントシアニン（anthocyanin）類縁体，ゴマ種子のセサミノール（sesaminol）が挙げられる。また，ウコンなどに含まれるクルクミンは腸管上皮細胞から吸収されたのちにテトラヒドロクルクミンに還元されると抗酸化作用が発揮されるようになる。そのほかにもレモンの果皮に多いフラボノイドのエリオシトリン，紅茶色素テアフラビン，カカオポリフェノールなども酸化ストレスを軽減することでDNA損傷を防ぐといわれている。

　さらに，カテキン（赤ワイン，緑茶，紅茶，カカオ），フラボノール類のケルセチン（タマネギ，ブロッコリー），イソフラボン（大豆製品），β-カロテン，リコペン（トマト，スイカ），アスタキサンチン（サケ（魚），エビ，カニ），クロロゲン酸（コーヒー）なども抗酸化作用をもつことが知られている。ビタミン類の中ではビタミンA，ビタミンC，ビタミンEが抗酸化作用をもつ。

6.3　酸化ストレスによるその他の影響

　アポトーシス（apoptosis）とは細胞自らが積極的に誘導する細胞死のことで，染色体DNAの断片化が起こるのが特徴である。これは，ミトコンドリアにより誘導された細胞質のカスパーゼカスケードがデオキシリボヌクレアーゼ（DNase, deoxyribonuclease）を活性化することでDNAの分解が引き起こされた結果である。ミトコンドリアは活性酸素を介してこのカスパーゼカスケードを誘導し，アポトーシスに至るといわれている。

　免疫担当細胞においても，過剰な活性酸素産生の結果としてたんぱく質の酸化障害が惹起される。マクロファージ（macrophage）によって産生される一酸化窒素（NO）は血管を弛緩させたり神経伝達物質として作用する。しかし，過剰に産生されるとスーパーオキシドと反応して生じる過亜硝酸イオン（$ONOO^-$）（ペルオキシナイトライト）が増加し強い酸化障害因子としてはたらく。好中球においては酸化障害因子として次亜塩素酸イオン（ClO^-）を産生する。これはたんぱく質に対して酸化障害を与えるが，とくにチロシンに対して反応している。

文　　献

●**参考文献**

・上代淑人監訳：『ハーパー・生化学』（25版），丸善（2001）

・入村達郎・岡山博人・清水孝雄監訳：『シュトライヤー・生化学 第4版』，トッパン（1996）

・市川 厚監訳：『ズベイの生化学』，廣川書店（1992）

・中村桂子・藤山秋左夫・松原謙一監訳：『細胞の分子生物学』，教育社（1995）

・西塚泰美・脊山洋右編集：『細胞構造と代謝マップI，II』，東京化学同人（1997）

・木村修一・小林修平翻訳監修：『最新栄養学 第7版』，建帛社（1998）

・岡 芳和・倉林正彦・福内靖男・山田信博：生活習慣病「分子メカニズムと治療」，*Molecular Medicine*，**38**（2001）

・林 淳三編著：『新栄養士課程講座 生化学』，建帛社（1999）

・大塚吉兵衛・我孫子宣光：『ビジュアル生化学・分子生物学』，日本医事新報社（1997）

・管理栄養士国家試験教科研究会編：『生化学』，第一出版（2001）

・山下亀次郎・清野 裕・武田英二：『栄養代謝テキスト』，文光堂（1998）

・佐久間慶子：『栄養と遺伝子のはなし』，技報堂（2000）

・中尾一和ほか：『肥満症の分子メカニズム　Molecular Medicine』，中山書店（2002）

・春日雅人・平井久丸：『病気の分子医学』（日本生化学会編集），共立出版（2000）

・中村祐輔編集：『SNP遺伝子多型の戦略』，中山書店（2001）

・香川靖雄：生活習慣病を防ぐ分子栄養学，化学と生物，**40**（4），224-229（2002）

・香川靖雄・柳沢佳子・安部三枝子・佐藤 史：遺伝子多型と日本人の栄養，栄養学雑誌，**59**（5），213-220（2001）

・小田裕昭ほか：栄養素はどうやって遺伝子発現を制御するか（シリーズ），日本農芸化学会誌，**72**（9-10）（1998）

・上野川修一：『からだと免疫のしくみ』，日本実業出版社（1998）

・大澤俊彦：酸化ストレスを中心とする食品機能因子の化学と作用機構に関する研究，日農化誌，**76**（9），804-813（2002）

第 12 章

生理機能をもつ非栄養素

　食物中の五大栄養素（糖質，脂質，たんぱく質，ビタミン，ミネラル）は，消化管を通過する間に消化・吸収され，体内で栄養素としての機能を果たしている。しかし，食物中の物質でも消化管内の酵素で消化を受けない栄養素以外の生理作用を有する物質がある。それらに食物繊維，難消化性オリゴ糖，糖アルコールなどがある。また，その他の食品成分中に栄養素ではないが，機能性をもった食品成分などが多く発見されている。

1. 食物繊維

1.1　食物繊維の分類と種類

　食物繊維（dietary fiber）は，ヒトの消化酵素で消化されない食品中の難消化性成分の総称である。従来は，動物が消化できないセルロース，リグニン，ペクチンなどの

表12-1　食物繊維の分類と主な成分

溶性	名　称	主な含有食品	所在など
不溶性	セルロース	植物性食品一般	植物細胞壁成分
	ヘミセルロース（非セルロース多糖類）	植物性食品一般	植物細胞壁成分
	ペクチン質（不溶性）	未熟果実，野菜	植物細胞壁成分
	リグニン	植物性食品一般	芳香族炭化水素
	キチン	かに，えびなどの外皮，きのこ類	甲殻類外皮成分
	イヌリン	にんじん，ごぼう	植物の非構造成分
水溶性	ペクチン質（水溶性）	果実，野菜	植物の非構造成分
	β-グルカン	大麦，オーツ麦	穀類ガム質
	グアガム	グア豆	植物ガム質
	コンニャクマンナン	こんにゃく	粘質物
	アルギン酸ナトリウム	こんぶ，あらめ	海藻多糖類
	寒天	紅藻類	
	カラギーナン	紅藻類	
	キサンタンガム	増粘剤	微生物合成多糖類
	カルボキシメチルセルロース	増粘剤	化学修飾多糖類
	ポリデキストロース	繊維入り飲料	化学合成多糖類

出典）江指隆年・中嶋洋子編：『基礎栄養学』，同文書院，p.199（2002）

粗繊維を食物繊維と定義していたが，最近では，水溶性ペクチン質，植物ガム，海藻多糖類など，ヒトの消化酵素で分解されない水溶性の繊維も含まれるようになった。

食物繊維の分類と主要な成分については表12-1に示す。

1.2　食物繊維の生理作用

食物繊維の生理効果については，1970年代のバーキット（Burkitt，イギリス）の報告が最初である。図12-1は食物繊維の腸内細菌叢（腸内フローラ，intestinal bacterial flora）の改善，水分吸収，イオン交換，栄養素吸収阻害，粘性，消化液分泌促進などの生理作用と，食物繊維の摂取不足により引き起こされる疾患や症状について分類したものである。食物繊維の機能は消化管阻害など，とくに大腸に対する影響と，共存する各栄養素との相互的な影響による作用を示している。

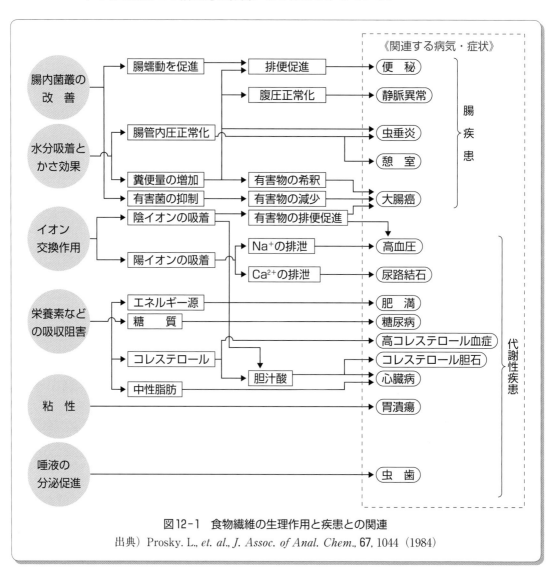

図12-1　食物繊維の生理作用と疾患との関連

出典）Prosky. L., *et. al.*, *J. Assoc. of Anal. Chem.*, **67**, 1044（1984）

近年，食物繊維のもつさまざまな生理作用とその機構，疾患との関係が明らかにされてきている。この機構は，不溶性でよく膨潤するもの，水溶性のものでは物性と作用が相互に影響しあった結果として生理作用を果たしている。

不溶性食物繊維と水溶性食物繊維の主な生理作用について次に示す。

（1）不溶性食物繊維の生理作用

1）大腸癌の予防効果

バーキットの観察から，不溶性食物繊維による糞便量の増加と食塊の腸内通過速度の促進による発癌物質生成量の減少，腸粘膜と発癌物質との接触時間の短縮などにより，大腸癌の予防効果が認められると考えられる。

2）大腸憩室の予防と便秘の解消

不溶性食物繊維摂取量が少ないと便秘を起こしやすくなり，また腸管に大腸憩室を生じて発癌の原因にもなる。不溶性食物繊維には適量の糞便量を維持して規則正しい排便の効果がある。

3）毒性吸収阻止効果

不溶性食物繊維は食品添加物である食用赤色2号などのもつ毒性により起こる成長阻害を完全に阻止する。これは食物繊維の吸着作用により，毒性が吸収阻止される効果である。

（2）水溶性食物繊維の生理作用

1）血清コレステロール値の是正

高コレステロール摂取により起こる血清コレステロール値の上昇を抑制する。これは小腸からのコレステロール吸収を抑制する効果と，胆汁酸を吸着して糞便への排泄を促進する効果による。

2）腸内細菌による発酵

水溶性食物繊維は腸内細菌により発酵を受けるとプロピオン酸，酪酸などの短鎖脂肪酸を生成する。この短鎖脂肪酸はエネルギーとして利用されると同時に，大腸内環境を酸性化し腸内細菌叢を改善して腐敗物や発癌性物質の発生を抑制する。

3）耐糖能の改善，食事性血糖値上昇抑制効果

水溶性食物繊維は食後の血糖値の急上昇と並行しているインスリン分泌量の上昇を抑制させる。これは，粘度の高い食物繊維は胃から小腸への食物の移動速度を低下させることにより，糖質の吸収速度も低下することによる効果である。

（3）食物繊維の「日本人の食事摂取基準（2020年版）」

食物繊維の摂取不足が生活習慣病の発症に関連することから3歳以上について，目標量が設定された。成人（18〜64歳）の目標量は男性で21g/日以上，女性で18g/日以上である。

2. 難消化性オリゴ糖

　　近年，特殊な生理機能をもつ難消化性オリゴ糖（undigestible oligosaccharide）が開発され，加工食品などに用いられている。難消化性オリゴ糖は食物繊維と同様にヒトの体内の消化酵素により消化を受けずに大腸に到達し，腸内細菌により発酵を受け，短鎖脂肪酸（酢酸，プロピオン酸，酪酸など）やメタンガスなどに分解される。このうちの一部は生体内に取り込まれて利用されるため，約2 kcal/gのエネルギー源となる（表12-2）。また，この際に腸内細菌のビフィズス菌や乳酸菌などの有用菌が増殖し，相対的に有害菌が減少する。難消化性オリゴ糖は単糖を遊離しないので，血糖値の上昇とインスリン分泌の刺激を抑制する。しかし，大量に摂取すると高浸透圧の下痢を引き起こす（表12-3）。

3. 糖アルコール

　　糖アルコール（sugar alcohol）は，アルドース，ケトースの還元基の代わりにアルコール性水酸基をもつ化合物である。マルチトール，ラクチトール，パラチニットなどの二糖類アルコールはマルトース，乳糖，パラチノースに水素を添加して作られる。これらの糖アルコールも食物繊維や難消化性オリゴ糖と同様に小腸で消化されないで大腸に到達し，腸内細菌により分解される。その際に約2 kcal/gの有効エネルギーを発生する（表12-2）。また，糖アルコールにはグルシトール（glucitol，ソルビトール），マンニトール（mannitol），キシリトール（xylitol），エリトリトール（erythritol）などの糖アルコールは甘味度がある。

4. アルコール

　　アルコール（alcohol）はアルコール発酵によりピルビン酸から生成される。酒類に含まれるアルコールは吸収されやすく，胃において約20％が吸収され，残りは小腸で大部分が吸収される。吸収されたアルコールの90〜98％は完全に酸化されて1 g当たり7.1 kcalのエネルギーを発生し，その70％が仕事エネルギーとして利用され，残りは単に熱として放出される。アルコールの酸化は肝臓で行われ，アルコールデヒドロゲナーゼとアルデヒドデヒドロゲナーゼにより酢酸を経てアセチルCoAとなった後，クエン酸回路で代謝される。

　　また，アルコールには栄養素と異なり生理作用がある。しかし，長期にわたり過剰に摂取すると肝臓における栄養素の代謝に影響を与え，肝障害を誘発しやすくなる。アルコールの代謝に必要な栄養素はビタミンB群やたんぱく質である。

表12-2　単糖およびオリゴ糖エネルギー換算係数

エネルギー換算係数（kcal/g）	該当する糖	推定エネルギー量
0（≦0.4）	エリトリトール*	0.3, 0
1（0.5〜1.4）	ポリデキストロース	1.0
2（1.5〜2.4）（重合度の少ないグループ順）	マンニトール*	2.1
	ラクチュロース，イソマルチトール*，パラチニット*，ラクチトール*	1.6
	マルチトール*	1.77
	キシロトリオース，ケストース，ゲンチオトリオース，ラフィノース	1.6
	マルトトリイトール*	2.3
	スタキオース，α-サイクロデキストリン，β-サイクロデキストリン	1.6
	マルトシルβ-サイクロデキストリン	1.8
	4′-ガラクトオリゴ糖，6′-ガラクトオリゴ糖，キシロオリゴ糖，ゲンチオリゴ糖，フルクトオリゴ糖	1.6
3（2.5〜3.4）	ソルビトール*	3.0, 2.8
	パラチノースオリゴ糖	3.0
	イソマルトオリゴ糖	3.1
	大豆オリゴ糖	3.4
	キシリトール*	3.6
4（≧3.5）	グルコース，フルクトース，ガラクトース，イソマルトース，スクロース，トレハルロース，トレハロース，ラクトース，パラチノース，マルトース，イソマルトトリオース，パノース，マルトトリオース，カップリングシュガー	

注）＊：糖アルコール

表12-3　オリゴ糖類と機能

オリゴ糖	原料	法的規制	甘味度（%）	体調節機能*		
				整腸効果	う触性	低エネルギー
ラクチュロース	乳糖	食品医薬品化粧品	約50	○		（○）
パラチノース	砂糖	食品	55〜65		○	
フルクトオリゴ糖	砂糖	食品	30〜36	○	（○）	（○）
大豆オリゴ糖	大豆ホエー	食品	70	○		（○）
ガラクトオリゴ糖	乳糖	食品	20〜25	○	（○）	（○）
イソマルトオリゴ糖	でん粉	食品	30〜55	○		
キシロオリゴ糖	キシラン	食品	40〜50	○	（○）	（○）
乳果オリゴ糖	乳糖＋砂糖	食品	40〜50	○	（○）	（○）
カップリングシュガー	乳糖＋オリゴ糖	食品	50		○	
キトサンオリゴ糖	キトサン	食品	25〜35	○	（○）	（○）
パラチノースオリゴ糖	パラチノース	食品	30	（○）	（○）	（○）

注）＊：（　）内は生理作用をもつオリゴ糖本体の機能
　①整腸作用　②う触性，非または低う触原性糖質　③エネルギー性：難消化性糖質の低エネルギー摂取

5.　その他の非栄養素成分

　栄養素とはみなされないが，食品中にはポリフェノール，カロテノイド，フラボノイド，カテキン，カゼインペプチドなどのように，食物の栄養素とともに吸収され，生体内で有効な生理作用を示す物質が存在する（表12-4）。

表12-4　有用な機能をもつ食品由来の機能成分

物　質	機能または効果	由来の食品
カゼインペプチド	カルシウム吸収促進	ミルク
グリシレチン酸	免疫抑制	カンゾウ
カプサイシン	抗肥満効果	トウガラシ
トリプシンインヒビター	膵酵素分泌の亢進（コレシストキニン分泌）	大豆
グリシニン	コレステロール低下	大豆
ラクトフェリン	抗菌効果	ミルク
オリザシスタチン	抗ウイルス性作用	米
ルチン	抗酸化作用	そば
サポニン	抗酸化作用	大豆
ポリフェノール	抗酸化作用	ワイン，ココア豆
カテキン類	抗酸化作用，抗腫瘍作用	緑茶
イソフラボノイド	抗腫瘍作用，骨形成促進作用	大豆の胚軸

5.1　フラボノイド，カロテノイド，ポリフェノール，カテキンの生理作用

　かんきつ類や野菜類などに多様なフラボノイドが含まれている。また，赤ワインやココア中のポリフェノール，緑茶中のカテキンや大豆の胚芽中のイソフラボン，カロテノイドであるアントシアンやタマネギ中のケルセチンなどがある。これらの共通的な機能としては抗酸化作用である。

　一方，食品の加工過程に出現するものや，環境汚染による生体に悪影響を及ぼす成分なども存在する。

第 13 章

栄養と健康

1. 栄養の補給

　　日本の食生活は，第二次世界大戦後大きく変化した。終戦直後は食料事情が厳しく，飢餓や栄養失調の問題があったが，戦後の復興に伴い食生活は徐々に向上し，高度経済成長期（1955（昭和30）年～1973（昭和48）年ころ）には著しく食生活が変化した。1950年代には，食料供給は安定となり，食料品製造技術の進歩や所得の向上などにより，食生活は多様化し，1946（昭和21）年ころと比較すると，動物性脂質や動物性たんぱく質が大きく増加した（図13-1）。1970年代には，米飯を中心として，たんぱく質・脂質・炭水化物エネルギー比率のバランスがよいといわれる日本型食生活が形成された。その後も脂質エネルギー比率は増加を続け，1988（昭和63）年以降25％を超えた状態が続いている（図13-2）。

　　戦後，変化したのは食生活だけではない。衛生状態が改善されると，死因は感染症

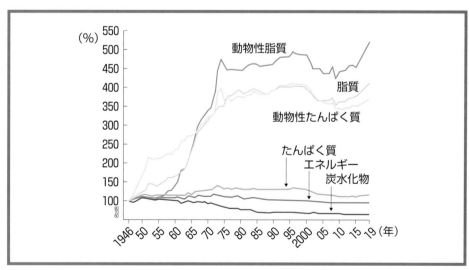

図13-1　栄養素等摂取量の推移

注）1946年を100とした％。動物性脂質については1952年（6.1 g）を100としている

資料）厚生労働省：『国民健康・栄養調査』より作成

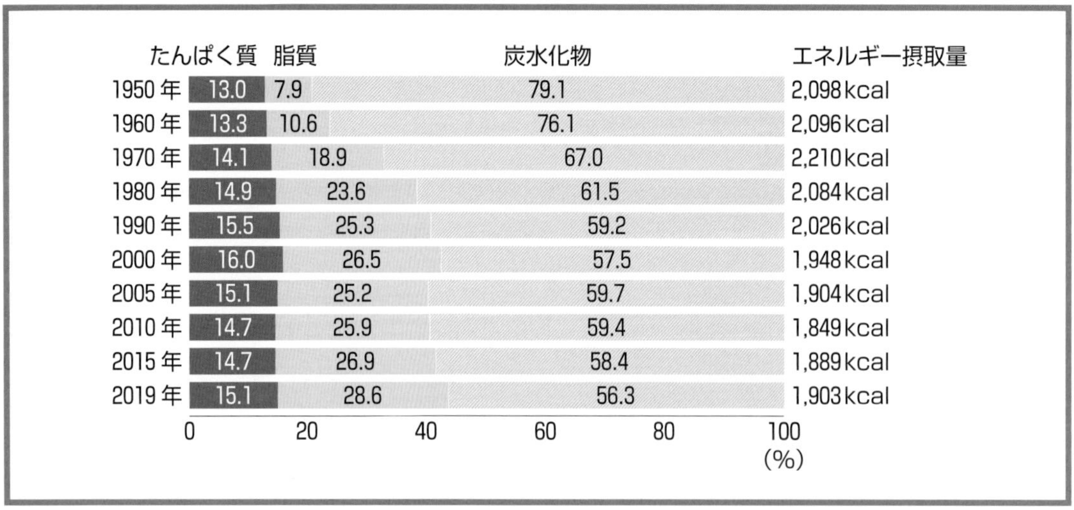

	たんぱく質	脂質	炭水化物	エネルギー摂取量
1950年	13.0	7.9	79.1	2,098kcal
1960年	13.3	10.6	76.1	2,096kcal
1970年	14.1	18.9	67.0	2,210kcal
1980年	14.9	23.6	61.5	2,084kcal
1990年	15.5	25.3	59.2	2,026kcal
2000年	16.0	26.5	57.5	1,948kcal
2005年	15.1	25.2	59.7	1,904kcal
2010年	14.7	25.9	59.4	1,849kcal
2015年	14.7	26.9	58.4	1,889kcal
2019年	15.1	28.6	56.3	1,903kcal

図13-2　エネルギー摂取量およびエネルギー産生栄養素構成割合の推移
資料）厚生労働省：『国民健康・栄養調査』より作成

から非感染症へと変化する。日本では，戦後は結核が主な死因であったが，1950年代以降，結核による死亡が減少し，生活習慣病へと変化した（図13-3）。生活習慣病は，食生活との関連性が指摘されており，食生活の改善は重要な課題である。また，平均寿命は著しく伸びたが，急速な高齢化に伴い介護を必要とする高齢者が増加している（図13-4）。団塊の世代（1947（昭和22）年から1949（昭和24）年に生まれた世代）のすべてが後期高齢者（75歳以上）に移行する2025（令和7）年には，高齢化率は30％になり，全高齢者数に占める後期高齢者の割合はおよそ6割になると推計されている。後期高齢者は前期高齢者と比べ，加齢に伴う虚弱な状態であるフレイルが顕著に進行するため，フレイルの原因の1つである低栄養の予防が課題になっている。また，若年女性における極端なやせ，経済格差による食生活や健康への影響など，栄養に関する問題は多様化している。

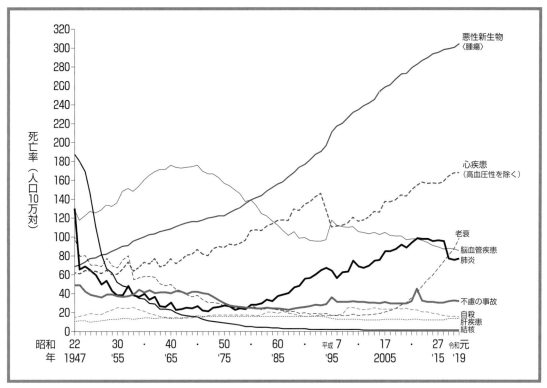

図13-3 主な死因別に見た死亡率の年次推移

注）1. 平成6年までの「心疾患（高血圧性を除く）」は，「心疾患」である。

　　2. 平成6・7年の「心疾患（高血圧性を除く）」の低下は，死亡診断書（死体検案書）（平成7年1月施行）において「死亡の原因欄には，疾患の終末期の状態としての心不全，呼吸不全等は書かないでください」という注意書きの施行前からの周知の影響によるものと考えられる。

　　3. 平成7年の「脳血管疾患」の上昇の主な要因は，ICD-10（平成7年1月適用）による原死因選択ルールの明確化によるものと考えられる。

　　4. 平成29年の「肺炎」の低下の主な要因は，ICD-10（2013年版）（平成29年1月適用）による原死因選択ルールの明確化によるものと考えられる。

資料）厚生労働省：『令和元年（2019）人口動態統計』（2020）より作成

　　　https://www.mhlw.go.jp/toukei/saikin/hw/jinkou/geppo/nengai19/index.html

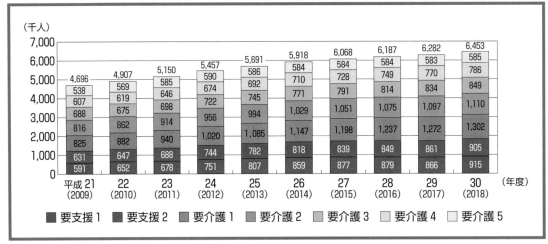

図13-4　要介護高齢者数の推移

注）平成22（2010）年度は東日本大震災の影響により，報告が困難であった福島県の5町1村（広野町，楢葉町，富岡町，川内村，双葉町，新地町）を除いて集計した値。
出典）内閣府：『令和3年版高齢社会白書』（2021）

2. 栄養評価（栄養アセスメント）

　個人や集団の栄養状態を改善し，健康の維持・増進，疾病予防，あるいは病後の回復などを図るために対象者に対して栄養指導や栄養教育が行われる。栄養評価（栄養アセスメント）は，対象の食生活状況や栄養素等摂取状況などを把握し，健康状態や身体状況から客観的に栄養状態を評価することである。栄養アセスメントには，臨床診査（問診・フィジカルアセスメント），食事調査，身体計測，生理・生化学的検査（臨床検査）がある。

2.1　臨床診査（問診・フィジカルアセスメント）

　対象者への問診により，既往歴や現病歴，家族歴，食事の摂取状況，生活習慣や，疲労感，倦怠感などの症状などの情報を得る。フィジカルアセスメント（身体観察）とは，観察，触診などにより対象者の身体状況を把握することである。体格，皮膚，毛髪，眼球，口腔，舌，口唇，爪，四肢などの状態について確認する。正確を期すためには，生理・生化学的検査や食事調査などの結果と併せて評価する。

2.2　食事調査

　対象者の食事を調査し，栄養摂取状況を確認する。食事回数，毎食の食事量とその含有栄養素量だけでなく，間食，飲み物，嗜好品，栄養補助食品，健康食品，特別用途食品の使用状況などについても調査を行う。食事調査は，栄養素に過不足があるかを確認する目的で行われ，栄養ケアや栄養教育を行う際に不可欠である。食事調査法

表13-1　食事調査の方法

	概　要	長　所	短　所	習慣的な摂取量を評価できるか	利用に当たって特に留意すべき点
食事記録法	摂取した食物を調査対象者が自分で調査票に記入する。重量を測定する場合（秤量法）と、目安量を記入する場合がある（目安量法）。食品成分表を用いて栄養素摂取量を計算する。	・対象者の記憶に依存しない。・ていねいに実施できれば精度が高い。	・対象者の負担が大きい。・対象者のやる気や能力に結果が依存しやすい。・調査期間中の食事が、通常と異なる可能性がある。・データ整理に手間がかかり、技術を要する。・食品成分表の精度に依存する。	・多くの栄養素で長期間の調査を行わないと不可能。	・データ整理能力に結果が依存する。・習慣的な摂取量を把握するには適さない。・対象者の負担が大きい。
24時間食事思い出し法	前日の食事、又は調査時点からさかのぼって24時間分の食物摂取を、調査員が対象者に面接する。フードモデルや写真を用いて、目安量を尋ねる。食品成分表を用いて、栄養素摂取量を計算する。	・対象者の負担は、比較的小さい。・比較的高い参加率を得られる。	・熟練した調査員が必要。・対象者の記憶に依存する。・データ整理に時間がかかり、技術を要する。・食品成分表の精度に依存する。	・多くの栄養素で複数回の調査を行わないと不可能。	・聞き取り者に特別の訓練を要する。・データ整理能力に結果が依存する。・習慣的な摂取量を把握するには適さない。
陰膳法	摂取した食物の実物と同じものを、同量集める。食物試料を化学分析して、栄養素摂取量を計算する。	・対象者の記憶に依存しない。・食品成分表に依存しない。	・対象者の負担が大きい。・調査期間中の食事が通常と異なる可能性がある。・実際に摂取した食品のサンプルを、全部集められない可能性がある。・試料の分析に、手間と費用がかかる。		・習慣的な摂取量を把握する能力は正しくない。
食物摂取頻度法	数十～百数十項目の食品の摂取頻度を、質問票を用いて尋ねる。その回答をもとに、食品成分表を用いて栄養素摂取量を計算する。	・対象者1人当たりのコストが安い。・データ処理に要する時間と労力が少ない。・標準化に長けている。	・対象者の誤差を然として得られる結果は質問項目や選択肢に依存する。・食品成分表の精度に依存する。・質問票の精度を評価するための、妥当性研究を行う必要がある。	・可能。	・妥当性を検証した論文が必須。また、その結果に応じた利用に留めるべき。（注）ごく簡易な食物摂取頻度調査でも妥当性を検証した論文は必須。
食事歴法	・上記（食物摂取頻度法）に加え、食行動、調理や調味などに関する質問も行い、栄養素摂取量を計算に用いる。				
生体指標	・血液、尿、毛髪、皮下脂肪などの生体試料を採取して、化学分析する。	・対象者の記憶に依存しない。・食品成分表の精度に依存しない。	・試料の分析に、手間と費用がかかる。・試料採取時の条件（空腹か否かなど）の影響を受ける場合がある。摂取量以外の要因（代謝・吸収、喫煙・飲酒など）の影響を受ける場合がある。	・栄養素によって異なる。	・利用可能な栄養素の種類が限られている。

出典）日本人の食事摂取基準策定検討会：『日本人の食事摂取基準（2020年版）「日本人の食事摂取基準」策定検討会報告書』, p.25 (2019)

には，食事記録法，食物摂取頻度法，食事歴法，24時間食事思い出し法，陰膳法などがある（表13-1）。それぞれに調査法には長所と短所があるため，目的や状況に合わせて選択する。

2.3　身体計測

　身体計測では，身長・体重測定のほか，上腕周囲長，上腕三頭筋皮下脂肪厚，ウエスト周囲長，下腿周囲長，等の測定を行う。身体計測により，発育や健康状態などを評価する。身長と体重からは，体格指数（BMI：body mass index）が算出できる。BMIの算出式は，体重（kg）/身長（m）^{2}である。「日本人の食事摂取基準（2020年版）」では，観察疫学研究において報告された総死亡率が最も低かったBMIの範囲をもとに，疾患別の発症率とBMIの関係，死因とBMIとの関連，喫煙や疾患の合併によるBMIや死亡リスクへの影響，日本人のBMIの実態に配慮し，総合的に判断し目標とする範囲が設定されている（付表1, p.194）。ウエスト周囲長は，メタボリックシンドロームの診断基準に用いられる。男性では85 cm以上，女性では90 cm以上の場合，内臓脂肪の蓄積が疑われる。

　上腕周囲長は，エネルギー摂取量を反映し，体脂肪量と筋肉量の指標となる。上腕三頭筋皮下脂肪厚は，体脂肪と相関を示すことから，体脂肪の評価に用いる。上腕周囲長および上腕三頭筋皮下脂肪厚より，上腕筋囲長，上腕筋面積を求めることができる。下腿周囲長は，下肢筋量やBMIと相関を示すことから，サルコペニアの判定にも用いられている。これらの数値は，日本人の新身体計測基準値（JARD2001）の年齢・性別ごとの中央値と比較して評価する。

2.4　生理・生化学的検査（臨床検査）

　血圧・心電図の測定や血液・尿成分の分析，出納試験や負荷試験などの生理・生化学検査により，身体に徴候が現れる前に異常を予見し，より正確に評価ができる。栄養状態の評価指標としては，血液では，血清総たんぱく質，血清アルブミン，トランスサイレチン（プレアルブミン），レチノール結合たんぱく質，トランスフェリン，総コレステロール，トリグリセリド，血糖，ヘモグロビン，ヘマトクリット，血清鉄，フェリチンなどがある。尿では，尿中総窒素，尿中尿素窒素，尿中クレアチニンなどがある。

　血清総たんぱく質量とアルブミンは低栄養の指標となる。また，トランスサイレチン，レチノール結合たんぱく質，トランスフェリンは，急速代謝回転たんぱく質（RTP: rapid turnover protein）とよばれ，血中半減期が短く，短期的なたんぱく質栄養状態を示す指標となる。血中脂質成分としてコレステロール，トリグリセリド（中性脂肪）がよく知られている。血中脂質の変化は栄養状態の良否よりもむしろ脂質異常症の指標とされている。尿中クレアチニン量は，生体の筋肉量や活性組織量の指標とされている。主な血液成分の生化学的検査値について表13-2に示した。

表13-2　主な血液成分の生化学的検査値

検査項目	略　号	基準範囲
白血球数	WBC	$3.3\sim8.6\times10^3/\mu L$
赤血球数	RBC	男：$4.35\sim5.55\times10^6/\mu L$ 女：$3.86\sim4.92\times10^6/\mu L$
ヘモグロビン	Hb	男：$13.7\sim16.8\,g/dL$ 女：$11.6\sim14.8\,g/dL$
ヘマトクリット	Ht	男：$40.7\sim50.1\%$ 女：$35.1\sim44.4\%$
総たんぱく質	TP	$6.6\sim8.1\,g/dL$
アルブミン	Alb	$4.1\sim5.1\,g/dL$
C反応性たんぱく質	CRP	$0.00\sim0.14\,mg/dL$
トランスサイレチン*	TTR	$22.0\sim40.0\,mg/dL$
トランスフェリン*	TF	男：$190\sim300\,mg/dL$ 女：$200\sim340\,mg/dL$
レチノール結合たんぱく質*	RBP	男：$2.7\sim6.0\,mg/dL$ 女：$1.9\sim4.6\,mg/dL$
総コレステロール	TC	$142\sim248\,mg/dL$
HDL-コレステロール	HDL-C	男：$38\sim90\,mg/dL$ 女：$48\sim103\,mg/dL$
トリグリセリド	TG	男：$40\sim234\,mg/dL$ 女：$30\sim117\,mg/dL$
血糖	Glu	$73\sim109\,mg/dL$
ヘモグロビンA1c	HbA1c	$4.9\sim6.0\%$（NGSP値）
アスパラギン酸アミノトランスフェラーゼ	AST	$13\sim30\,U/L$
アラニンアミノトランスフェラーゼ	ALT	男：$10\sim42\,U/L$ 女：$7\sim23\,U/L$
γ-グルタミルトランスペプチダーゼ	γ-GT	男：$13\sim64\,U/L$ 女：$9\sim32\,U/L$
コリンエステラーゼ	ChE	男：$240\sim486\,U/L$ 女：$201\sim421\,U/L$
尿酸	UA	男：$3.7\sim7.8\,mg/dL$ 女：$2.6\sim5.5\,mg/dL$
血中尿素窒素	UN	$8\sim20\,mg/dL$
クレアチニン	CRE	男：$0.65\sim1.07\,mg/dL$ 女：$0.46\sim0.79\,mg/dL$

注）＊以外は共用基準範囲，＊はSRL社基準値より引用。
資料）日本臨床検査医学会：臨床検査のガイドライン JSLM2018
　　　https://www.jslm.org/books/guideline/2018/03.pdf

2．5　国民の健康・栄養に関連する各種の調査

　集団を対象とした栄養状態の評価は，地域や国の保健行政を進めるにあたり非常に重要であり，その集団や地域の栄養改善政策，食料需給政策，農業政策などの立案・施行にあたり基礎的資料として利用される。集団のための栄養状態評価法としては，食事調査と集団検診，あるいはそれらの組み合わせによって行われる。

（1）国民健康・栄養調査

　国民健康・栄養調査は，健康増進法に基づき，国民の身体の状況，栄養摂取量および生活習慣の状況を明らかにし，国民の健康の増進の総合的な推進を図るための基礎資料を得るために厚生労働省が毎年11月に実施している。なお，令和2（2020）年度および令和3（2021）年度の調査に関しては新型コロナウイルス感染症の影響により中止となった。

　この調査の始まりは，第二次世界大戦後の1945（昭和20）年である。諸外国から食料援助を受ける際に必要な資料を得るために，連合国軍最高司令官総司令部（GHQ）の司令に基づいて行われた。初回の調査は東京都民を対象としたものであったが，1946（昭和21）年からは調査地区が拡大され，1948（昭和23）年からは全国調査となった。1952（昭和27）年には栄養改善法に規定された国民栄養調査として，さらに2003（平成15）年からは，健康増進法に規定された国民健康・栄養調査として実施されている。

　調査の対象は，国民生活基礎調査において設定された単位区から，層化無作為抽出した300単位区内の世帯および世帯員（調査年の11月1日現在で1歳以上の者）である。調査は，身体状況調査，栄養摂取状況調査，生活習慣調査からなる。令和元年の各調査の項目を表13-3に示した。調査の結果は毎年公表され，日本における国民健康づくり対策の策定や，食事摂取基準の策定等に活かされている。

（2）集 団 検 診

　集団検診は企業や学校，地方公共団体などが，その構成員に対してまとまった人数で一度に行う健康診断のことである。問診，内科検診，身体計測，生化学的検査などを実施した場合，これらの結果を基にして検診を実施した集団あるいは地域住民の栄養状態を評価することができる。ただし，受診者の分布が，その集団あるいは地域住民全体から健康上の偏りがないという前提条件が必要である。

（3）食料需給表（フードバランスシート）

　食料需給表は，国際連合食糧農業機関（FAO：Food and Agriculture Organization of the United Nations）の作成の手引きに準拠し，農林水産省が毎年作成している。食料需給表からは，食料の国内生産量，輸出入量，食料自給率，国民1人当たりの供給純食料および栄養量などを知ることができる。また，原則としてFAOの手引きに準拠して各国が作成しているため，国際比較も可能である。

表13-3　国民健康・栄養調査の調査項目

調査内容（実施時期）	調査項目		調査対象
身体状況調査 （調査年の11月中の 1日）	身長		1歳以上
	体重		
	腹囲		20歳以上
	血圧		
	血液検査		
	問診（服薬状況，糖尿病指摘・治療の有無および治療の状況，医師からの運動禁止の有無，運動習慣）		
栄養摂取状況調査 （調査年の11月中の 日曜祝日を除く1日）	世帯状況：氏名，生年月日，性別，妊婦（週数）・授乳婦別，仕事の種類		1歳以上
	食事状況：家庭食・調理済み食・外食・給食・その他の区分		
	食物摂取状況：料理名，食品名，使用量，廃棄量，世帯員ごとの案分比率		
	1日の身体活動量：歩数		20歳以上
生活習慣調査 （調査年の11月中）	食生活，身体活動，休養（睡眠），飲酒，喫煙，歯の健康等の生活習慣全般を把握		20歳以上

資料）厚生労働省：『令和元年国民健康・栄養調査』（2020）

（4）国民生活基礎調査

　国民生活基礎調査は，統計法に基づき厚生労働省が実施している調査である。保健，医療，福祉，年金，所得など，国民の生活の基礎的事項を調査し，厚生労働行政の企画や運営に必要な基礎資料を得る目的で実施されている。1986（昭和61）年から始まり，3年ごとに大規模な調査を実施しており，中間の各年は簡易な調査を実施している。調査対象は全国から無作為に抽出される。調査結果は，低所得者対策関連や健康増進・疾病対策関連，年金保険制度関連，少子・高齢化対策関連，介護保険制度関連などに利用されるだけでなく，国民健康・栄養調査や社会保障制度企画調査などの調査地区フレーム（名簿や調査区リスト）にも利用されている。

（5）家　計　調　査

　家計調査は，統計法に基づく基幹統計「家計統計」を作成するための統計調査で，総務省が実施している。国民生活における家計収支の実態を把握し，国の経済政策・社会政策の立案のための基礎資料とするために毎月実施されている。家計調査の調査対象は，学生の単身世帯などを除く全国の世帯から無作為に抽出された世帯である。調査内容は，日々の収入・支出，購入数量，過去1年間の収入，貯蓄・負債の状況と住宅などの土地建物の購入予定などである。調査結果は，経済政策や社会政策を立てるための分析資料，経済動向や景気動向をみる1つの指標，国や地方公共団体，企業

などで賃金水準を決めるための資料，消費者が購入する商品やサービス需要予測の資料としてなど，広く利用されている。

（6）学校保健統計調査

　学校保健統計調査は，統計法に基づく基幹統計「学校保健統計」を作成するための統計調査で文部科学省が実施している。学校における幼児，児童，および生徒の発育および健康の状態を明らかにするために，毎年実施されている。調査の対象は，幼稚園，幼保連携型認定こども園，小学校，中学校，義務教育学校，高等学校，中等教育学校の幼児，児童および生徒で，学校保健安全法により義務づけられている健康診断の結果に基づいて，発育および健康状態に関する事項（身長，体重および被患率など）について調査が行われている。調査結果は，学校保健安全法および学校給食法の改正をはじめとした学校保健行政施策の立案検討の際の基礎資料としてだけでなく，日本の学校保健に関する基礎資料として各方面で活用されている。

（7）患者調査

　患者調査は，病院および診療所を利用する患者についてその傷病等の状況などの実態を明らかにし，医療行政の基礎資料を得るために厚生労働省が3年ごとに実施している。調査内容は，受療率（入院受療率，外来受療率），推計患者数，平均在院日数などである。

3．栄養摂取適量

3.1　食事摂取基準

　健康な個人および集団を対象として，国民の健康の保持・増進，生活習慣病の発症予防のために参照するエネルギーおよび栄養素の摂取量の基準を示すものとして「日本人の食事摂取基準」がある。「日本人の食事摂取基準」は，健康増進法に基づき，厚生労働大臣が定めるもので，5年ごとに見直しが行われている。2020（令和2）年度から2024（令和6）年度の5年間に使用されるのは「日本人の食事摂取基準（2020年版）」である（付表1，p.194〜202）。2020年版においては，栄養に関連した身体・代謝機能の低下の回避の観点から，健康の保持・増進，生活習慣病の発症予防および重症化予防に加え，高齢者の低栄養予防やフレイル予防を視野に入れ，策定が行われた。「日本人の食事摂取基準（2020年版）」の策定の方向性を図13-5に示した。

（1）対象とする個人および集団の範囲

　食事摂取基準の対象は，健康な個人ならびに健康なものを中心として構成されている集団である。生活習慣病などに関する危険因子を有していたり，また，高齢者ではフレイルに関する危険因子を有していても，おおむね自立した日常生活を営んでいる

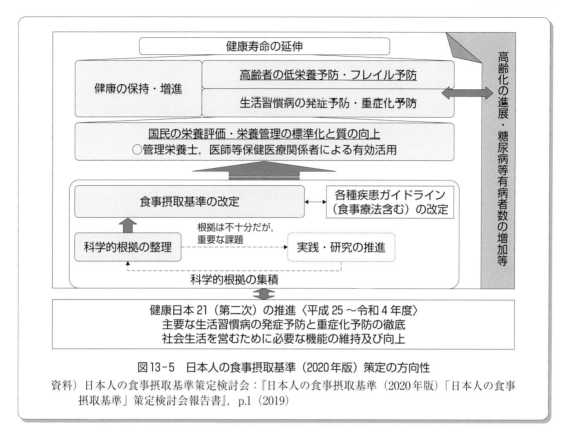

図 13-5　日本人の食事摂取基準（2020 年版）策定の方向性

資料）日本人の食事摂取基準策定検討会：『日本人の食事摂取基準（2020 年版）「日本人の食事摂取基準」策定検討会報告書』，p.1（2019）

場合は対象となる。なお，フレイルに関しては世界的に統一された概念がないが，食事摂取基準においては，健常状態と要介護状態の中間的な段階に位置づける考え方が採用されている。

　また，疾患を有していたり，疾患に関する高いリスクを有していたりする個人および集団に対して治療を目的とする場合は，食事摂取基準の基本的な考え方をふまえた上で，その疾患に関連する治療ガイドラインなどの栄養管理指針を用いる。

（2）指標の目的と種類

　エネルギーおよび栄養素の基準は 6 つの指標から構成されている。エネルギーは，エネルギー摂取の過不足の回避を目的とする指標（BMI），栄養素の指標は，摂取不足の回避を目的とする 3 つの指標（推定平均必要量，推奨量，目安量）と，過剰摂取による健康障害の回避を目的とする指標（耐容上限量），生活習慣病の発症予防を目的とする指標（目標量）から構成される。

（3）エネルギーの指標

　エネルギーの摂取量および消費量のバランスの維持を示す指標として BMI が用いられる。目標とする BMI の範囲の提示にあたっては，成人における観察疫学研究に

おいて報告された総死亡率が最も低かったBMIの範囲，日本人のBMIの実態などが総合的に検証された。なお，BMIは健康の保持・増進，生活習慣病の発症予防，加齢によるフレイルを回避するための要素の1つとして扱うことに留めるべきとされている。目標とするBMIの範囲（18歳以上，男女共通）は，18〜49歳は18.5〜24.9 kg/m^2，50〜64歳は20.0〜24.9 kg/m^2，65〜74歳は21.5〜24.9 kg/m^2，75歳以上は21.5〜24.9 kg/m^{2}である（付表1，p.194）。

（4）栄養素の指標

食事摂取基準の各指標を理解するための概念図を図13-6に示した。

1）推定平均必要量（EAR：estimated average requirement）

ある対象集団において測定された必要量の分布に基づき，その母集団における必要量の平均値の推定値を示す。つまり当該集団に属する50％の者が必要量を満たすと

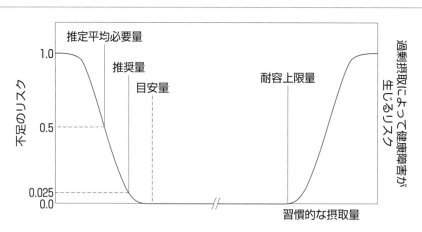

図13-6　食事摂取基準の各指標を理解するための概念図

　この図は，習慣的な摂取量と摂取不足または過剰摂取に由来する健康障害のリスク，すなわち，健康障害が生じる確率との関係を概念的に示している。この概念を集団に当てはめると，摂取不足を生じる者の割合または過剰摂取によって健康障害を生じる者の割合を示す図として理解することもできる。

　縦軸は，個人の場合は不足または過剰によって健康障害が生じる確率を，集団の場合は不足状態にある者または過剰摂取によって健康障害を生じる者の割合を示す。

　不足の確率が推定平均必要量では0.5（50％）あり，推奨量では0.02〜0.03（中間値として0.025）（2〜3％または2.5％）あることを示す。耐容上限量以上の量を摂取した場合には過剰摂取による健康障害が生じる潜在的なリスクが存在することを示す。そして，推奨量と耐容上限量との間の摂取量では，不足のリスク，過剰摂取による健康障害が生じるリスクともに0（ゼロ）に近いことを示す。

　目安量については，推定平均必要量および推奨量と一定の関係をもたない。しかし，推奨量と目安量を同時に算定することが可能であれば，目安量は推奨量よりも大きい（図では右方）と考えられるため，参考として付記した。

　目標量は，ここに示す概念や方法とは異なる性質のものであることから，ここには図示できない。

出典）日本人の食事摂取基準策定検討会：『日本人の食事摂取基準（2020年版）「日本人の食事摂取基準」策定検討会報告書』，p.7（2019）

推定される摂取量のことである。推定平均必要量は摂取不足の回避が目的であるが，ここでいう「不足」とは，必ずしも古典的な欠乏症が生じることだけを意味するものでなく，その定義は栄養素により異なる。

2）推奨量（RDA：recommended dietary allowance）

ある対象集団において測定された必要量の分布に基づき，その母集団のほとんどの者（97〜98％）が充足している量を示す。推奨量は，推定平均必要量が示される栄養素に対して設定されており，推定平均必要量を用いて算出される。

3）目安量（AI：adequate intake）

特定の集団における，ある一定の栄養状態を維持するのに十分な量のことである。推定平均必要量を算定するのに十分な科学的根拠が得られない場合に算定される。基本的には健康な多数の人を対象として栄養素摂取量を観察した疫学的研究によって得られる。

4）耐容上限量（UL：tolerable upper intake level）

健康障害をもたらすリスクがないとみなされる習慣的な摂取量の上限量のことである。これを超えて摂取すると過剰摂取によって生じる潜在的な健康障害のリスクが高まると考える。

5）目標量（DG：tentative dietary goal for preventing life-style related diseases）

生活習慣病の発症予防を目的として，特定の集団において，その疾患のリスクやその代理指標となる生体指標の値が低くなると考えられる栄養状態が達成できる量として算定されたもので，現在の日本人が当面の目標とすべき摂取量のことである。望ましいと考えられる摂取量よりも現在の日本人の摂取量が少ない場合（食物繊維，カリウム），多い場合（飽和脂肪酸，ナトリウム），複数の栄養素の構成比（エネルギー産生栄養素バランス）などがある。

（5）基準が策定された栄養素

1歳以上について基準が策定された栄養素と指標は表13-4のとおりである。

（6）年齢区分

1歳未満を乳児，1〜17歳を小児，18歳以上が成人，65歳以上は高齢者としている。乳児は「0〜5か月」「6〜11か月」の2つに区分されているが，エネルギーおよびたんぱく質については，「0〜5か月」「6〜8か月」「9〜11か月」の3区分で示されている。

（7）参照体位

食事摂取基準策定において参照する体位（身長・体重）は，性・年齢に応じ，日本人として平均的な体位をもった者を想定し，健全な発育ならびに健康の保持・増進，生活習慣病の予防を考えるうえでの参照値として提示し，これを参照体位（参照身長・

表13-4　基準が策定された栄養素と指標[*1]（1歳以上）

栄養素			推定平均必要量 (EAR)	推奨量 (RDA)	目安量 (AI)	耐容上限量 (UL)	目標量 (DG)
たんぱく質[*2]			$○_b$	$○_b$	—	—	○[*3]
脂　質		脂質	—	—	—	—	○[*3]
		飽和脂肪酸[*4]	—	—	—	—	○[*3]
		n-6系脂肪酸	—	—	○	—	—
		n-3系脂肪酸	—	—	○	—	—
		コレステロール[*5]	—	—	—	—	—
炭水化物		炭水化物	—	—	—	—	○[*3]
		食物繊維	—	—	—	—	○
		糖類	—	—	—	—	—
主要栄養素バランス[*2]			—	—	—	—	○[*3]
ビタミン	脂溶性	ビタミンA	$○_a$	$○_a$	—	○	—
		ビタミンD[*2]	—	—	○	○	—
		ビタミンE	—	—	○	○	—
		ビタミンK	—	—	○	—	—
	水溶性	ビタミンB$_1$	$○_c$	$○_c$	—	—	—
		ビタミンB$_2$	$○_c$	$○_c$	—	—	—
		ナイアシン	$○_a$	$○_a$	—	○	—
		ビタミンB$_6$	$○_b$	$○_b$	—	○	—
		ビタミンB$_{12}$	$○_a$	$○_a$	—	—	—
		葉酸	$○_a$	$○_a$	—	○[*7]	—
		パントテン酸	—	—	○	—	—
		ビオチン	—	—	○	—	—
		ビタミンC	$○_x$	$○_x$	—	—	—
ミネラル	多量	ナトリウム[*6]	$○_a$	—	—	—	○
		カリウム	—	—	○	—	○
		カルシウム	$○_b$	$○_b$	—	○	—
		マグネシウム	$○_b$	$○_b$	—	○[*7]	—
		リン	—	—	○	○	—
	微量	鉄	$○_x$	$○_x$	—	○	—
		亜鉛	$○_b$	$○_b$	—	○	—
		銅	$○_b$	$○_b$	—	○	—
		マンガン	—	—	○	○	—
		ヨウ素	$○_a$	$○_a$	—	○	—
		セレン	$○_a$	$○_a$	—	○	—
		クロム	—	—	○	○	—
		モリブデン	$○_b$	$○_b$	—	○	—

＊1：一部の年齢区分についてだけ設定した場合も含む。
＊2：フレイル予防を図る上での留意事項を表の脚注として記載。
＊3：総エネルギー摂取量に占めるべき割合（％ エネルギー）。
＊4：脂質異常症の重症化予防を目的としたコレステロールの量と，トランス脂肪酸の摂取に関する参考情報
　　を表の脚注として記載。
＊5：脂質異常症の重症化予防を目的とした量を飽和脂肪酸の表の脚注に記載。
＊6：高血圧及び慢性腎臓病（CKD）の重症化予防を目的とした量を表の脚注として記載。
＊7：通常の食品以外の食品からの摂取について定めた。
　a：集団内の半数の者に不足または欠乏の症状が現れ得る摂取量をもって推定平均必要量とした栄養素。
　b：集団内の半数の者で体内量が維持される摂取量をもって推定平均必要量とした栄養素。
　c：集団内の半数の者で体内量が飽和している摂取量をもって推定平均必要量とした栄養素。
　x：上記以外の方法で推定平均必要量が定められた栄養素。
出典）日本人の食事摂取基準策定検討会：『日本人の食事摂取基準（2020年版）「日本人の食事摂取基準」策
　　定検討会報告書』，p.14（2019）

参照体重）とよんでいる。乳児・小児については，日本小児内分泌学会・日本成長学会合同標準値委員会による小児の体格評価に用いる身長，体重の標準値が参照体位とされた。成人と高齢者については，性別，および年齢区分ごとの標準値となりうる理想の体位が不明なため，「平成28年国民健康・栄養調査」における当該の性・年齢階級における身長・体重の中央値である。なお女性については妊婦・授乳婦の値は除き算出されている。参照体位と大きく異なる体位の個人または集団に用いる場合は注意が必要になる。

3.2　食事摂取基準の活用

　食事摂取基準の活用にあたっては，食事調査によって習慣的な摂取量を把握し，食事摂取基準で示されている各指標の値を比較することが勧められている。エネルギーはエネルギー摂取量ではなく，BMIおよび体重の変化を用いることが勧められている。また，食事調査はそれぞれの長所・短所を十分に理解したうえで用いることが重要である。

　健康な個人または集団を対象として，健康の保持・増進，生活習慣病の発症予防および重症化予防のための栄養改善に食事摂取基準を活用する場合は，PDCAサイク

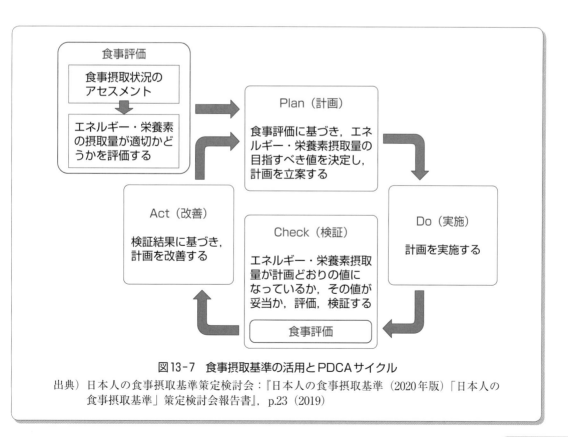

図13-7　食事摂取基準の活用とPDCAサイクル

出典）日本人の食事摂取基準策定検討会：『日本人の食事摂取基準（2020年版）「日本人の
　　　食事摂取基準」策定検討会報告書』，p.23（2019）

表13-5　個人の食事改善を目的として食事摂取基準を活用する場合の基本的事項

目　的	用いる指標	食事摂取状況のアセスメント	食事改善の計画と実施
エネルギー摂取の過不足の評価	体重変化量 BMI	・体重変化量を測定 ・測定されたBMIが，目標とするBMIの範囲を下回っていれば「不足」，上回っていれば「過剰」のおそれがないか，他の要因も含め，総合的に判断	・BMIが目標とする範囲内に留まること，またはその方向に体重が改善することを目的として立案 〈留意点〉おおむね4週間ごとに体重を計測記録し，16週間以上フォローを行う
栄養素の摂取不足の評価	推定平均必要量 推奨量 目安量	・測定された摂取量と推定平均必要量および推奨量から不足の可能性とその確率を推定 ・目安量を用いる場合は，測定された摂取量と目安量を比較し，不足していないことを確認	・推奨量よりも摂取量が少ない場合は，推奨量を目指す計画を立案 ・摂取量が目安量付近かそれ以上であれば，その量を維持する計画を立案 〈留意点〉測定された摂取量が目安量を下回っている場合は，不足の有無やその程度を判断できない
栄養素の過剰摂取の評価	耐容上限量	・測定された摂取量と耐容上限量から過剰摂取の可能性の有無を推定	・耐容上限量を超えて摂取している場合は耐容上限量未満になるための計画を立案 〈留意点〉耐容上限量を超えた摂取は避けるべきであり，それを超えて摂取していることが明らかになった場合は，問題を解決するために速やかに計画を修正，実施
生活習慣病の発症予防を目的とした評価	目標量	・測定された摂取量と目標量を比較。ただし，発症予防を目的としている生活習慣病が関連する他の栄養関連因子および非栄養性の関連因子の存在とその程度も測定し，これらを総合的に考慮したうえで評価	・摂取量が目標量の範囲に入ることを目的とした計画を立案 〈留意点〉発症予防を目的としている生活習慣病が関連する他の栄養関連因子および非栄養性の関連因子の存在と程度を明らかにし，これらを総合的に考慮したうえで，対象とする栄養素の摂取量の改善の程度を判断。また，生活習慣病の特徴から考えて，長い年月にわたって実施可能な改善計画の立案と実施が望ましい

出典）日本人の食事摂取基準策定検討会：『日本人の食事摂取基準（2020年版）「日本人の食事摂取基準」策定検討会報告書』，p.40（2019）

表13-6　集団の食事改善を目的として食事摂取基準を活用する場合の基本的事項

目　的	用いる指標	食事摂取状況のアセスメント	食事改善の計画と実施
エネルギー摂取の過不足の評価	体重変化量 BMI	・体重変化量を測定 ・測定されたBMIの分布から，BMIが目標とするBMIの範囲を下回っている，あるいは上回っている者の割合を算出	・BMIが目標とする範囲内に留まっている者の割合を増やすことを目的として計画を立案 〈留意点〉一定期間をおいて2回以上の評価を行い，その結果に基づいて計画を変更し，実施
栄養素の摂取不足の評価	推定平均必要量 目安量	・測定された摂取量の分布と推定平均必要量から，推定平均必要量を下回る者の割合を算出 ・目安量を用いる場合は，摂取量の中央値と目安量を比較し，不足していないことを確認	・推定平均必要量では，推定平均必要量を下回って摂取している者の集団内における割合をできるだけ少なくするための計画を立案 ・目安量では，摂取量の中央値が目安量付近かそれ以上であれば，その量を維持するための計画を立案 〈留意点〉摂取量の中央値が目安量を下回っている場合，不足状態にあるかどうかは判断できない
栄養素の過剰摂取の評価	耐容上限量	・測定された摂取量の分布と耐容上限量から，過剰摂取の可能性を有する者の割合を算出	・集団全員の摂取量が耐容上限量未満になるための計画を立案 〈留意点〉耐容上限量を超えた摂取は避けるべきであり，超えて摂取している者がいることが明らかになった場合は，問題を解決するために速やかに計画を修正，実施
生活習慣病の発症予防を目的とした評価	目標量	・測定された摂取量の分布と目標量から，目標量の範囲を逸脱する者の割合を算出する。ただし，発症予防を目的としている生活習慣病が関連する他の栄養関連因子および非栄養性の関連因子の存在と程度も測定し，これらを総合的に考慮したうえで評価	・摂取量が目標量の範囲に入る者または近づく者の割合を増やすことを目的とした計画を立案 〈留意点〉発症予防を目的としている生活習慣病が関連する他の栄養関連因子および非栄養性の関連因子の存在とその程度を明らかにし，これらを総合的に考慮したうえで，対象とする栄養素の摂取量の改善の程度を判断。また，生活習慣病の特徴から考え，長い年月にわたって実施可能な改善計画の立案と実施が望ましい

出典）日本人の食事摂取基準策定検討会：『日本人の食事摂取基準（2020年版）「日本人の食事摂取基準」策定検討会報告書』，p.45（2019）

ルに基づく活用が基本となる。まず食事摂取状況のアセスメントを行いエネルギー・栄養素の摂取量が適切かどうかを評価する。この評価に基づき，食事改善計画の立案，食事改善を実施し，それらの検証を行う。検証結果に基づき，計画や実施の内容を改善する，という流れである。なお，アセスメントの際に行う食事評価と，C（Check：検証）の際に行う食事評価では，同じ内容で実施する。図13-7は食事摂取基準の活用とPDCAサイクルの概要を示したものである。

　食事摂取状況のアセスメントは，食事調査によって得られる摂取量と食事摂取基準の各指標で示されている値を比較することによって行う。なお，エネルギー摂取量の過不足の評価にはBMIまたは体重変化量が用いられる。食事調査によって得られる摂取量には必ず測定誤差（特に過小・過大申告と日間変動）が伴う。また，食事調査からエネルギーおよび各栄養素の摂取量を推定する際には食品成分表を用いて栄養価計算を行うが，食品成分表の栄養素量と実際にその摂取量を推定しようとする食品中に含まれる栄養素量は必ずしも同じではない。これらの誤差の存在を理解したうえでの対応が必要である。

　なお，食事摂取状況のアセスメントや食事改善の計画と実施は，個人と集団で分けて示されている。個人の食事改善を目的として食事摂取基準を活用する場合の基本的事項を表13-5に，集団の食事改善を目的として食事摂取基準を活用する場合の基本的事項を表13-6に示した。

4.　食と健康日本21（第二次）

4.1　日本の人口動態の現状と将来

　日本人の平均寿命は，1947（昭和22）年には男性50.06年，女性53.96年であったが，1950年代前半にかけ10年以上延びた。この背景には，社会環境，経済環境，医療・衛生環境などの著しい向上があった。その後も平均寿命は延び，2020（令和2）年の平均寿命は，男性が81.64年，女性は87.74年であり，日本は世界でも有数の長寿国となった。平均寿命は今後も伸びる見込みであり，2065年には，男性84.95年，女性は91.35年と，女性は90年を超えると見込まれている（図13-8）。また，高齢者（65歳以上）となった男性の約4割が90歳まで，女性の2割が100歳まで生存するとの予測もある。

　その一方で，少子高齢化が進んでいる。日本の合計特殊出生率（15〜49歳の女性が生涯に生むと見込まれる子どもの数）は，増減はあるものの1949（昭和24）年から低下傾向を示している。出生数の減少には，未婚化・晩婚化が背景にある。晩婚化は出産年齢の高齢化につながっており，夫婦1人当たりの子どもの数も減少してきている。

　また，総人口に占める高齢者人口の割合は，1950年以降上昇が続き，2005（平成17）年には20％を超え，2020（令和2）年には65歳以上の高齢者は28.7％となった（図13-9）。少子高齢化に伴い日本の医療費や社会保障費は年々増加している。

　世界保健機関（WHO：World Health Organization）は，2000年に健康寿命という概

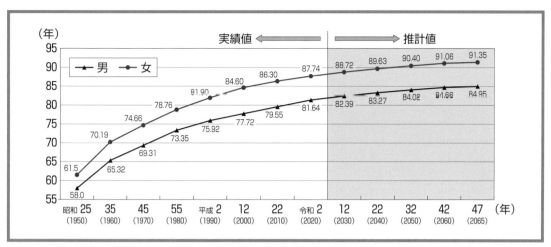

図13-8　平均寿命の推移と将来推計

注）1970年以前は沖縄県を除く値である。0歳の平均余命が「平均寿命」である。

1950年は厚生労働省「簡易生命表」，1960年から2015年までは厚生労働省「完全生命表」，2020年は厚生労働省「簡易生命表」，2030年以降は，国立社会保障・人口問題研究所「日本の将来推計人口（平成29年推計）」の出生中位・死亡中位仮定による推計結果。

資料）内閣府：『令和3年版高齢社会白書』（2021）。ただし，「令和2年簡易生命表」に基づき改変

念を提唱した。健康寿命は，平均寿命から健康上の問題で日常生活に影響がある期間（寝たきりや認知症などの要介護期間）を差し引いた期間とされている。2001（平成13）年より3年ごとに厚生労働省が公表しており，日本の2019（令和元）年における健康寿命は，男性72.68年，女性が75.38年で，平均寿命との差は男性8.73年，女性12.07年であった。平均寿命と健康寿命の差は，2001（平成13）年の値（男性8.67年，女性12.28年）からほとんど変化していない状況にある。平均寿命と健康寿命の差を短縮していくためには，若年期からの生活習慣病予防や介護予防を推進する必要がある。

4.2　健康づくりのための指針とツール

（1）食生活指針

　食生活指針は，国民一人ひとりの健康増進，生活の質の向上，食料の安定供給の確保などを図ることを目的として2000（平成12）年に当時の文部省（現 文部科学省），厚生省（現 厚生労働省），農林水産省が策定した。その後，食育基本法の制定や，「健康日本21（第二次）」の開始，和食のユネスコ無形文化遺産への登録，第3次食育推進基本計画の作成などの動きを受け，2016（平成28）年には食生活指針の一部改正が行われた（付表2，p.203）。

　食生活指針は，食料生産・流通から食卓，健康へと幅広く食生活全体を視野に入れ作成されている。また，生活の質の向上を重視し，バランスのとれた食事内容を中心に，食料の安定供給や食文化，環境にまで配慮した内容になっている。

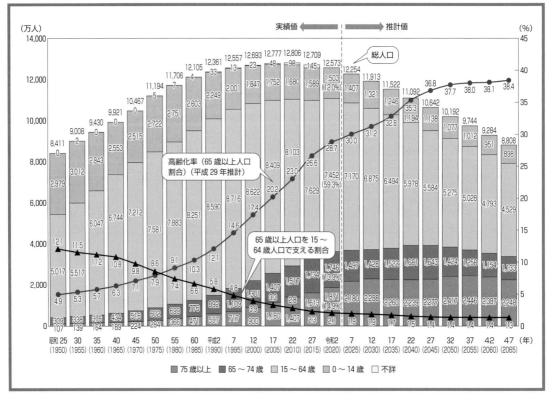

図13-9　高齢化の推移と将来推計

注）1. 2025年以降の年齢階級別人口は，総務省統計局「平成27年国勢調査　年齢・国籍不詳をあん分した人口（参考表）」による年齢不詳をあん分した人口に基づいて算出されていることから，年齢不詳は存在しない。なお，1950年〜2015年の高齢化率の算出には分母から年齢不詳を除いている。ただし，1950年および1955年において割合を算出する際には，2. における沖縄県の一部の人口を不詳には含めないものとする。

2. 沖縄県の昭和25年70歳以上の外国人136人（男55人，女81人）および昭和30年70歳以上23,328人（男8,090人，女15,238人）は65〜74歳，75歳以上の人口から除き，不詳に含めている。

3. 将来人口推計とは，基準時点までに得られた人口学的データに基づき，それまでの傾向，趨勢を将来に向けて投影するものである。基準時点以降の構造的な変化等により，推計以降に得られる実績や新たな将来推計との間には乖離が生じ得るものであり，将来推計人口はこのような実績等を踏まえて定期的に見直すこととしている。

4. 四捨五入の関係で，足し合わせても100％にならない場合がある。

5. 棒グラフと実線の高齢化率については，2015年までは総務省「国勢調査」，2020年は総務省「人口推計」（令和2年9月15日現在（平成27年国勢調査を基準とする推計）），2025年以降は国立社会保障・人口問題研究所「日本の将来推計人口（平成29年推計）」の出生中位・死亡中位仮定による推計結果。

資料）内閣府：『令和3年版高齢社会白書』（2021）。ただし，2020年は2021年9月15日総務省統計局公表資料により改変

（2）食事バランスガイド

　食事バランスガイドは，1日に何をどれだけ食べたらよいかを考える際の参考として食事の望ましい組み合わせとおよその量をコマの形と料理のイラストで示したものである（付表9，p.207）。食生活指針を具体的に行動に結びつけるものとして，2005（平成17）年に厚生労働省と農林水産省から示された。コマには，上から主食，副菜，主菜，牛乳・乳製品，果物の5つの料理グループ，水分がコマの軸に，菓子と嗜好飲料はひもの部分に描かれている。食事のバランスが悪くなると倒れてしまうこと，運動（回転）することによってコマが安定して回転することが表現されている。

（3）健康づくりのための身体活動指針

　身体活動・運動分野における健康づくりのための取り組みとして，日本で初めて出されたのが1989（平成元）年の「健康づくりのための運動所要量」である。それに基づく具体的な指針として1993（平成5）年に「健康づくりのための運動指針」が出された。その後，「健康づくりのための運動基準2006」および「健康づくりのための運動指針2006」が策定された。これらの基準などの策定から6年以上が経過し，身体活動に関する科学的知見も蓄積されてきたこと，および「健康日本21（第二次）」が開始するという背景のもと，2013（平成25）年に「健康づくりのための身体活動基準2013」（付表3，p.204）と「健康づくりのための身体活動指針（アクティブガイド）」（付表5，p.205）が策定された。健康づくりのための身体活動指針では，＋10（プラス・テン）からはじめよう！を合言葉に今より10分からだを動かすことを推奨している。

（4）健康づくりのための休養指針

　休養には心身の疲労回復のために「休む」と適度な運動や活動などを行い，心身をリフレッシュすることにより英気を「養う」の2つの要素をバランスよく組み合わせることが大事である。休養の普及・啓発の目的で1994（平成6）年に「健康づくりのための休養指針」が策定された（付表4，p.204）。

（5）健康づくりのための睡眠指針

　2003（平成15）年に策定された「健康づくりのための睡眠指針」が見直しされる形で2014（平成26）年に「健康づくりのための睡眠指針2014〜睡眠12箇条〜」が策定された（付表6，p.205）。この指針は，睡眠についての正しい知識を身につけ，定期的に自らの睡眠を見直して，適切な量の睡眠の確保，睡眠の質の改善，睡眠障害への早期からの対応によって事故の防止とともに，からだとこころの健康づくりを目指す内容となっている。

4．3　健康づくり対策

　日本における健康づくり対策は，1978（昭和53）年からの第1次健康づくり対策に

始まり，1988（昭和63）年には第2次国民健康づくり対策「アクティブ80ヘルスプラン」，2000（平成12）年には第3次国民健康づくり対策「21世紀における国民健康づくり運動（健康日本21）」，そして2013（平成25）年からは第4次国民健康づくり対策として「21世紀における健康づくり運動（健康日本21（第二次））」が進められた。

　第1次国民健康づくり対策では，生涯を通じての健康づくり推進のため，健康診査の充実や市町村保健センターなどの整備，保健師，栄養士などの人材確保が進められた。第2次国民健康づくり対策では，健康づくりの3要素である，栄養，運動，休養の中でも取り組みが遅れていた運動習慣の普及に重点をおいた健康増進事業が推進された。そして，「第3次国民健康づくり対策（健康日本21）」は，すべての国民が健やかで心豊かに生活できる活力ある社会とするため壮年期死亡の減少，健康寿命の延伸および生活の質（QOL）の向上を実現することを目的に進められてきた。

　「健康日本21」では，9つの分野について70項目（のちに80項目に増加）の目標が設定された。9つの分野とは，① 栄養・食生活，② 身体活動・運動，③ 休養・こころの健康づくり，④ たばこ，⑤ アルコール，⑥ 歯の健康，⑦ 糖尿病，⑧ 循環器病，⑨ がんである。これらの目標に対する進捗状況について，2005（平成17）年には中間評価，2011（平成23）年には最終評価が行われた。最終評価では，全体の約6割で一定の改善がみられたが，計画策定次のベースラインより改善していない項目や悪化していると評価された項目もあった。9分野の目標のうち，目標値に達したものとして，メタボリックシンドロームを認知している国民の割合の増加，高齢者で外出について積極的態度をもつ人の増加，80歳で20歯以上・60歳で24歯以上の自分の歯を有する人の増加などがあった。また，目標に達していないが改善傾向にあると評価された項目には，食塩摂取量の減少，意識的に運動を心がけている人の増加，喫煙が及ぼす健康影響についての十分な知識の普及，などがあった。健康日本21の最終評価の結果やわが国の健康増進対策の現状などを踏まえ，2012（平成24）年に「健康日本21（第二次）」が策定された（付表7，付表8，p.206，207）。

　「健康日本21（第二次）」の概念図を図13-10に示した。「健康日本21（第二次）」では，目指すべき姿は，すべての国民がともに支え合い，健やかで心豊かに生活できる活力ある社会としている。そのための基本的な方向として，① 健康寿命の延伸・健康格差の縮小，② 生活習慣病の発症予防・重症化予防，③ 社会生活を営むために必要な機能の維持・向上，④ 健康を支え，守るための社会環境の整備，⑤ 栄養・食生活，身体活動・運動，休養，飲酒，喫煙および歯・口腔の健康に関する生活習慣および社会環境の改善，の5つが示された。

　「健康日本21（第二次）」の期間は，2013（平成25）年度から2023（令和5）年度となっており（途中で期間1年延長），基本的な5つの方向性に基づいた具体的な目標53項目がおおむね10年間を目処として設定された。目標の評価は目標設定後5年を目処にすべての目標について中間評価を，目標設定後10年を目処に最終評価を行った。なお，栄養・食生活の目標設定に関しては，生活の質（QOL）の向上のために主要な生活習

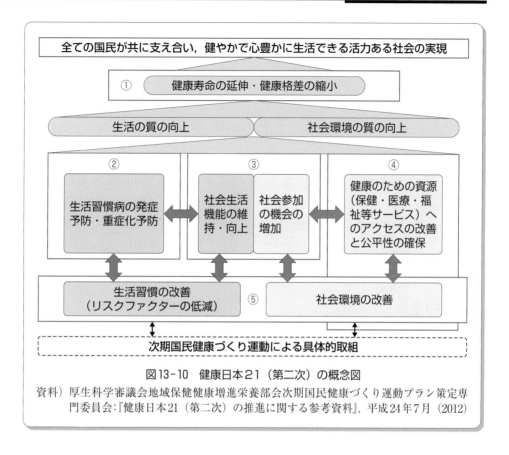

図13-10　健康日本21（第二次）の概念図
資料）厚生科学審議会地域保健健康増進栄養部会次期国民健康づくり運動プラン策定専
門委員会：『健康日本21（第二次）の推進に関する参考資料』，平成24年7月（2012）

慣病（がん，循環器疾患，糖尿病）予防の科学的根拠があるものを中心に，栄養状態，
食物摂取，食行動，食環境の目標が設定された（図13-11）。

　2017（平成29）年に中間評価が行われ，また，2022（令和4）年10月には最終評価
報告書が公表された。最終評価では，策定時の値および目標値と直近値を比較し，目
標の達成状況について「A 目標値に達した」「B 現時点で目標値に達していないが，
改善傾向にある」「C 変わらない」「D 悪化している」「E 評価困難（新型コロナウイル
ス感染症の影響でデータソースとなる調査が中止となった項目を含む）」の五段階で評価し
ている。全53項目中，Aが8項目（15.1%），Bが20項目（37.7%），Cが14項目（26.4%），
Dが4項目（7.5%），Eが7項目（13.2%）であった。53項目のうち，栄養・食生活，身
体活動・運動に関する目標の現状値と目標値，最終評価の結果を付表7，付表8（p.206,
207）に示した。また，図13-11には最終評価結果（A〜D）を追記している。食環境
整備の目標は改善がみられたが，生活習慣に関しては目標に達していない項目があり，
この分野への取り組みを強化すべきであるとしている。

　「健康日本21（第二次）」に続く次期プランは，2024（令和6）年度の開始に向け策
定が進められている。

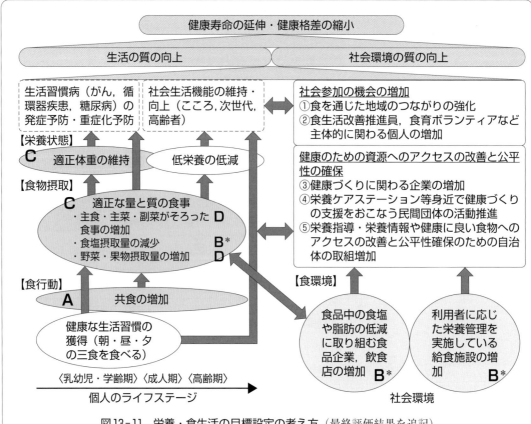

図13-11　栄養・食生活の目標設定の考え方（最終評価結果を追記）

資料）厚生科学審議会地域保健健康増進栄養部会健康日本21（第二次）推進専門委員会：『健康日本21（第二次）最終評価報告書』，令和4年10月（2022）

文　献

●参考文献
・厚生労働省：『高齢者の特性を踏まえた保健事業ガイドライン 第2版』（2019）
・農林水産省：『平成22年度食料・農業・農村白書』（2011）
・日本人の食事摂取基準策定検討会：『日本人の食事摂取基準2020年版「日本人の食事摂取基準」策定検討会報告書』（2019）
・明渡陽子・長谷川輝美・山崎大治：『カレント 臨床栄養学 第3版』，建帛社（2020）
・由田克士・荒井裕介：『カレント 改訂 公衆栄養学』，建帛社（2020）
・厚生労働省：『令和2年版厚生労働白書』（2020）
・文部科学省・厚生労働省・農林水産省：『食生活指針の解説要領』（平成28年6月）（2016）
・フードガイド（仮称）検討会：『食事バランスガイド』（平成17年7月）（2005）
・厚生労働省：『運動基準・運動指針の改定に関する検討会報告書』（平成25年3月）（2013）
・厚生労働省健康局：『健康づくりのための睡眠指針2014』（平成26年3月）（2014）
・厚生科学審議会地域保健健康増進栄養部会次期国民健康づくり運動プラン策定専門委員会：『健康日本21（第二次）の推進に関する参考資料』（平成24年4月）（2012）
・厚生科学審議会地域保健健康増進栄養部会：『健康日本21（第二次）中間評価報告書』（平成30年9月）（2018）
・厚生科学審議会地域保健健康増進栄養部会健康日本21（第二次）推進専門委員会：『健康日本21（第二次）最終評価報告書』（令和4年10月）（2022）

付 表

●付表1 「日本人の食事摂取基準（2020年版）」（抜粋）

参考表　推定エネルギー必要量（kcal/日）

性　別	男　性			女　性		
身体活動レベル[1]	Ⅰ	Ⅱ	Ⅲ	Ⅰ	Ⅱ	Ⅲ
0 ～ 5 （月）	―	550	―	―	500	―
6 ～ 8 （月）	―	650	―	―	600	―
9 ～11 （月）	―	700	―	―	650	―
1 ～ 2 （歳）	―	950	―	―	900	―
3 ～ 5 （歳）	―	1,300	―	―	1,250	―
6 ～ 7 （歳）	1,350	1,550	1,750	1,250	1,450	1,650
8 ～ 9 （歳）	1,600	1,850	2,100	1,500	1,700	1,900
10～11 （歳）	1,950	2,250	2,500	1,850	2,100	2,350
12～14 （歳）	2,300	2,600	2,900	2,150	2,400	2,700
15～17 （歳）	2,500	2,800	3,150	2,050	2,300	2,550
18～29 （歳）	2,300	2,650	3,050	1,700	2,000	2,300
30～49 （歳）	2,300	2,700	3,050	1,750	2,050	2,350
50～64 （歳）	2,200	2,600	2,950	1,650	1,950	2,250
65～74 （歳）	2,050	2,400	2,750	1,550	1,850	2,100
75 以上 （歳）[2]	1,800	2,100	―	1,400	1,650	―
妊婦（付加量）[3] 初期				+50	+50	+50
中期				+250	+250	+250
後期				+450	+450	+450
授乳婦（付加量）				+350	+350	+350

1 身体活動レベルは，低い，ふつう，高いの三つのレベルとして，それぞれⅠ，Ⅱ，Ⅲで示した。
2 レベルⅡは自立している者，レベルⅠは自宅にいてほとんど外出しない者に相当する。レベルⅡは高齢者施設で自立に近い状態で過ごしている者にも適用できる値である。
3 妊婦個々の体格や妊娠中の体重増加量及び胎児の発育状況の評価を行うことが必要である。
注1：活用に当たっては，食事摂取状況のアセスメント，体重及びBMIの把握を行い，エネルギーの過不足は，体重の変化又はBMIを用いて評価すること。
注2：身体活動レベルⅠの場合，少ないエネルギー消費量に見合った少ないエネルギー摂取量を維持することになるため，健康の保持・増進の観点からは，身体活動量を増加させる必要がある。

目標とするBMIの範囲（18歳以上）[1, 2]

年齢（歳）	目標とするBMI（kg/m²）
18～49	18.5～24.9
50～64	20.0～24.9
65～74[3]	21.5～24.9
75 以上[3]	21.5～24.9

1 男女共通。あくまでも参考として使用すべきである。
2 観察疫学研究において報告された総死亡率が最も低かったBMIを基に，疾患別の発症率とBMIの関連，死因とBMIとの関連，喫煙や疾患の合併によるBMIや死亡リスクへの影響，日本人のBMIの実態に配慮し，総合的に判断し目標とする範囲を設定。
3 高齢者では，フレイルの予防及び生活習慣病の発症予防の両者に配慮する必要があることも踏まえ，当面目標とするBMIの範囲を21.5～24.9 kg/m²とした。

たんぱく質の食事摂取基準（推定平均必要量，推奨量，目安量：g/日，目標量：%エネルギー）

性　別	男　性				女　性			
年齢等	推定平均 必要量	推奨量	目安量	目標量¹	推定平均 必要量	推奨量	目安量	目標量¹
0 ～ 5　（月）	—	—	10	—	—	—	10	—
6 ～ 8　（月）	—	—	15	—	—	—	15	—
9 ～ 11　（月）	—	—	25	—	—	—	25	—
1 ～ 2　（歳）	15	20	—	13～20	15	20	—	13～20
3 ～ 5　（歳）	20	25	—	13～20	20	25	—	13～20
6 ～ 7　（歳）	25	30	—	13～20	25	30	—	13～20
8 ～ 9　（歳）	30	40	—	13～20	30	40	—	13～20
10 ～ 11　（歳）	40	45	—	13～20	40	50	—	13～20
12 ～ 14　（歳）	50	60	—	13～20	45	55	—	13～20
15 ～ 17　（歳）	50	65	—	13～20	45	55	—	13～20
18 ～ 29　（歳）	50	65	—	13～20	40	50	—	13～20
30 ～ 49　（歳）	50	65	—	13～20	40	50	—	13～20
50 ～ 64　（歳）	50	65	—	14～20	40	50	—	14～20
65 ～ 74　（歳）²	50	60	—	15～20	40	50	—	15～20
75 以上　（歳）²	50	60	—	15～20	40	50	—	15～20
妊婦（付加量）　初期					+0	+0	—	—³
中期					+5	+5	—	—³
後期					+20	+25	—	—⁴
授乳婦（付加量）					+15	+20	—	—⁴

1 範囲に関しては，おおむねの値を示したものであり，弾力的に運用すること。
2 65歳以上の高齢者について，フレイル予防を目的とした量を定めることは難しいが，身長・体重が参照体位に比べて小さい者や，特に75歳以上であって加齢に伴い身体活動量が大きく低下した者など，必要エネルギー摂取量が低い者では，下限が推奨量を下回る場合があり得る。この場合でも，下限は推奨量以上とすることが望ましい。
3 妊婦（初期・中期）の目標量は，13～20%エネルギーとした。
4 妊婦（後期）及び授乳婦の目標量は，15～20%エネルギーとした。

脂質の食事摂取基準

| 性　別 | 脂　質
（%エネルギー） | | | | 飽和脂肪酸
（%エネルギー）²,³ | | n-6系脂肪酸
（g/日） | | n-3系脂肪酸
（g/日） | |
	男　性		女　性		男　性	女　性	男　性	女　性	男　性	女　性
年齢等	目安量	目標量¹	目安量	目標量¹	目標量	目標量	目安量	目安量	目安量	目安量
0 ～ 5　（月）	50	—	50	—	—	—	4	4	0.9	0.9
6 ～ 11　（月）	40	—	40	—	—	—	4	4	0.8	0.8
1 ～ 2　（歳）	—	20～30	—	20～30	—	—	4	4	0.7	0.8
3 ～ 5　（歳）	—	20～30	—	20～30	10以下	10以下	6	6	1.1	1.0
6 ～ 7　（歳）	—	20～30	—	20～30	10以下	10以下	8	7	1.5	1.3
8 ～ 9　（歳）	—	20～30	—	20～30	10以下	10以下	8	7	1.5	1.3
10 ～ 11　（歳）	—	20～30	—	20～30	10以下	10以下	10	8	1.6	1.6
12 ～ 14　（歳）	—	20～30	—	20～30	10以下	10以下	11	9	1.9	1.6
15 ～ 17　（歳）	—	20～30	—	20～30	8以下	8以下	13	9	2.1	1.6
18 ～ 29　（歳）	—	20～30	—	20～30	7以下	7以下	11	8	2.0	1.6
30 ～ 49　（歳）	—	20～30	—	20～30	7以下	7以下	10	8	2.0	1.6
50 ～ 64　（歳）	—	20～30	—	20～30	7以下	7以下	10	8	2.2	1.9
65 ～ 74　（歳）	—	20～30	—	20～30	7以下	7以下	9	8	2.2	2.0
75 以上　（歳）	—	20～30	—	20～30	7以下	7以下	8	7	2.1	1.8
妊婦			—	20～30		7以下		9		1.6
授乳婦			—	20～30		7以下		10		1.8

1 範囲に関しては，おおむねの値を示したものである。
2 飽和脂肪酸と同じく，脂質異常症及び循環器疾患に関与する栄養素としてコレステロールがある。コレステロールに目標量は設定しないが，これは許容される摂取量に上限が存在しないことを保証するものではない。また，脂質異常症の重症化予防の目的からは，200mg/日未満に留めることが望ましい。
3 飽和脂肪酸と同じく，冠動脈疾患に関与する栄養素としてトランス脂肪酸がある。日本人の大多数は，トランス脂肪酸に関する世界保健機関（WHO）の目標（1%エネルギー未満）を下回っており，トランス脂肪酸の摂取による健康への影響は，飽和脂肪酸の摂取によるものと比べて小さいと考えられる。ただし，脂質に偏った食事をしている者では，留意する必要がある。トランス脂肪酸は人体にとって不可欠な栄養素ではなく，健康の保持・増進を図る上で積極的な摂取は勧められないことから，その摂取量は1%エネルギー未満に留めることが望ましく，1%エネルギー未満でもできるだけ低く留めることが望ましい。

炭水化物の食事摂取基準

性　別	炭水化物（%エネルギー）		食物繊維（g/日）	
	男性	女性	男性	女性
年齢等	目標量[1,2]	目標量[1,2]	目標量	目標量
0～5（月）	－	－	－	－
6～11（月）	－	－	－	－
1～2（歳）	50～65	50～65	－	－
3～5（歳）	50～65	50～65	8以上	8以上
6～7（歳）	50～65	50～65	10以上	10以上
8～9（歳）	50～65	50～65	11以上	11以上
10～11（歳）	50～65	50～65	13以上	13以上
12～14（歳）	50～65	50～65	17以上	17以上
15～17（歳）	50～65	50～65	19以上	18以上
18～29（歳）	50～65	50～65	21以上	18以上
30～49（歳）	50～65	50～65	21以上	18以上
50～64（歳）	50～65	50～65	21以上	18以上
65～74（歳）	50～65	50～65	20以上	17以上
75以上（歳）	50～65	50～65	20以上	17以上
妊　婦		50～65		18以上
授乳婦		50～65		18以上

1　範囲に関しては，おおむねの値を示したものである。
2　アルコールを含む。ただし，アルコールの摂取を勧めるものではない。

エネルギー産生栄養素バランスの食事摂取基準（%エネルギー）

性　別	男　性				女　性			
	目標量[1,2]				目標量[1,2]			
年齢等	たんぱく質[3]	脂　質[4]		炭水化物[5,6]	たんぱく質[3]	脂　質[4]		炭水化物[5,6]
		脂　質	飽和脂肪酸			脂　質	飽和脂肪酸	
0～11（月）	－	－	－	－	－	－	－	－
1～2（歳）	13～20	20～30	－	50～65	13～20	20～30	－	50～65
3～5（歳）	13～20	20～30	10以下	50～65	13～20	20～30	10以下	50～65
6～7（歳）	13～20	20～30	10以下	50～65	13～20	20～30	10以下	50～65
8～9（歳）	13～20	20～30	10以下	50～65	13～20	20～30	10以下	50～65
10～11（歳）	13～20	20～30	10以下	50～65	13～20	20～30	10以下	50～65
12～14（歳）	13～20	20～30	10以下	50～65	13～20	20～30	10以下	50～65
15～17（歳）	13～20	20～30	8以下	50～65	13～20	20～30	8以下	50～65
18～29（歳）	13～20	20～30	7以下	50～65	13～20	20～30	7以下	50～65
30～49（歳）	13～20	20～30	7以下	50～65	13～20	20～30	7以下	50～65
50～64（歳）	14～20	20～30	7以下	50～65	14～20	20～30	7以下	50～65
65～74（歳）	15～20	20～30	7以下	50～65	15～20	20～30	7以下	50～65
75以上（歳）	15～20	20～30	7以下	50～65	15～20	20～30	7以下	50～65
妊婦　初期					13～20	20～30	7以下	50～65
中期					13～20			
後期					15～20			
授乳婦					15～20			

1　必要なエネルギー量を確保した上でのバランスとすること。
2　範囲に関しては，おおむねの値を示したものであり，弾力的に運用すること。
3　65歳以上の高齢者について，フレイル予防を目的とした量を定めることは難しいが，身長・体重が参照体位に比べて小さい者や，特に75歳以上であって加齢に伴い身体活動量が大きく低下した者など，必要エネルギー摂取量が低い者では，下限が推奨量を下回る場合があり得る。この場合でも，下限は推奨量以上とすることが望ましい。
4　脂質については，その構成成分である飽和脂肪酸など，質への配慮を十分に行う必要がある。
5　アルコールを含む。ただし，アルコールの摂取を勧めるものではない。
6　食物繊維の目標量を十分に注意すること。

脂溶性ビタミンの食事摂取基準

| 性　別 | ビタミンA（μgRAE/日）[1] | | | | | | | |
| | 男　性 | | | | 女　性 | | | |
年齢等	推定平均必要量[2]	推奨量[2]	目安量[3]	耐容上限量[3]	推定平均必要量[2]	推奨量[2]	目安量[3]	耐容上限量[3]
0 〜 5 （月）	—	—	300	600	—	—	300	600
6 〜11 （月）	—	—	400	600	—	—	400	600
1 〜 2 （歳）	300	400	—	600	250	350	—	600
3 〜 5 （歳）	350	450	—	700	350	500	—	850
6 〜 7 （歳）	300	400	—	950	300	400	—	1,200
8 〜 9 （歳）	350	500	—	1,200	350	500	—	1,500
10〜11 （歳）	450	600	—	1,500	400	600	—	1,900
12〜14 （歳）	550	800	—	2,100	500	700	—	2,500
15〜17 （歳）	650	900	—	2,500	500	650	—	2,800
18〜29 （歳）	600	850	—	2,700	450	650	—	2,700
30〜49 （歳）	650	900	—	2,700	500	700	—	2,700
50〜64 （歳）	650	900	—	2,700	500	700	—	2,700
65〜74 （歳）	600	850	—	2,700	500	700	—	2,700
75 以上（歳）	550	800	—	2,700	450	650	—	2,700
妊婦（付加量） 初期					+0	+0	—	—
中期					+0	+0	—	—
後期					+60	+80	—	—
授乳婦（付加量）					+300	+450	—	—

1　レチノール活性当量（μgRAE）＝レチノール（μg）＋β-カロテン（μg）×1/12＋α-カロテン（μg）×1/24＋β-クリプトキサンチン（μg）×1/24
　＋その他のプロビタミンAカロテノイド（μg）×1/24
2　プロビタミンAカロテノイドを含む。
3　プロビタミンAカロテノイドを含まない。

| 性　別 | ビタミンD（μg/日）[1] | | | | ビタミンE（mg/日）[2] | | | | ビタミンK（μg/日） | |
| | 男　性 | | 女　性 | | 男　性 | | 女　性 | | 男　性 | 女　性 |
年齢等	目安量	耐容上限量	目安量	耐容上限量	目安量	耐容上限量	目安量	耐容上限量	目安量	目安量
0 〜 5 （月）	5.0	25	5.0	25	3.0	—	3.0	—	4	4
6 〜11 （月）	5.0	25	5.0	25	4.0	—	4.0	—	7	7
1 〜 2 （歳）	3.0	20	3.5	20	3.0	150	3.0	150	50	60
3 〜 5 （歳）	3.5	30	4.0	30	4.0	200	4.0	200	60	70
6 〜 7 （歳）	4.5	30	5.0	30	5.0	300	5.0	300	80	90
8 〜 9 （歳）	5.0	40	6.0	40	5.0	350	5.0	350	90	110
10〜11 （歳）	6.5	60	8.0	60	5.5	450	5.5	450	110	140
12〜14 （歳）	8.0	80	9.5	80	6.5	650	6.0	600	140	170
15〜17 （歳）	9.0	90	8.5	90	7.0	750	5.5	650	160	150
18〜29 （歳）	8.5	100	8.5	100	6.0	850	5.0	650	150	150
30〜49 （歳）	8.5	100	8.5	100	6.0	900	5.5	700	150	150
50〜64 （歳）	8.5	100	8.5	100	7.0	850	6.0	700	150	150
65〜74 （歳）	8.5	100	8.5	100	7.0	850	6.5	650	150	150
75 以上（歳）	8.5	100	8.5	100	6.5	750	6.5	650	150	150
妊　婦			8.5	—			6.5	—		150
授乳婦			8.5	—			7.0	—		150

1　日照により皮膚でビタミンDが産生されることを踏まえ，フレイル予防を図る者はもとより，全年齢区分を通じて，日常生活において可能な範囲内での適度な日光浴を心掛けるとともに，ビタミンDの摂取については，日照時間を考慮に入れることが重要である。
2　α-トコフェロールについて算定した。α-トコフェロール以外のビタミンEは含んでいない。

水溶性ビタミンの食事摂取基準

性別	ビタミンB₁ (mg/日)[1,2]						ビタミンB₂ (mg/日)[3]					
	男性			女性			男性			女性		
年齢等	推定平均必要量	推奨量	目安量	推定平均必要量	推奨量	目安量	推定平均必要量	推奨量	目安量	推定平均必要量	推奨量	目安量
0～5（月）	—	—	0.1	—	—	0.1	—	—	0.3	—	—	0.3
6～11（月）	—	—	0.2	—	—	0.2	—	—	0.4	—	—	0.4
1～2（歳）	0.4	0.5	—	0.4	0.5	—	0.5	0.6	—	0.5	0.5	—
3～5（歳）	0.6	0.7	—	0.6	0.7	—	0.7	0.8	—	0.6	0.8	—
6～7（歳）	0.7	0.8	—	0.7	0.8	—	0.8	0.9	—	0.7	0.9	—
8～9（歳）	0.8	1.0	—	0.8	0.9	—	0.9	1.1	—	0.9	1.0	—
10～11（歳）	1.0	1.2	—	0.9	1.1	—	1.1	1.4	—	1.0	1.3	—
12～14（歳）	1.2	1.4	—	1.1	1.3	—	1.3	1.6	—	1.2	1.4	—
15～17（歳）	1.3	1.5	—	1.0	1.2	—	1.4	1.7	—	1.2	1.4	—
18～29（歳）	1.2	1.4	—	0.9	1.1	—	1.3	1.6	—	1.0	1.2	—
30～49（歳）	1.2	1.4	—	0.9	1.1	—	1.3	1.6	—	1.0	1.2	—
50～64（歳）	1.1	1.3	—	0.9	1.1	—	1.2	1.5	—	1.0	1.2	—
65～74（歳）	1.1	1.3	—	0.9	1.1	—	1.2	1.5	—	1.0	1.2	—
75 以上（歳）	1.0	1.2	—	0.8	0.9	—	1.1	1.3	—	0.9	1.0	—
妊　婦（付加量）				+0.2	+0.2	—				+0.2	+0.3	—
授乳婦（付加量）				+0.2	+0.2	—				+0.5	+0.6	—

1 チアミン塩化物塩酸塩（分子量＝337.3）の重量として示した。
2 身体活動レベルⅡの推定エネルギー必要量を用いて算定した。
　特記事項：推定平均必要量は、ビタミンB₁の欠乏症である脚気を予防するに足る最小必要量からではなく、尿中にビタミンB₁の排泄量が増大し始める摂取量（体内飽和量）から算定。
3 身体活動レベルⅡの推定エネルギー必要量を用いて算定した。
　特記事項：推定平均必要量は、ビタミンB₂の欠乏症である口唇炎，口角炎，舌炎などの皮膚炎を予防するに足る最小必要量からではなく、尿中にビタミンB₂の排泄量が増大し始める摂取量（体内飽和量）から算定。

性別	ナイアシン（mgNE/日)[1,2]							
	男性				女性			
年齢等	推定平均必要量	推奨量	目安量	耐容上限量[3]	推定平均必要量	推奨量	目安量	耐容上限量[3]
0～5（月)[4]	—	—	2		—	—	2	
6～11（月）	—	—	3		—	—	3	
1～2（歳）	5	6	—	60 (15)	4	5	—	60 (15)
3～5（歳）	6	8	—	80 (20)	6	7	—	80 (20)
6～7（歳）	7	9	—	100 (30)	7	8	—	100 (30)
8～9（歳）	9	11	—	150 (35)	8	10	—	150 (35)
10～11（歳）	11	13	—	200 (45)	10	10	—	150 (45)
12～14（歳）	12	15	—	250 (60)	12	14	—	250 (60)
15～17（歳）	14	17	—	300 (70)	11	13	—	250 (65)
18～29（歳）	13	15	—	300 (80)	9	11	—	250 (65)
30～49（歳）	13	15	—	350 (85)	10	12	—	250 (65)
50～64（歳）	12	14	—	350 (85)	9	11	—	250 (65)
65～74（歳）	12	14	—	300 (80)	9	11	—	250 (65)
75 以上（歳）	11	13	—	300 (75)	9	10	—	250 (60)
妊　婦（付加量）					+0	+0	—	—
授乳婦（付加量）					+3	+3	—	—

1 ナイアシン当量（NE）＝ナイアシン＋1/60トリプトファンで示した。
2 身体活動レベルⅡの推定エネルギー必要量を用いて算定した。
3 ニコチンアミドの重量（mg/日），（　）内はニコチン酸の重量（mg/日）。
4 単位はmg/日。

性別	ビタミンB₆ (mg/日)[1]								ビタミンB₁₂ (μg/日)[3]					
	男性				女性				男性			女性		
年齢等	推定平均必要量	推奨量	目安量	耐容上限量[2]	推定平均必要量	推奨量	目安量	耐容上限量[2]	推定平均必要量	推奨量	目安量	推定平均必要量	推奨量	目安量
0～5（月）	—	—	0.2	—	—	—	0.2	—	—	—	0.4	—	—	0.4
6～11（月）	—	—	0.3	—	—	—	0.3	—	—	—	0.5	—	—	0.5
1～2（歳）	0.4	0.5	—	10	0.4	0.5	—	10	0.8	0.9	—	0.8	0.9	—
3～5（歳）	0.5	0.6	—	15	0.5	0.6	—	15	0.9	1.1	—	0.9	1.1	—
6～7（歳）	0.7	0.8	—	20	0.6	0.7	—	20	1.1	1.3	—	1.1	1.3	—
8～9（歳）	0.8	0.9	—	25	0.8	0.9	—	25	1.3	1.6	—	1.3	1.6	—
10～11（歳）	1.0	1.1	—	30	1.0	1.1	—	30	1.6	1.9	—	1.6	1.9	—
12～14（歳）	1.2	1.4	—	40	1.0	1.3	—	40	2.0	2.4	—	2.0	2.4	—
15～17（歳）	1.2	1.5	—	50	1.0	1.3	—	45	2.0	2.4	—	2.0	2.4	—
18～29（歳）	1.1	1.4	—	55	1.0	1.1	—	45	2.0	2.4	—	2.0	2.4	—
30～49（歳）	1.1	1.4	—	60	1.0	1.1	—	45	2.0	2.4	—	2.0	2.4	—
50～64（歳）	1.1	1.4	—	55	1.0	1.1	—	45	2.0	2.4	—	2.0	2.4	—
65～74（歳）	1.1	1.4	—	50	1.0	1.1	—	40	2.0	2.4	—	2.0	2.4	—
75 以上（歳）	1.1	1.4	—	50	1.0	1.1	—	40	2.0	2.4	—	2.0	2.4	—
妊　婦（付加量）					+0.2	+0.2	—					+0.3	+0.4	—
授乳婦（付加量）					+0.3	+0.3	—					+0.7	+0.8	—

1 たんぱく質の推奨量を用いて算定した（妊婦・授乳婦の付加量は除く）。
2 ピリドキシン（分子量＝169.2）の重量として示した。
3 シアノコバラミン（分子量＝1,355.37）の重量として示した。

性　別	葉　酸（μg/日）[1]							
	男　性				女　性			
年齢等	推定平均必要量	推奨量	目安量	耐容上限量[2]	推定平均必要量	推奨量	目安量	耐容上限量[2]
0 ～ 5 （月）	—	—	40	—	—	—	40	—
6 ～11 （月）	—	—	60	—	—	—	60	—
1 ～ 2 （歳）	80	90	—	200	90	90	—	200
3 ～ 5 （歳）	90	110	—	300	90	110	—	300
6 ～ 7 （歳）	110	140	—	400	110	140	—	400
8 ～ 9 （歳）	130	160	—	500	130	160	—	500
10～11 （歳）	160	190	—	700	160	190	—	700
12～14 （歳）	200	240	—	900	200	240	—	900
15～17 （歳）	220	240	—	900	200	240	—	900
18～29 （歳）	200	240	—	900	200	240	—	900
30～49 （歳）	200	240	—	1,000	200	240	—	1,000
50～64 （歳）	200	240	—	1,000	200	240	—	1,000
65～74 （歳）	200	240	—	900	200	240	—	900
75 以上 （歳）	200	240	—	900	200	240	—	900
妊　婦（付加量）[3,4]					+200	+240	—	—
授乳婦（付加量）					+80	+100	—	—

1　プテロイルモノグルタミン酸（分子量＝441.40）の重量として示した。
2　通常の食品以外の食品に含まれる葉酸（狭義の葉酸）に適用する。
3　妊娠を計画している女性，妊娠の可能性がある女性及び妊娠初期の妊婦は，胎児の神経管閉鎖障害のリスク低減のために，通常の食品以外の食品に含まれる葉酸（狭義の葉酸）を400μg/日摂取することが望まれる。
4　付加量は，中期及び後期にのみ設定した。

性　別	パントテン酸（mg/日）		ビオチン（μg/日）	
	男　性	女　性	男　性	女　性
年齢等	目安量	目安量	目安量	目安量
0 ～ 5 （月）	4	4	4	4
6 ～11 （月）	5	5	5	5
1 ～ 2 （歳）	3	4	20	20
3 ～ 5 （歳）	4	4	20	20
6 ～ 7 （歳）	5	5	30	30
8 ～ 9 （歳）	6	5	30	30
10～11 （歳）	6	6	40	40
12～14 （歳）	7	6	50	50
15～17 （歳）	7	6	50	50
18～29 （歳）	5	5	50	50
30～49 （歳）	5	5	50	50
50～64 （歳）	6	5	50	50
65～74 （歳）	6	5	50	50
75 以上 （歳）	6	5	50	50
妊　婦		5		50
授乳婦		6		50

性　別	ビタミンC（mg/日）[1]					
	男　性			女　性		
年齢等	推定平均必要量	推奨量	目安量	推定平均必要量	推奨量	目安量
0 ～ 5 （月）	—	—	40	—	—	40
6 ～11 （月）	—	—	40	—	—	40
1 ～ 2 （歳）	35	40	—	35	40	—
3 ～ 5 （歳）	40	50	—	40	50	—
6 ～ 7 （歳）	50	60	—	50	60	—
8 ～ 9 （歳）	60	70	—	60	70	—
10～11 （歳）	70	85	—	70	85	—
12～14 （歳）	85	100	—	85	100	—
15～17 （歳）	85	100	—	85	100	—
18～29 （歳）	85	100	—	85	100	—
30～49 （歳）	85	100	—	85	100	—
50～64 （歳）	85	100	—	85	100	—
65～74 （歳）	80	100	—	80	100	—
75 以上 （歳）	80	100	—	80	100	—
妊　婦（付加量）				+10	+10	—
授乳婦（付加量）				+40	+45	—

1　L-アスコルビン酸（分子量＝176.12）の重量で示した。
　特記事項：推定平均必要量は，ビタミンCの欠乏症である壊血病を予防するに足る最小量からではなく，心臓血管系の疾病予防効果及び抗酸化作用の観点から算定した。

多量ミネラルの食事摂取基準

性　別	ナトリウム（mg/日，（　）は食塩相当量 [g/日]）[1]						カリウム（mg/日）			
	男　性			女　性			男　性		女　性	
年齢等	推定平均必要量	目安量	目標量	推定平均必要量	目安量	目標量	目安量	目標量	目安量	目標量
0 〜 5 （月）	—	100（0.3）	—	—	100（0.3）	—	400	—	400	—
6 〜11 （月）	—	600（1.5）	—	—	600（1.5）	—	700	—	700	—
1 〜 2 （歳）	—	—	（3.0未満）	—	—	（3.0未満）	900	—	900	—
3 〜 5 （歳）	—	—	（3.5未満）	—	—	（3.5未満）	1,000	1,400以上	1,000	1,400以上
6 〜 7 （歳）	—	—	（4.5未満）	—	—	（4.5未満）	1,300	1,800以上	1,200	1,800以上
8 〜 9 （歳）	—	—	（5.0未満）	—	—	（5.0未満）	1,500	2,000以上	1,500	2,000以上
10〜11 （歳）	—	—	（6.0未満）	—	—	（6.0未満）	1,800	2,200以上	1,800	2,000以上
12〜14 （歳）	—	—	（7.0未満）	—	—	（6.5未満）	2,300	2,400以上	1,900	2,400以上
15〜17 （歳）	—	—	（7.5未満）	—	—	（6.5未満）	2,700	3,000以上	2,000	2,600以上
18〜29 （歳）	600（1.5）	—	（7.5未満）	600（1.5）	—	（6.5未満）	2,500	3,000以上	2,000	2,600以上
30〜49 （歳）	600（1.5）	—	（7.5未満）	600（1.5）	—	（6.5未満）	2,500	3,000以上	2,000	2,600以上
50〜64 （歳）	600（1.5）	—	（7.5未満）	600（1.5）	—	（6.5未満）	2,500	3,000以上	2,000	2,600以上
65〜74 （歳）	600（1.5）	—	（7.5未満）	600（1.5）	—	（6.5未満）	2,500	3,000以上	2,000	2,600以上
75 以上 （歳）	600（1.5）	—	（7.5未満）	600（1.5）	—	（6.5未満）	2,500	3,000以上	2,000	2,600以上
妊　婦				600（1.5）	—	（6.5未満）			2,000	2,600以上
授乳婦				600（1.5）	—	（6.5未満）			2,200	2,600以上

1 高血圧及び慢性腎臓病（CKD）の重症化予防のための食塩相当量の量は，男女とも6.0g/日未満とした。

性　別	カルシウム（mg/日）							
	男　性				女　性			
年齢等	推定平均必要量	推奨量	目安量	耐容上限量	推定平均必要量	推奨量	目安量	耐容上限量
0 〜 5 （月）	—	—	200	—	—	—	200	—
6 〜11 （月）	—	—	250	—	—	—	250	—
1 〜 2 （歳）	350	450	—	—	350	400	—	—
3 〜 5 （歳）	500	600	—	—	450	550	—	—
6 〜 7 （歳）	500	600	—	—	450	550	—	—
8 〜 9 （歳）	550	650	—	—	600	750	—	—
10〜11 （歳）	600	700	—	—	600	750	—	—
12〜14 （歳）	850	1,000	—	—	700	800	—	—
15〜17 （歳）	650	800	—	—	550	650	—	—
18〜29 （歳）	650	800	—	2,500	550	650	—	2,500
30〜49 （歳）	600	750	—	2,500	550	650	—	2,500
50〜64 （歳）	600	750	—	2,500	550	650	—	2,500
65〜74 （歳）	600	750	—	2,500	550	650	—	2,500
75 以上 （歳）	600	700	—	2,500	500	600	—	2,500
妊　婦（付加量）					+0	+0	—	—
授乳婦（付加量）					+0	+0	—	—

性　別	マグネシウム（mg/日）							
	男　性				女　性			
年齢等	推定平均必要量	推奨量	目安量	耐容上限量[1]	推定平均必要量	推奨量	目安量	耐容上限量[1]
0 〜 5 （月）	—	—	20	—	—	—	20	—
6 〜11 （月）	—	—	60	—	—	—	60	—
1 〜 2 （歳）	60	70	—	—	60	70	—	—
3 〜 5 （歳）	80	100	—	—	80	100	—	—
6 〜 7 （歳）	110	130	—	—	110	130	—	—
8 〜 9 （歳）	140	170	—	—	140	160	—	—
10〜11 （歳）	180	210	—	—	180	220	—	—
12〜14 （歳）	250	290	—	—	240	290	—	—
15〜17 （歳）	300	360	—	—	260	310	—	—
18〜29 （歳）	280	340	—	—	230	270	—	—
30〜49 （歳）	310	370	—	—	240	290	—	—
50〜64 （歳）	310	370	—	—	240	290	—	—
65〜74 （歳）	290	350	—	—	230	280	—	—
75 以上 （歳）	270	320	—	—	220	260	—	—
妊　婦（付加量）					+30	+40	—	—
授乳婦（付加量）					+0	+0	—	—

性　別	リン（mg/日）			
	男　性		女　性	
年齢等	目安量	耐容上限量	目安量	耐容上限量
0 〜 5 （月）	120	—	120	—
6 〜11 （月）	260	—	260	—
1 〜 2 （歳）	500	—	500	—
3 〜 5 （歳）	700	—	700	—
6 〜 7 （歳）	900	—	800	—
8 〜 9 （歳）	1,000	—	1,000	—
10〜11 （歳）	1,100	—	1,000	—
12〜14 （歳）	1,200	—	1,000	—
15〜17 （歳）	1,200	—	900	—
18〜29 （歳）	1,000	3,000	800	3,000
30〜49 （歳）	1,000	3,000	800	3,000
50〜64 （歳）	1,000	3,000	800	3,000
65〜74 （歳）	1,000	3,000	800	3,000
75 以上 （歳）	1,000	3,000	800	3,000
妊　婦			800	—
授乳婦			800	—

1 通常の食品以外からの摂取量の耐容上限量は，成人の場合350mg/日，小児では5mg/kg体重/日とした。それ以外の通常の食品からの摂取の場合，耐容上限量は設定しない。

微量ミネラルの食事摂取基準

鉄（mg/日）

性別	男性				女性					
					月経なし		月経あり			
年齢等	推定平均必要量	推奨量	目安量	耐容上限量	推定平均必要量	推奨量	推定平均必要量	推奨量	目安量	耐容上限量
0～5（月）	—	—	0.5	—	—	—			0.5	—
6～11（月）	3.5	5.0	—	—	3.5	4.5	—	—	—	—
1～2（歳）	3.0	4.5	—	25	3.0	4.5			—	20
3～5（歳）	4.0	5.5	—	25	4.0	5.5			—	25
6～7（歳）	5.0	5.5	—	30	4.5	5.5			—	30
8～9（歳）	6.0	7.0	—	35	6.0	7.5			—	35
10～11（歳）	7.0	8.5	—	35	7.0	8.5	10.0	12.0	—	35
12～14（歳）	8.0	10.0	—	40	7.0	8.5	10.0	12.0	—	40
15～17（歳）	8.0	10.0	—	50	5.5	7.0	8.5	10.5	—	40
18～29（歳）	6.5	7.5	—	50	5.5	6.5	8.5	10.5	—	40
30～49（歳）	6.5	7.5	—	50	5.5	6.5	9.0	10.5	—	40
50～64（歳）	6.5	7.5	—	50	5.5	6.5	9.0	11.0	—	40
65～74（歳）	6.0	7.5	—	50	5.0	6.0	—	—	—	40
75 以上（歳）	6.0	7.0	—	50	5.0	6.0	—	—	—	40
妊婦（付加量）初期					+2.0	+2.5			—	—
中期・後期					+8.0	+9.5			—	—
授乳婦（付加量）					+2.0	+2.5			—	—

亜鉛（mg/日）

性別	男性				女性			
年齢等	推定平均必要量	推奨量	目安量	耐容上限量	推定平均必要量	推奨量	目安量	耐容上限量
0～5（月）	—	—	2	—	—	—	2	—
6～11（月）	—	—	3	—	—	—	3	—
1～2（歳）	3	3	—	—	2	3	—	—
3～5（歳）	3	4	—	—	3	3	—	—
6～7（歳）	4	5	—	—	3	4	—	—
8～9（歳）	5	6	—	—	4	5	—	—
10～11（歳）	6	7	—	—	5	6	—	—
12～14（歳）	9	10	—	—	7	8	—	—
15～17（歳）	10	12	—	—	7	8	—	—
18～29（歳）	9	11	—	40	7	8	—	35
30～49（歳）	9	11	—	45	7	8	—	35
50～64（歳）	9	11	—	45	7	8	—	35
65～74（歳）	9	11	—	40	7	8	—	35
75 以上（歳）	9	10	—	40	6	8	—	30
妊婦（付加量）					+1	+2	—	—
授乳婦（付加量）					+3	+4	—	—

銅（mg/日）

性別	男性				女性			
年齢等	推定平均必要量	推奨量	目安量	耐容上限量	推定平均必要量	推奨量	目安量	耐容上限量
0～5（月）	—	—	0.3	—	—	—	0.3	—
6～11（月）	—	—	0.3	—	—	—	0.3	—
1～2（歳）	0.3	0.3	—	—	0.2	0.3	—	—
3～5（歳）	0.3	0.4	—	—	0.3	0.3	—	—
6～7（歳）	0.4	0.4	—	—	0.4	0.4	—	—
8～9（歳）	0.4	0.5	—	—	0.4	0.5	—	—
10～11（歳）	0.5	0.6	—	—	0.5	0.6	—	—
12～14（歳）	0.7	0.8	—	—	0.6	0.8	—	—
15～17（歳）	0.8	0.9	—	—	0.6	0.7	—	—
18～29（歳）	0.7	0.9	—	7	0.6	0.7	—	7
30～49（歳）	0.7	0.9	—	7	0.6	0.7	—	7
50～64（歳）	0.7	0.9	—	7	0.6	0.7	—	7
65～74（歳）	0.7	0.9	—	7	0.6	0.7	—	7
75 以上（歳）	0.7	0.8	—	7	0.6	0.7	—	7
妊婦（付加量）					+0.1	+0.1	—	—
授乳婦（付加量）					+0.5	+0.6	—	—

マンガン（mg/日）

性別	男性		女性	
年齢等	目安量	耐容上限量	目安量	耐容上限量
0～5（月）	0.01	—	0.01	—
6～11（月）	0.5	—	0.5	—
1～2（歳）	1.5	—	1.5	—
3～5（歳）	1.5	—	1.5	—
6～7（歳）	2.0	—	2.0	—
8～9（歳）	2.5	—	2.5	—
10～11（歳）	3.0	—	3.0	—
12～14（歳）	4.0	—	4.0	—
15～17（歳）	4.5	—	3.5	—
18～29（歳）	4.0	11	3.5	11
30～49（歳）	4.0	11	3.5	11
50～64（歳）	4.0	11	3.5	11
65～74（歳）	4.0	11	3.5	11
75 以上（歳）	4.0	11	3.5	11
妊婦			3.5	—
授乳婦			3.5	—

性　別	男　性				女　性			
ヨウ素 (μg/日)								
年齢等	推定平均必要量	推奨量	目安量	耐容上限量	推定平均必要量	推奨量	目安量	耐容上限量
0～5 (月)	—	—	100	250	—	—	100	250
6～11 (月)	—	—	130	250	—	—	130	250
1～2 (歳)	35	50	—	300	35	50	—	300
3～5 (歳)	45	60	—	400	45	60	—	400
6～7 (歳)	55	75	—	550	55	75	—	550
8～9 (歳)	65	90	—	700	65	90	—	700
10～11 (歳)	80	110	—	900	80	110	—	900
12～14 (歳)	95	140	—	2,000	95	140	—	2,000
15～17 (歳)	100	140	—	3,000	100	140	—	3,000
18～29 (歳)	95	130	—	3,000	95	130	—	3,000
30～49 (歳)	95	130	—	3,000	95	130	—	3,000
50～64 (歳)	95	130	—	3,000	95	130	—	3,000
65～74 (歳)	95	130	—	3,000	95	130	—	3,000
75 以上 (歳)	95	130	—	3,000	95	130	—	3,000
妊　婦(付加量)					+75	+110	—	—[1]
授乳婦(付加量)					+100	+140	—	—[1]

1　妊婦及び授乳婦の耐容上限量は，2,000 μg/日とした。

性　別	男　性				女　性			
セレン (μg/日)								
年齢等	推定平均必要量	推奨量	目安量	耐容上限量	推定平均必要量	推奨量	目安量	耐容上限量
0～5 (月)	—	—	15	—	—	—	15	—
6～11 (月)	—	—	15	—	—	—	15	—
1～2 (歳)	10	10	—	100	10	10	—	100
3～5 (歳)	10	15	—	100	10	10	—	100
6～7 (歳)	15	15	—	150	15	15	—	150
8～9 (歳)	15	20	—	200	15	20	—	200
10～11 (歳)	20	25	—	250	20	25	—	250
12～14 (歳)	25	30	—	350	25	30	—	300
15～17 (歳)	30	35	—	400	20	25	—	350
18～29 (歳)	25	30	—	450	20	25	—	350
30～49 (歳)	25	30	—	450	20	25	—	350
50～64 (歳)	25	30	—	450	20	25	—	350
65～74 (歳)	25	30	—	450	20	25	—	350
75 以上 (歳)	25	30	—	400	20	25	—	350
妊　婦(付加量)					+5	+5	—	—
授乳婦(付加量)					+15	+20	—	—

性　別	男　性		女　性	
クロム (μg/日)				
年齢等	目安量	耐容上限量	目安量	耐容上限量
0～5 (月)	0.8	—	0.8	—
6～11 (月)	1.0	—	1.0	—
1～2 (歳)	—	—	—	—
3～5 (歳)	—	—	—	—
6～7 (歳)	—	—	—	—
8～9 (歳)	—	—	—	—
10～11 (歳)	—	—	—	—
12～14 (歳)	—	—	—	—
15～17 (歳)	—	—	—	—
18～29 (歳)	10	500	10	500
30～49 (歳)	10	500	10	500
50～64 (歳)	10	500	10	500
65～74 (歳)	10	500	10	500
75 以上 (歳)	10	500	10	500
妊　婦			10	—
授乳婦			10	—

性　別	男　性				女　性			
モリブデン (μg/日)								
年齢等	推定平均必要量	推奨量	目安量	耐容上限量	推定平均必要量	推奨量	目安量	耐容上限量
0～5 (月)	—	—	2	—	—	—	2	—
6～11 (月)	—	—	5	—	—	—	5	—
1～2 (歳)	10	10	—	—	10	10	—	—
3～5 (歳)	10	10	—	—	10	10	—	—
6～7 (歳)	10	15	—	—	10	15	—	—
8～9 (歳)	15	20	—	—	15	15	—	—
10～11 (歳)	15	20	—	—	15	20	—	—
12～14 (歳)	20	25	—	—	20	25	—	—
15～17 (歳)	25	30	—	—	20	25	—	—
18～29 (歳)	20	30	—	600	20	25	—	500
30～49 (歳)	25	30	—	600	20	25	—	500
50～64 (歳)	25	30	—	600	20	25	—	500
65～74 (歳)	20	30	—	600	20	25	—	500
75 以上 (歳)	20	25	—	600	20	25	—	500
妊　婦(付加量)					+0	+0	—	—
授乳婦(付加量)					+3	+3	—	—

●付表2　食生活指針

◆食事を楽しみましょう。
・毎日の食事で，健康寿命をのばしましょう。
・おいしい食事を，味わいながらゆっくりよく噛んで食べましょう。
・家族の団らんや人との交流を大切に，また，食事づくりに参加しましょう。

◆1日の食事のリズムから，健やかな生活リズムを。
・朝食で，いきいきした1日を始めましょう。
・夜食や間食はとりすぎないようにしましょう。
・飲酒はほどほどにしましょう。

◆適度な運動とバランスのよい食事で，適正体重の維持を。
・普段から体重を量り，食事量に気をつけましょう。
・普段から意識して身体を動かすようにしましょう。
・無理な減量はやめましょう。
・特に若年女性のやせ，高齢者の低栄養にも気をつけましょう。

◆主食，主菜，副菜を基本に，食事のバランスを。
・多様な食品を組み合わせましょう。
・調理方法が偏らないようにしましょう。
・手作りと外食や加工食品・調理食品を上手に組み合わせましょう。

◆ごはんなどの穀類をしっかりと。
・穀類を毎食とって，糖質からのエネルギー摂取を適正に保ちましょう。
・日本の気候・風土に適している米などの穀類を利用しましょう。

◆野菜・果物，牛乳・乳製品，豆類，魚なども組み合わせて。
・たっぷり野菜と毎日の果物で，ビタミン，ミネラル，食物繊維をとりましょう。
・牛乳・乳製品，緑黄色野菜，豆類，小魚などで，カルシウムを十分にとりましょう。

◆食塩は控えめに，脂肪は質と量を考えて。
・食塩の多い食品や料理を控えめにしましょう。食塩摂取量の目標値は，男性で1日8g未満，女性で7g未満とされています。
・動物，植物，魚由来の脂肪をバランスよくとりましょう。
・栄養成分表示を見て，食品や外食を選ぶ習慣を身につけましょう。

◆日本の食文化や地域の産物を活かし，郷土の味の継承を。
・「和食」をはじめとした日本の食文化を大切にして，日々の食生活に活かしましょう。
・地域の産物や旬の素材を使うとともに，行事食を取り入れながら，自然の恵みや四季の変化を楽しみましょう。
・食材に関する知識や調理技術を身につけましょう。
・地域や家庭で受け継がれてきた料理や作法を伝えていきましょう。

◆食料資源を大切に，無駄や廃棄の少ない食生活を。
・まだ食べられるのに廃棄されている食品ロスを減らしましょう。
・調理や保存を上手にして，食べ残しのない適量を心がけましょう。
・賞味期限や消費期限を考えて利用しましょう。

◆「食」に関する理解を深め，食生活を見直してみましょう。
・子どものころから，食生活を大切にしましょう。
・家庭や学校，地域で，食品の安全性を含めた「食」に関する知識や理解を深め，望ましい習慣を身につけましょう。
・家族や仲間と，食生活を考えたり，話し合ったりしてみましょう。
・自分たちの健康目標をつくり，よりよい食生活を目指しましょう。

資料）文部省・厚生省・農林水産省，2000年（2016年6月一部改正）

●付表3　「健康づくりのための身体活動基準2013」の身体活動量と体力の目標

血糖・血圧・脂質に関する状況		身体活動（＝生活活動＋運動）*		運　動		体　力（うち全身持久力）
健診結果が基準範囲内	65歳以上	強度を問わず，身体活動を毎日40分（＝10メッツ・時/週）	今より少しでも増やす（例えば10分多く歩く）	世代共通の方向性　―	運動習慣をもつようにする（30分以上の運動を週2日以上）	世代共通の方向性　―
	18～64歳	3メッツ以上の強度の身体活動を（歩行又はそれと同等以上）毎日60分（＝23メッツ・時/週）		3メッツ以上の強度の運動を（息が弾み汗をかく程度）毎週60分（＝4メッツ・時/週）		性・年代別に示した強度での運動を約3分間継続可能（下表参照）
	18歳未満	―【参考】幼児期運動指針：「毎日60分以上，楽しく体を動かすことが望ましい」		―		―
血糖・血圧・脂質のいずれかが保健指導レベルの人		医療機関にかかっておらず，「身体活動のリスクに関するスクリーニングシート」でリスクがないことを確認できれば，対象者が運動開始前・実施中に自ら体調確認ができるよう支援した上で，保健指導の一環としての運動指導を積極的に行う。				
リスク重複者または受診勧奨者		生活習慣病患者が積極的に運動をする際には，安全面での配慮が特に重要になるので，かかりつけの医師に相談する。				

＊：「生活活動」とは，日常生活における労働，家事，通勤，通学などの身体活動を示す。「運動」とは，スポーツなど，とくに体力の維持・向上を目的として計画的・意図的に実施し，継続性のある身体活動を示す。

〈性・年代別の全身持久力の基準〉下表に示す強度での運動を約3分以上継続できた場合，基準を満たすと評価できる。

年　齢	18～39歳	40～59歳	60～69歳
男　性	11.0メッツ（39 mL/kg/分）	10.0メッツ（35 mL/kg/分）	9.0メッツ（32 mL/kg/分）
女　性	9.5メッツ（33 mL/kg/分）	8.5メッツ（30 mL/kg/分）	7.5メッツ（26 mL/kg/分）

注）表中の（　）内は最大酸素摂取量を示す。
資料）厚生労働省，2013年

●付表4　健康づくりのための休養指針

1. 生活にリズムを
   ●早めに気付こう，自分のストレスに
   ●睡眠は気持ちよい目覚めがバロメーター
   ●入浴で，からだもこころもリフレッシュ
   ●時には旅に出かけて，こころの切り換えを
   ●休養と仕事のバランスで能率アップと過労防止
2. ゆとりの時間でみのりある休養を
   ●1日30分，自分の時間をみつけよう
   ●活かそう休暇を，真の休養に
   ●ゆとりの中に，楽しみや生きがいを
3. 生活の中にオアシスを
   ●身近な中にもいこいの大切さ
   ●食事空間にもバラエティを
   ●自然とのふれあいで感じよう，健康の息ぶきを
4. 出会いときずなで豊かな人生を
   ●見出そう，楽しく無理のない社会参加
   ●きずなの中ではぐくむ，クリエイティブ・ライフ

資料）厚生省，1994年

●付表5　「健康づくりのための身体活動指針（アクティブガイド）」（抜粋）

＋10で健康寿命をのばしましょう！

　ふだんから元気にからだを動かすことで，糖尿病，心臓病，脳卒中，がん，ロコモティブシンドローム，うつ，認知症などになるリスクを下げることができます。

　例えば，今より10分多く，毎日からだを動かしてみませんか。

＋10から始めよう！

　今より10分多くからだを動かすだけで，健康寿命をのばせます。あなたも＋10で，健康を手に入れてください。

いつでもどこでも＋10

　いつ＋10しますか？あなたの1日を振り返ってみましょう。

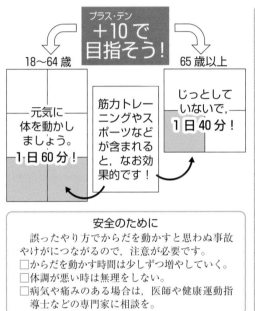

安全のために
　誤ったやり方でからだを動かすと思わぬ事故やけがにつながるので，注意が必要です。
□からだを動かす時間は少しずつ増やしていく。
□体調が悪い時は無理をしない。
□病気や痛みのある場合は，医師や健康運動指導士などの専門家に相談を。

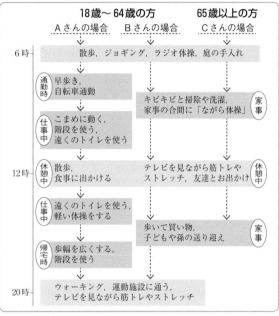

資料）厚生労働省，2013年

●付表6　健康づくりのための睡眠指針2014

睡眠12箇条
1. 良い睡眠で，からだもこころも健康に。
2. 適度な運動，しっかり朝食，ねむりとめざめのメリハリを。
3. 良い睡眠は，生活習慣病予防につながります。
4. 睡眠による休養感は，こころの健康に重要です。
5. 年齢や季節に応じて，昼間の眠気で困らない程度の睡眠を。
6. 良い睡眠のためには，環境づくりも重要です。
7. 若年世代は夜更かし避けて，体内時計のリズムを保つ。
8. 勤労世代の疲労回復・能率アップに，毎日十分な睡眠を。
9. 熟年世代は朝晩メリハリ，ひるまに適度な運動で良い睡眠。
10. 眠くなってから寝床に入り，起きる時刻は遅らせない。
11. いつもと違う睡眠には，要注意。
12. 眠れない，その苦しみをかかえずに，専門家に相談を。

資料）厚生労働省，2014年

●付表7　健康日本21（第二次）における栄養・食生活に関する目標項目と最終評価

項　目		ベースライン値	最終評価値	最終評価	目標値
適正体重を維持している者の増加	20〜60歳代男性の肥満者の割合	31.2% （2010年）	35.1% （2019年）	D	28% （2022年度）
	40〜60歳代女性の肥満者の割合	22.2% （2010年）	22.5% （2019年）	C	19% （2022年度）
	20歳代女性のやせの者の割合	29.0% （2010年）	20.7% （2019年）	C	20% （2022年度）
低栄養傾向（BMI 20以下）の高齢者の割合の増加の抑制		17.4% （2010年）	16.8% （2019年）	A	22% （2022年度）
適正な量と質の食事をとる者の増加	主食・主菜・副菜を組み合わせた食事が1日2回以上の日がほぼ毎日の者の割合の増加	68.1% （2011年度）	56.1% （2019年度）	D	80% （2022年度）
	食塩摂取量の減少	10.6 g （2010年）	10.1 g （2019年）	B*	8 g （2022年度）
	野菜と果物の摂取量の増加 野菜摂取量の平均値	282 g （2010年）	281 g （2019年）	C	350 g （2022年度）
	果物摂取量100 g未満の者の割合	61.4% （2010年）	63.3% （2019年）	D	30% （2022年度）
共食の増加（食事を一人で食べる子どもの割合の減少）	朝食　小学生 　　　中学生 夕食　小学生 　　　中学生	15.3% 33.7% 2.2% 6.0% （2010年）	12.1% 28.8% 1.6% 4.3% （2021年度）	A	減少傾向へ （2022年度）
朝・昼・夕の三食を必ず食べることに気をつけて食事をしている子どもの割合の増加	左記の割合	89.4% （2010年度）	93.1% （2021年度）	C	100%に近づける （2022年度）
肥満傾向にある子どもの割合の減少	小学5年生の肥満傾向児の割合	8.59% （2011年）	9.57% （2019年）	D	児童・生徒における肥満傾向児の割合7.0% （2024年度）
食品中の食塩や脂肪の低減に取り組む食品企業および飲食店の登録数の増加	食品企業登録数 飲食店登録数	14社 17,284店舗 （2012年）	117社 （2021年度） 24,441店舗 （2019年）	B*	100社 30,000店舗 （2022年度）
利用者に応じた食事の計画，調理および栄養の評価，改善を実施している特定給食施設の割合の増加	参考値 管理栄養士・栄養士を配置している特定給食施設の割合	70.5% （2010年度）	74.7% （2019年度）	B*	80% （2022年度）

注）改善状況についての評価基準：策定時の値と最終評価値の比較（A：目標値に達した，B：現時点で目標値に達していないが，改善傾向にある，B*：Bと同じだが，目標年度までに目標到達が危ぶまれる，C：変わらない，D：悪化している）。
資料）厚生科学審議会地域保健健康増進栄養部会：『「健康日本21（第二次）」最終評価報告書』（2022）

●付表8　健康日本21（第二次）における身体活動・運動に関する目標項目と最終評価

項　目			ベースライン値	最終評価値	最終評価	目標値
日常生活における歩数の増加	20歳～64歳	男性 女性	7,841歩 6,883歩	7,684歩 6,685歩	C	9,000歩 8,500歩
	65歳以上	男性 女性	5,628歩 4,584歩 （2010年）	5,396歩 4,656歩 （2019年）		7,000歩 6,000歩 （2022年度）
運動習慣者の割合の増加	20歳～64歳	男性 女性	26.3% 22.9%	23.5% 16.9%	C	36% 33%
	65歳以上	男性 女性	47.6% 37.6% （2010年）	41.9% 33.9% （2019年）		58% 48% （2022年度）
住民が運動しやすいまちづくり・環境整備に取り組む自治体数の増加	都道府県数		17 （2012年）	34 （2019年度）	B*	47 （2022年度）

注）改善状況についての評価基準：策定時の値と最終評価値の比較（A：目標値に達した，B：現時点で目標値に達していないが，改善傾向にある，B*：Bと同じだが，目標年度までに目標到達が危ぶまれる，C：変わらない，D：悪化している）。

資料）厚生科学審議会地域保健健康増進栄養部会：『「健康日本21（第二次）」最終評価報告書』（2022）

●付表9　食事バランスガイド

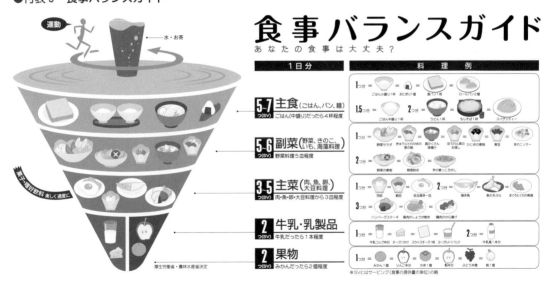

資料）厚生労働省・農林水産省，2005年

索　引

209

〔編著者〕 (執筆分担)

木元 幸一（きもと こういち）　東京家政大学名誉教授　農学博士　　第1章・第2章

鈴木 和春（すずき かずはる）　東京農業大学名誉教授　　　　　　　第9章・第12章
　　　　　　　　　　　　　　　仁愛大学名誉教授　医学博士

〔著　者〕(執筆順)

塚原 典子（つかはら のりこ）　元帝京平成大学健康メディカル学部教授　博士(学術)　第3章・第8章・付表

二川 健（にかわ たけし）　徳島大学大学院医歯薬学研究部教授　医学博士　第4章・第11章

近藤 茂忠（こんどう しげただ）　大阪公立大学生活科学部教授　博士(栄養学)　第4章

松田 早苗（まつだ さなえ）　女子栄養大学短期大学部教授　博士(栄養学)　第5章・第10章

吉澤みな子（よしざわ みなこ）　大手前大学健康栄養学部教授　博士（農学）　第6章

薗田 勝（そのだ まさる）　元共立女子大学家政学部教授　医学博士　第7章

安倍 知紀（あべ ともき）　国立研究開発法人産業技術総合研究所　栄養学博士　第11章

矢澤 彩香（やざわ あやか）　大阪公立大学生活科学部准教授　博士（薬学）　第13章

Nブックス

四訂　基礎栄養学

2003 年（平成 15 年）　7 月 10 日　　初版発行～第 9 刷
2010 年（平成 22 年）　2 月 1 日　　改訂版発行～第 7 刷
2015 年（平成 27 年）　2 月 25 日　　三訂版発行～第 7 刷
2022 年（令和 4 年）　4 月 1 日　　四訂版発行
2023 年（令和 5 年）　2 月 20 日　　四訂版第 2 刷発行

編著者　　木 元 幸 一
　　　　　鈴 木 和 春

発行者　　筑 紫 和 男

発行所　　株式会社 建 帛 社
　　　　　　　　KENPAKUSHA

112-0011　東京都文京区千石 4 丁目 2 番 15 号
電　話　（03）3944-2611
FAX　（03）3946-4377
https://www.kenpakusha.co.jp/

ISBN 978-4-7679-0720-8　C3047　　　　　　　　教文堂／ブロケード
©木元幸一・鈴木和春ほか，2003，2022　　　　Printed in Japan.
（定価はカバーに表示してあります）